# 学前儿童营养与健康

主编　马瑞铭

参编　陆　颖　　石朝霞

李慧芸　　赵四鸿

陕西师范大学出版总社

图书代号 JC20N0033

**图书在版编目（CIP）数据**

学前儿童营养与健康 / 马瑞铭主编 .— 西安：陕西师范大学出版总社有限公司，2020.1（2020.10 重印）
ISBN 978-7-5695-0439-2

Ⅰ.①学… Ⅱ.①马… Ⅲ.①学前儿童—营养卫生—教材②学前儿童—健康教育—教材　Ⅳ.① R153.2 ② G613.3

中国版本图书馆 CIP 数据核字（2018）第 285838 号

# 学前儿童营养与健康
## XUEQIAN ERTONG YINGYANG YU JIANKANG

马瑞铭　主编

| | |
|---|---|
| **责任编辑** | 王东升 |
| **责任校对** | 史　伟　王东升 |
| **封面设计** | 鼎新设计 |
| **出版发行** | 陕西师范大学出版总社 |
| | （西安市长安南路 199 号邮编 710062） |
| **网　　址** | http://www.snupg.com |
| **经　　销** | 新华书店 |
| **印　　刷** | 西安永琛快速印务有限责任公司 |
| **开　　本** | 787mm× 1092mm 1/16 |
| **印　　张** | 13.75 |
| **字　　数** | 317 千 |
| **版　　次** | 2020 年 1 月第 1 版 |
| **印　　次** | 2020 年 10 月第 2 次印刷 |
| **书　　号** | ISBN 978-7-5695-0439-2 |
| **定　　价** | 36.00 元 |

读者购书、书店添货如发现印刷装订问题，请与本社高等教育出版中心联系调换。
电话：029-85303622（传真）　85307826

# 前　言

近年来，健康中国已成为国家发展战略，国务院先后印发了《"健康中国 2030"规划纲要》《国民营养计划(2017—2030 年)》《健康中国行动(2019—2030 年)》等政策文件，明确提出要把健康教育作为所有教育阶段素质教育的重要内容，要全面普及膳食营养知识，提高全民营养知识知晓率，加强对幼儿园、学校、养老机构等营养健康指导。国民营养健康状况得到了前所未有的重视。儿童的营养健康更是成为家长、幼儿园、社会广泛关注的问题。

营养是保障儿童正常生长发育的物质基础，良好的营养和合理的膳食供给可促使儿童身心健康成长。关注儿童的营养，对于儿童的健康成长，乃至提高全民族人口素质都有着重要的意义。目前，我国儿童的饮食营养日趋合理，健康状况得到明显改善，但儿童营养不良问题依然存在。因此，普及儿童营养知识、推行合理营养与平衡膳食、促进儿童健康发展成为儿童工作者的一项重要使命。

本书根据学前儿童不同生长发育阶段的特点，系统全面地阐述了不同阶段的营养与健康问题。主要内容包括营养与健康基础知识、学前儿童的生理发育特点、学前儿童的营养需求、学前儿童的合理膳食、学前儿童常见营养性疾病预防以及学前儿童营养与健康教育等知识。

本书适用于大学学前教育专业、高等职业院校的学前教育专业，也可作为幼儿园教师继续教育的教材，同时也是从事营养、食品专业人员的参考书。对广大家长和幼儿教养工作者、中小学教师、儿童工作者学习掌握营养知识，科学合理地为儿童提供营养膳食具有指导意义。

　　本书由马瑞铭（西安文理学院）编写第一、二、三、七章，陆颖（西安文理学院）编写第四、八章，石朝霞（西安交通大学第一附属医院幼儿园）编写第五章，李慧芸（陕西学前师范学院）编写第六章，赵四鸿（西安文理学院）编写第九章。全书由马瑞铭统稿。

　　在编写过程中，参考、借鉴、引用了大量文献和参考资料，在此向所参考书和论文的作者表示感谢和敬意！

　　由于编者水平有限，加之分头编写，收集和组织材料有限，内容难免有取舍不一、疏漏不当之处，敬请广大同行和读者予以指正。

编　者

2019 年 9 月

# 目　　录

# 第九章　学前儿童营养健康教育 …………………… 174

# 第一章 绪 论

　　学前儿童处在生长发育的旺盛阶段，每天必须从膳食中摄取足够的营养物质和热量，才能满足机体发育，修补组织，维持体内各种生理活动的需要。食物的种类繁多，不同食物中所含营养素的质和量不同，这就要求必须按照儿童的生理需要合理调配膳食。《幼儿园工作规程》《3～6岁儿童学习与发展指南》均明确提出，托幼机构要为幼儿提供营养丰富、健康的饮食，帮助幼儿了解食物的营养价值，引导他们不挑食、不偏食。合理而平衡的营养是保证幼儿生长发育、促进其健康成长的前提。

## 第一节 营养学的基本概念

### 一、营养

　　营养就是生命体不断地从外界摄取所需物质以维持生命活动的过程。对人来说，营养是人体不断从外界摄取食物，经过消化、吸收、代谢和利用食物中身体需要的物质（养分或养料）来维持生命活动的全过程，它是一种全面的生理过程，而不是专指某一种养分。

### 二、营养素

　　食物中的养分科学上称为营养素。它们是维持生命的物质基础，没有这些营养素，生命便无法维持。人体必需的营养素有40余种，归纳起来分六大类，即蛋白质、脂类、碳水化合物、矿物质和微量元素、维生素及水。近年来发现膳食纤维也是维持人体健康必不可少的物质，可算是第七类营养素。这些营养素在人体内功能各不相同，概括起来可分为三方面：(1)供给能量以满足人体生理活动和体力活动对能量的需要；(2)作为建筑和修补身体组织的材料；(3)在体内物质代谢中起调节作用。

### 三、营养学

　　营养学是指研究人体营养规律以及改善措施的科学。具体地说就是研究食物中对人体有益的成分及人体摄取和利用这些成分以维持、促进健康的规律和机制，在此基础上采取具体的、宏观的社会性措施改善人类健康，提高生命质量。研究内容主要涉及食物营养、人体营养和公共营养三大领域。

# 第二节　健康的基本概念

## 一、健康

健康是人类生存发展的要素，它属于个人和社会。以往人们普遍认为"健康就是没有疾病，有病就不是健康"。随着科学发展和时代变迁，健康的概念从原来的"生物医学模式"发展为"生物心理社会医学模式"。与此同时，世界卫生组织（WHO）提出了与之相适应的健康新概念，即：人的健康分为生理健康、心理健康、道德健康、社会适应健康4个层次，并且后面的健康层次是以前面的健康层次为基础而发展的更高级的健康层次。

生理健康层次。指的是人体的组织结构完整和生理功能正常。人体的生理功能是指以人体内部的组织结构为基础，以维持人体生命活动为目的，协调一致的复杂而高级的运动形式。生理健康是其他健康层次的基础，是自然人的健康。

心理健康层次。判断心理是否健康有三项基本原则：（1）心理与环境的同一性，指心理反映客观现实无论在形式或内容上均应同客观环境保持一致；（2）心理与行为的整体性，指一个人的认识、体验、情感、意识等心理活动和行为是一个完整和协调一致的统一体；（3）人格的稳定性，指一个人在长期的生活经历过程中形成的独特的个性心理特征，具有相对的稳定性。

道德健康层次。道德健康以生理健康、心理健康为基础，并高于生理健康和心理健康，是生理健康和心理健康的发展。主要指能够按照社会道德行为规范准则约束自己，并支配自己的思想和行为，有辨别真与伪、善与恶、美与丑、荣与辱的是非观念和能力。健康的最高标准是"无私利人"，基本标准是"为己利他"；不健康的表现是"损人利己"和"纯粹害人"。把道德纳入健康范畴是有科学依据的。巴西著名医学家马丁斯研究发现：屡犯贪污受贿的人易患癌症、脑出血、心脏病和神经过敏症；品行善良，心态淡泊，为人正直，心地善良，心胸坦荡，则会心理平衡，有助于身心健康。相反，有违于社会道德准则，胡作非为，则会导致心情紧张、恐惧等不良心态，有损健康。试看，一个食不香、睡不安、惶惶不可终日者，何以能谈健康。据测定，这类人很容易发生神经中枢、内分泌系统功能失调，其免疫系统的防御能力也会减弱，最终会在恶劣心态的重压和各种身心疾病的折磨下，或者早衰，或者早亡。

社会适应健康层次。社会适应是指一个人在社会生活中的角色适应，包括职业角色、家庭角色及学习、娱乐中的角色转换与人际关系等方面的适应。社会适应良好，不仅要具有较强的社会交往能力、工作能力和广博的文化科学知识，不仅能胜任个人在社会生活中的各种角色，而且能创造性地取得成就贡献于社会，达到自我成就、自我实现，这是最高境界。缺乏角色意识，发生角色错位是社会适应健康不良的表现。

可以看出，健康应该是生理的、心理的、社会适应和道德的完美整合。在新的健康概念中，生理的健康水平与心理、社会适应和道德品质是相互依存相互促进的，生理健康是物质基础，心理健康与良好的社会适应，是在生理健康的基础上发展起来的，并反过来促进生理的健康，道德健康则是整体健康的统帅。

健康人应达到的十项具体标准：

(1) 有足够充沛的精力，能从容不迫地担负日常工作和生活，而不感到疲劳和紧张；

(2) 积极乐观，勇于承担责任，心胸开阔；

(3) 精神饱满，情绪稳定，善于休息，睡眠良好；

(4) 自我控制能力强，善于排除干扰；

(5) 应变能力强，能适应外界环境的各种变化；

(6) 体重得当，身体匀称；

(7) 眼睛炯炯有神，善于观察；

(8) 牙齿清洁，无空洞，无痛感，无出血现象；

(9) 头发有光泽，无头屑；

(10) 肌肉和皮肤富有弹性，步态轻松自如。

在这十项标准中，我们注意到其中的(1)(3)(4)(5)都是对心理方面提出的要求，(1)是对心理、生理两方面提出的要求。这十项标准不仅从整体上诠释了现代健康的概念，而且也明确提出了健康在心理方面的基本要求。

## 二、亚健康

世界卫生组织将机体无器质性病变，但是有一些功能改变的状态称为"第三状态"，我国称为"亚健康状态"。亚健康即指非病非健康状态，这是一类次等健康状态，是介于健康与疾病之间的状态，故又有"次健康""第三状态""中间状态""游离（移）状态""灰色状态"等的称谓。因为其表现复杂多样，国际上还没有一个具体的标准化诊断参数。主要表现为疲劳、乏力、头晕、腰酸背痛、易感染疾病等。与健康人相比其工作、学习效率低，有的还食欲不振、睡眠不佳等。这是由于生活中的不良饮食生活习惯、缺乏锻炼、环境污染等因素形成的，从而影响到肌体健康。

## 第三节 营养与健康的关系

人的生命必须通过饮食来维持，人的生命质量和精神心理与饮食营养有极大的关系，人的智力、体力、学习能力、运动能力、防病能力、康复能力、生殖能力、寿命、身高、体重也都与营养饮食有不可分割的联系。营养素摄入不平衡将引起很多健康方面的问题。所以合理的营养可以促进健康，营养失调则会危害健康。具体表现：

## 一、促进生长发育

生长是指细胞的繁殖、增大和细胞间隙的增加，表现为全身各部分、各器官和各组织的大小、长短和质量的增加；发育指身体各系统、各器官和各组织功能的完善。影响生长发育的主要因素有营养、运动、疾病、气候、社会环境和遗传因素等，其中营养占有重要地位。人体细胞的主要成分是蛋白质，新的组织细胞的构成、繁殖和增大都离不开蛋白质，所以蛋白质是儿童生长发育的重要物质。此外，碳水化合物、脂肪和钙、磷、锌、碘、维生素等营养素也是影响生长发育的重要物质。近年来，人们普遍认为人体的身高与饮食营养有关，如日本青少年的身高普遍比第二次世界大战时期增加了 12 cm 左右，我国儿童的身高和体重也较新中国成立之前有明显的增长，这都与膳食营养质量的提高有关。

## 二、预防和治疗疾病

当人们的膳食结构合理，营养平衡时，必能满足机体对能量和各种营养素的需要，增强机体的抗病能力，提高工作与劳动效率，而且还能预防和治疗某些疾病；当膳食结构不合理，摄入的能量、营养素不平衡，即营养失调时，因某个或某些营养素摄入不足，不能满足机体的需要，久而久之，体内的营养储备严重消耗，则出现相应的病理性改变，继而发生临床上可见的营养缺乏病。反之，过量摄入能量和某些营养素，则可导致肥胖，心血管疾病、肿瘤等发生，或因某些营养素过量而发生中毒，有碍于健康。因此，平衡的膳食、合理的营养是维持人体健康与生存的重要条件。

## 三、增进智力

营养状况对早期儿童的智力影响极大。1980 年联合国粮农组织报告，有 1.5 亿非洲人面临饥荒；联合国儿童基金会曾称，因营养不良，全球有 1 亿多 5 岁以下的儿童身心健康受损，并处于危险之中。一些地方的孕妇由于营养不良，其子女的学习领会能力明显地受到不利的影响。儿童时期是大脑发育最快的时期，需要有足够的营养物质，如 DHA（二十二碳六烯酸）、卵磷脂和蛋白质等。特别是蛋白质的供应，如果蛋白质摄入不足，就会影响大脑的发育，阻碍大脑的智力开发。

## 四、促进优生

影响优生的因素有遗传方面的，但营养供给也是一个不容忽视的因素。在怀孕初期，孕妇就应注意到先天营养对婴儿体质的重要性。世界上有些地区，母亲的饮食缺乏营养，结果胎儿畸形、流产、死产以及分娩时的各种问题发生率很高，母亲如每日摄入适量的营养物质，就能使胎儿正常生长，后天发育良好，营养不良的胎儿在学龄期容易发生精神和智力上的缺陷。

## 五、增加肌体免疫功能

免疫是肌体的一种保护反应,是维护肌体生理平衡和稳定的一种功能,营养与肌体免疫系统的功能状态有密切的关系。营养不良者的免疫功能常低于正常人,从而导致人体特别容易受各种疾病的侵犯。因为营养不良患者的吞噬细胞对细菌攻击的应答能力降低,虽然对细菌的吞噬功能可能正常,但对已吞噬的细菌的杀伤力却降低和减慢。单种营养素缺乏或过多都会对肌体的免疫功能产生影响,应注意营养素全面均衡的摄取,如维生素 A、维生素 $B_6$、维生素 E 和维生素 C 等都有提高肌体免疫功能的作用。

## 六、促进健康长寿

人体的衰老是自然界的必然过程,长生不老的妙方是没有的。只有注意摄取均衡营养才能延缓衰老,达到健康长寿的目的。肌体代谢机能随年龄增长而逐渐失调,人在 45 岁以后进入初老期,若 45 岁以前就出现两鬓斑白、耳聋眼花和记忆力减退等现象则为早衰。老年人特别需要有针对性地补充营养,避免能量和动物脂肪的过多摄入,防止高血压、脑血管病、冠心病和糖尿病等疾病的产生和复发,多吃蔬菜、水果等清淡食物,注意营养的合理搭配,以达到延年益寿的目的。

自身的认识和社会环境对合理的营养摄入和健康有很大的关系。因此,我们不仅要强化自身的营养知识,建立健康的饮食行为,还要营造健康饮食环境。只有通过摄取合理的营养素,才能有一个健康的人生。另外,睡眠、工作压力及工作负荷亦会影响营养物质的吸收,因此我们要保证充足的睡眠,调试身心状态,保持轻松愉快的心态,这样才能保证营养物质的摄入,促进人体健康。

# 第四节 我国学前儿童的营养与健康

儿童是国家的未来,是人类社会可持续发展的宝贵资源。营养是保证儿童健康成长的基础,儿童的健康关系到民族的素质和国家的长远发展。改善儿童营养对于提高我国人口素质,把我国从人口大国建设为人口资源强国具有重大意义。改革开放以来,我国社会、经济快速发展,人民生活水平不断提高,食物供应日益丰富,社会保障、教育、卫生等社会事业加快发展,为儿童营养和健康状况的改善创造了良好条件。总的来看,我国儿童营养与健康改善取得了显著的成绩,但仍面临一些问题,特别是贫困农村地区,全面改善贫困地区儿童早期的营养与健康目标任重道远。

## 一、我国学前儿童营养与健康现状

根据联合国粮农组织（FAO）2016 年的数据。全球有近 8 亿人长期营养不足，超过 20 亿人因微量营养素缺乏而"隐性饥饿"。而中国人口正面临营养不良的"三重负担"：能量摄入不足（饥饿）、微量元素缺乏（隐性饥饿）以及过度摄入能量及营养素（超重和肥胖）。

儿童营养状况尤其令人担忧，《中国食物与营养发展纲要（2014—2020 年）》呼吁，到 2020 年，5 岁以下儿童发育不良率要减少到 7% 以内，全部人口的贫血率控制在 10% 以内，但是当前的贫血和发育不良情况与 2020 年的目标之间仍有明显差距。中国目前存在大量"隐性饥饿"，即缺乏铁、维生素 A、锌等微量营养素的人群。

### （一）我国学前儿童营养状况

儿童营养状况通常用营养不良状况等指标综合反映。营养不良包括蛋白质—能量营养不良和微量营养素缺乏。蛋白质—能量营养不良通常用生长迟缓、低体重和消瘦反映。常见的微量营养素缺乏包括铁、维生素 A、维生素 D、碘等的缺乏。婴幼儿时期的营养状况是人一生智能、体能、健康的基础。早期营养不良除了反映在体格发育迟缓上，还将影响儿童智能、心理的正常发育，更有可能增加成年后的肥胖、高血压、冠心病、糖尿病的患病概率。

《中国居民营养与慢性病状况报告（2015 年）》数据显示，2013 年中国 6 岁以下儿童生长迟缓率为 8.1%，城市为 4.2%，农村为 11.3%，其中贫困农村为 19.0%；低体重率全国为 2.5%，城市 1.7%，农村为 3.2%，其中贫困农村为 5.1%；贫血率全国平均为 11.6%，城市为 10.6%，农村为 12.4%，其中贫困农村为 16.6%，从这些指标可看出贫困地区显著高于其他地区。与 2002 年居民营养与健康状况调查结果相比，中国 6 岁以下儿童生长迟缓率、低体重率、贫血率等各项营养不良指标均有明显下降，这些指标优于联合国儿童基金会的《儿童和产妇营养追踪进展》报告结果，表明近十年中国婴幼儿营养缺乏问题得到较大改善。

营养不良的另一项指标是微量元素缺乏。2015 年《中国贫困地区 0~6 岁儿童营养及家庭养育状况》报告显示，贫困地区儿童早期锌、维生素 A 和 D 等微量元素缺乏的情况严重，其中锌缺乏比例高达 50% 以上，维生素 A 缺乏率高达 23.8%，是大城市同龄儿童维生素 A 缺乏率的 6.3 倍。

### （二）婴幼儿母乳喂养及辅食添加情况

根据 2013 年第五次国家卫生服务调查报告数据，5 岁以下儿童母乳喂养率为 84.6%（城市为 83.5%，农村为 85.4%），6 个月内儿童纯母乳喂养率为 58.5%（城市为 62%，农村为 55.4%），6~8 个月龄儿童适时辅食添加率为 49.2%（城市为 46.6%，农村为 51.1%），这表明我国政府高度重视母乳喂养，在促进母乳喂养方面做了大量富有成效的工作。

全国妇联儿童工作部 2015 年发布的《中国贫困地区 0~6 岁儿童营养及家庭养育状况》报告显示:贫困地区 0~6 个月婴儿纯母乳喂养率为 24.8%,不仅显著低于当时的全球平均水平,也显著低于全国平均水平和全国农村地区平均水平。2003 年以来,贫困地区从未母乳喂养的比例有所增加,2003 年农村地区和农村贫困地区从未母乳喂养的比例分别为 1.5% 和 1.4%,而 2008 年二者的比例分别增加 3.4% 和 1.9%。对于 6 个月以后的婴幼儿,单一母乳喂养已经不能完全满足其能量以及营养素的需求,必须引入其他营养丰富的食物,也就是添加辅食。6 个月以后合理地添加辅食能满足婴幼儿不断增长的营养需求,帮助婴幼儿实现从哺乳到家常膳食的过渡,是促进婴幼儿心理行为发育的重要过程,同时还可以有效预防成年期的感染性疾病。

食物多样性和膳食频次是评价婴幼儿辅食添加是否合理的两个重要指标。在中国农村地区,米汤、面片儿、糊糊等往往是这个年龄段儿童的主要食物,多样性缺乏、蛋白质不够,能量密度较低。贫困地区儿童营养改善项目监测数据显示,贫困地区婴幼儿持续一年母乳喂养比例为 47.6%,持续两年母乳喂养比例为 23.5%。6~8 月龄的婴幼儿辅食添加及时率为 84.3%,辅食添加种类合格率为 61.3%,且呈现出随着月龄增加,合格率显著增高的特点。辅食添加频次合格率为 69.7%,母乳喂养频次合格率低于非母乳喂养。婴幼儿总体达到最小可接受膳食的比例为 39.8%,母乳喂养组和非母乳喂养组的最小可接受膳食合格率均显著增高。数据说明对于较小的婴儿,家长对辅食添加的重视程度更低,这可能与认识不足、辅食原料供应困难、配方奶粉过度宣传有一定的关系。贫困地区不恰当的婴幼儿喂养和低质量的辅食会造成生长迟缓和微量营养素缺乏,这不仅是扶贫问题,也是科学问题,与传统喂养观念在贫困地区依旧存在密切相关,与贫困地区健康教育工作的普及工作力度及效果也有关联。

一些营养学家的研究结果同样表明:中国纯母乳喂养婴儿在 6 月龄之前的体格生长发育速度与国际标准一致,但是一旦断奶后,生长发育(特别是身高)速度就低于国际标准。原因是缺少营养充分的辅食。儿童的身高不足与贫血,虽然可以发生在儿童各年龄段,但关键发生在 6~24 月龄,即出生 6 个月到 2 岁左右这一狭窄的年龄段内。这与婴幼儿开始辅助食品添加的时段一致。

## (三)家长喂养知识

儿童看护人的教育水平,尤其是母亲的教育水平,对儿童的健康具有重要影响。贫困地区儿童营养改善项目监测数据(中国疾病预防控制中心营养与健康研究所,2016)显示,婴幼儿看护人以母亲为主,占 75.8%;其次是祖父母或外祖父母,22.6%。母亲文化程度以初中为主,占 62.1%;母亲职业以家务为主,占 52.7%。

贫困地区婴幼儿看护人在辅食添加方面的认知需要提高。48.9% 的看护人能够正确认识到添加辅食最合适时间为 6 个月,但有 75% 的看护人认为辅食添加时间在 4~6 个月,4.9% 的看护人存在辅食添加过早,19.1% 的看护人存在辅食添加过晚的认知。有 55.1% 的看护人知道最先开始添加的辅食是谷类等泥糊状食物,但仍有 29.9% 的看护人认为应该首先添加蛋黄。看护人对引起贫血的原因知晓率为

52.6%，但是大多数表示并不知晓最佳的补铁食物，知晓率仅为22.8%。在调查地区只有15.9%的看护人认为应该母乳喂养至2岁，多数看护人(34.7%)认为应该喂养至儿童12个月。

## 二、改善我国学前儿童营养与健康现状的策略措施

### （一）加大对贫困地区和留守儿童营养与健康的投入力度

将儿童营养改善作为提高国民素质的战略任务，纳入国民经济和社会发展规划、卫生事业发展规划和扶贫开发规划中，完善相关保障制度和政策措施，加大投入力度，建立稳定的儿童营养改善经费保障机制。以农村，特别是贫困地区农村为重点，实施学龄前儿童营养与健康干预项目，更加关注流动和留守儿童等弱势儿童群体的营养与健康问题，积极探索改善其营养状况的有效模式，促进不同地区和人群之间的儿童营养均衡发展。

鉴于母亲就业地点和状态对农村5岁以下儿童营养状况有显著影响，相比于收入效应，母亲的照料喂养和抚育对于农村5岁以下儿童的营养状况更加重要。需要通过户籍制度和社会保障制度的改革以及在贫困地区创造更多的就业机会，减少母亲单独外出务工，让5岁以下的儿童有更多的机会得到母亲的养育和照料。

### （二）加大对贫困地区营养和喂养指导

切实加强妇幼保健服务和健康教育，继续开展乡村医生的培训和家长婴幼儿喂养知识的宣传教育，加强合理膳食指导，提倡科学合理的膳食结构。在家庭现有条件下合理搭配食品，提高膳食的质量，培育良好的卫生和饮食习惯。为孕产妇提供针对性的营养指导，合理补充营养素，预防和治疗孕产妇贫血等疾病。

对监护人开展因地制宜的营养和喂养指导，提高6个月纯母乳喂养率，培养科学喂养行为，研究制定婴幼儿科学喂养策略，宣传引导合理辅食喂养，通过营养教育来弥补母亲文化低带来的负面影响。通过政策和体系动员，切实提升全社会对贫困地区早期儿童营养重要性的认知，提升全社会对贫困地区孕期、哺乳期和辅食营养重要性的认知，改进不恰当的养育观念。建立相关科普项目，因地制宜制定孕妇乳母营养和早期儿童喂养的科学指南，开展区域性的精准分类指导和宣传教育，促进合理添加辅食，预防和治疗营养不良、贫血、肥胖等儿童营养性疾病。

### （三）继续实施妇幼人群营养干预计划

继续推进补充叶酸预防神经管畸形项目，为孕期妇女提供含叶酸、铁在内的多种微量营养素补充，减少孕妇贫血患病率，预防新生儿营养缺乏相关出生缺陷；在合理膳食基础上，推动开展孕妇、乳母营养包干预项目。开展孕前和孕产期营养评价与膳食指导，推进县级以上妇幼保健机构对就诊人员进行营养指导，将营养评价和膳食指导纳入我国孕前和孕期检查；开展孕产妇的营养筛查和干预，降低出生低体重率和巨

大儿出生率。

### （四）持续扩大贫困地区儿童营养改善项目

继续推进"贫困地区儿童营养改善项目"，逐步覆盖全部集中连片贫困县和国家级扶贫开发工作重点县，覆盖人群由 0~2 岁儿童扩展至 3~5 岁儿童、孕妇和乳母。探索和研究改善婴幼儿辅食营养补充的新观念和新技术，针对贫困地区人群营养需要调整营养包所含营养素种类，制定、完善、实施干预的营养食品标准；持续开展贫困地区幼儿园营养健康状况、营养餐、营养食品的监测评估，为极度贫困人群提供食物援助。

充分借鉴中国发展研究基金会"贫困地区儿童早期发展"项目的实施经验和评估结果，通过合理有效的干预，促进贫困地区儿童营养与健康状况，从而缩小城乡之间和地区之间在儿童早期发展方面的差距，阻断贫困的代际传递。

### （五）改进贫困地区儿童营养改善计划的实施效果

一是国家要指导营养改善工作的科学实施，制定相应的生产标准，企业和市场要提供定价合理、适宜人口的产品。二是需要有健全的发放渠道和服务，建立健全发放者报酬机制，提高可及性。三是探索建立幼儿园营养餐补助标准机制，鼓励贫困地区幼儿园结合本地资源因地制宜开展合理配餐，并改善在园儿童就餐条件。

### （六）完善儿童营养监测体系

逐步完善儿童营养监测体系，将儿童营养状况作为评价区域经济社会发展的重要指标，纳入国家统计公报，定期向社会公布。开展针对贫困地区儿童的体重管理策略，重视均衡营养，预防超重和肥胖。加强贫困地区儿童系统保健管理，分析影响儿童生长发育的相关危险因素，定期进行健康检查，发现疾病及时进行治疗。

## 思考题

1. 简述营养及健康的基本概念。
2. 试述营养与健康的关系。
3. 简述我国学前儿童营养与健康现状。

# 第二章　营养学基础知识

## 第一节　能量

人体的各种生理活动，如呼吸、心跳、肠胃蠕动、神经传导、体液的维持和消化过程等，以及走路、说话、思考、劳动、工作、学习、运动等人体的一切活动都需要能量（或称热能）。因此，人类必须不断补充能量来满足生命和生活的需要。能量是一切生命活动的动力。

能量并不是一种营养素，它是由食物中的碳水化合物、脂肪和蛋白质在体内代谢时释放出来的。因此，这三者统称为生热营养素。

人体对于能量的需要，仅次于对空气和水的需要，供给能量的营养素和水加在一起，几乎占人体每日膳食的全部重量。一般情况下，健康成人从食物中摄取的能量和消耗的能量经常保持平衡，否则就会导致体重过轻或过重等不健康的表现。

### 一、能量单位与能量系数

#### （一）能量单位

营养学上所使用的能量单位，多年来一直用 kcal（千卡），1 kcal 相当于 1 000 g 水的温度由 15℃ 升到 16℃ 所需要的能量。国际上通用能量单位是 J（焦耳），1 J 指用 1 牛顿力把物体水平移动 1 m 所需要的能量。营养学上使用最多的是其 1 000 倍的单位，即 kJ（千焦），1 000 千焦耳（kJ）等于 1 兆焦耳（MJ）。其换算关系如下：

1 kcal=4.184 kJ　　　　　　1 kJ=0.239 kcal

1 000 kcal=4.184 MJ　　　　1 MJ=239 kcal

#### （二）能量系数

每克碳水化合物、脂肪和蛋白质在体内氧化产生的能量值称为能量系数。

营养素在体内的氧化过程由于其最终产物不同，所以释放的能量并不完全相等。

食物中的三大营养素每克在体外完全氧化的能量为：

碳水化合物　　　17.15 kJ(4.1 kcal)；
脂肪　　　　　　39.54 kJ(9.45 kcal)；
蛋白质　　　　　23.64 kJ(5.65 kcal)。

由于食物中的营养素在消化道内并非 100% 被吸收，一般混合膳食中碳水化合物的吸收率为 98%，脂肪为 95%，蛋白质为 92%，消化吸收后，在机体内也不一定完全彻底被氧化分解产生能量。所以在营养学上，食物中产能营养素的实际产能系数为

1 g 碳水化合物：17.15 kJ×98%＝16.81 kJ(4.0 kcal)

1 g 脂肪：39.54 kJ×95%＝37.56 kJ(9.0 kcal)

1 g 蛋白质：(23.64 kJ-5.44 kJ)×92%＝16.74 kJ(4.0 kcal)

## 二、人体的能量消耗

### (一)基础代谢消耗

基础代谢消耗是维持生命最基本活动所必需的能量，是指机体处于清醒、空腹(进食后 12~16 h)状态，在适宜温度(18~25 ℃)和安静环境中，无任何体力活动和紧张的思维活动，同时全身肌肉处于松弛状态，能量的消耗主要用于身体内部的生理活动，如心脏跳动、肺呼吸、肌肉紧张度的维持及其他一些基本生理活动，也就是基础代谢的能量。

人体热能的基础代谢受到很多因素的影响，如身体大小、性别、年龄、气候、营养与机能状况等。正常情况下，以体重 60 kg 的男子为例，24 h 的基础代谢为 6.0 MJ，女性比男性约低 5%，老人比成人低 10%~15%。

人体安静时的能量代谢在 20~30 ℃ 的环境中最为稳定。当环境温度低于 20 ℃ 时，代谢率即开始增加，这主要是由于寒冷刺激，反射性地引起肌肉紧张性收缩加强；当环境温度超过 30 ℃ 时，代谢率也会增加，这可能是由于体温升高、酶的活性提高、细胞生化反应速度加快、发汗及循环呼吸机能加强而造成的。

儿童和青少年正处于生长发育时期，所以能量的供给除保证正常需要外，还要充分保证生长发育对能量的需要，而中年以后基础代谢率逐渐下降，活动量减少，对于能量的需求也相对减少。通常 40~49 岁减少 5%，50~59 岁减少 10%，60~69 岁减少 20%，70 岁以上减少 30%。

### (二)体力活动消耗

除基础代谢外，体力活动是影响人体能量消耗的主要因素。因为生理情况相近的人，基础代谢消耗的能量是相近的，而体力活动情况却相差很大。机体任何轻微活动都可提高代谢率，人在运动或劳动时耗氧量显著增加。这是因为在运动或劳动等体力活动时肌肉需要消耗能量，而能量则来自营养物质的氧化，这就必然导致机体耗氧量增加。机体耗氧量的增加与肌肉活动的强度呈正比关系，耗氧量最多可达到安静时的

10~20倍。通常各种体力活动所消耗的能量约占人体总能量消耗的15%~30%。

人们每天的工作和生活包括多种活动，这些活动都需要肌肉做功来完成。在人体的整个能量消耗中，肌肉活动或体力活动占较大比例。因为一切活动都需要能量。

影响体力活动能量消耗的因素如下：

(1)肌肉越发达者，活动能量消耗越多。

(2)体重越重者，能量消耗越多。

(3)劳动强度越大，持续时间越长，能量消耗越多。其中劳动强度是主要影响因素，而劳动强度主要涉及劳动时牵动的肌肉多少和负荷的大小。

(4)与工作的熟练程度有关，工作熟练程度高者能量消耗较少。

### (三)食物的特殊动力作用

食物特殊动力作用是指机体由于摄取食物而引起体内能量消耗增加的现象。食物特殊动力作用消耗的热能，主要是营养素摄入后在体内的消化吸收需要能量，如蛋白质、脂肪的合成，氨基酸的转运，葡萄糖和脂肪间的转变等。

摄入不同的营养素，特殊动力作用不同。蛋白质的特殊动力作用最显著，消耗相当于该蛋白质所产生热能的30%，摄入碳水化合物和脂肪的特殊动力消耗分别为5%~6%和4%~5%，正常人摄入混合食物而产生的特殊动力作用的热能每日约627 kJ，相当于基础代谢所需热能的10%。

### (四)供给生长发育

生长发育需要能量是婴幼儿、儿童、青少年所特有的，主要包括机体生长发育中形成新的组织所需要的能量，以及新生成的组织进行新陈代谢所需要的能量。1岁以内的婴儿增长最快，生长发育所需能量约占总能量的25%~30%。孕妇的子宫、乳房、胎盘和胎儿的生长发育，以及体内脂肪储备均需要能量，母乳合成和分泌乳汁也需要额外补充能量。

## 三、人体的能量需要量

人体能量的需要量应与人体能量的消耗量相一致，即摄入量等于消耗量。

### (一)食物的能量

食物中碳水化合物、脂肪和蛋白质被称为三大产能营养素。在进行能量平衡的研究中发现营养素可按其所含能量彼此替代，如1 g脂肪产生的能量相当于2.27 g碳水化合物或2.27 g蛋白质所产生的能量。显然，这只是从能量的角度，而且也只能在一定的范围内才是合理的。

从物质和能量整个情况来看则是不恰当的，主要表现在：必需氨基酸作为蛋白质的组成成分，它不能在体内合成，故不能用糖和脂肪代替；大脑每天实际需要的能量为100~120 g葡萄糖，脂肪无糖的异生作用，蛋白质虽能异生葡萄糖，但产生

100～120 g 葡萄糖需要 175～200 g 蛋白质,很不经济。

### (二)热能的供给比例

三种产能营养素在人体代谢中各自具有特殊的生理功能,碳水化合物与脂肪之间可以相互转化,他们对蛋白质有节约作用,所以三者在向人体提供能量时有一个适当的比例。通常碳水化合物向人体提供的热能较合适的比例应占总能量的 55 %~65 %,脂肪占 20 %~30 %,蛋白质占 10 %~15 %。

# 第二节　蛋白质

蛋白质是由 20 种氨基酸构成的高分子化合物,是生物体的主要组成物质之一,是人体组织细胞的主要成分。

成年人体内约含蛋白质 16.3 %,分散在各器官、组织和体液中。人体的肌肉、内脏、血液、皮肤、毛发、指甲和骨骼等无一不是由蛋白质所组成的。此外,参与人体新陈代谢的酶和一部分激素(胰岛素、脑下垂体激素)及抗体,他们的主要组成也都是蛋白质。

如果人体某种组织或细胞的蛋白质不足时,就会引起疾病甚至死亡,所以蛋白质是一种最重要的营养素。生命是蛋白质存在的形式,蛋白质是构成生命的主要物质,没有蛋白质就没有生命。

## 一、蛋白质的组成

蛋白质的种类很多,结构复杂,但各种蛋白质的元素组成很接近,他们都含有碳、氢、氧、氮四种元素,有的蛋白质还含有硫、磷、铁、镁、碘等元素。

蛋白质与脂肪、碳水化合物相同之处是都含有碳、氢、氧三种元素,不同之处是蛋白质还含有氮元素,所以,蛋白质又叫含氮有机物。

氮元素在各种蛋白质中含量比较稳定,一般蛋白质含氮量约为 16 %,即食物中每 1 g 氮相当于含有 6.25 g 蛋白质,故测得食物的氮含量便可换算成蛋白质的含量。氮是蛋白质组成上的特征,因此任何营养素也不能代替蛋白质。

蛋白质是分子量很大的有机物质,由几千甚至几十万个原子组成,相对分子质量由几万到几百万以上,但是各种蛋白质的基本结构单位都是氨基酸。

构成食物蛋白质的氨基酸主要有 20 种,人体内各种不同类别的蛋白质,均由这 20 种氨基酸组合而成。可见各种氨基酸对于人体都是不可缺少的。

有一部分氨基酸是在人体内合成或者由其他氨基酸转变而成,这些氨基酸称为"非必需氨基酸",如甘氨酸、脯氨酸、丙氨酸、羟脯氨酸、谷氨酸、天门冬氨酸、精氨酸、羟谷氨酸、胱氨酸、丝氨酸等。

有九种氨基酸在人体内不能合成或合成的速度远不能满足机体的需要，而必须从每日膳食中供给一定的数量，否则就不能维持机体的氮平衡，因此这九种氨基酸称为"必需氨基酸"。这九种氨基酸是：亮氨酸、赖氨酸、蛋氨酸、苯丙氨酸、色氨酸、苏氨酸、缬氨酸、异亮氨酸、组氨酸。

另外，还有酪氨酸和半胱氨酸在人体内能由苯丙氨酸和蛋氨酸合成，若食物中这两种氨基酸含量丰富，则可以起到节省苯丙氨酸和蛋氨酸的作用。

因此，酪氨酸和半胱氨酸被称为"半必需氨基酸"或"条件必需氨基酸"。

非必需氨基酸不是不重要，只是人体可以合成或由其他氨基酸转变。

## 二、蛋白质的分类

食物中蛋白质的种类很多，各类蛋白质的性质和组成也各不相同。在营养学上，根据蛋白质所含氨基酸的种类、数量和比例的不同，把蛋白质分成以下三类。

### （一）完全蛋白质

此类蛋白质是一种质量优良的蛋白质，含有人体必需的氨基酸，并且所含必需氨基酸种类齐全，数量充足，相互间比例也适当，不但能维持人体的生命和健康，并能促进儿童的生长发育。动、植物食物中均含有此类蛋白质，如奶类、蛋类、肉类、鱼类的蛋白质，以及大豆中的大豆蛋白，小麦中的麦谷蛋白和玉米中的谷蛋白等，都是完全蛋白质。

### （二）半完全蛋白质

此类蛋白质中所含必需氨基酸的种类虽全，但由于含量多少不均匀，互相之间的比例不合适，如果在膳食中作为唯一的蛋白质来源时，只能短时期维持生命，却不能促进生长发育，如小麦、大麦中的麦胶蛋白属此类蛋白质。

### （三）不完全蛋白质

这类蛋白质中所含必需氨基酸种类不全，用作膳食蛋白质唯一来源时，既不能促进生长发育，也不能维持生命，如动物结缔组织和肉皮中的胶原蛋白，豌豆中的豆球蛋白等都属于不完全蛋白质。

## 三、蛋白质的生理功能

生命的产生、存在与消亡，无一不与蛋白质有关，蛋白质在生命活动中起着重要的作用。

### （一）构成和修补机体组织

蛋白质是构成和修补组织的主要原料。人体的神经、肌肉、皮肤、内脏、血液、骨骼、指甲和毛发等无一不是由蛋白质构成的。身体的生长发育，衰老组织的更新，疾病和造成创伤后组织细胞的修补,都离不开蛋白质。所以人体每天必须摄入一定数量的蛋白质作为构成和修补组织最重要的材料。

### (二)调节生理功能

蛋白质在体内是构成酶和激素的重要成分。人体的新陈代谢是通过成千上万的化学反应来实现的,这些反应都需要酶来催化。如果没有酶,生命活动就无法进行,而酶的化学组成就是蛋白质。调节生理功能的多种激素,如生长激素、促甲状腺激素、肾上腺素、胰岛素和促肠液激素等含氮激素,也是由蛋白质或其衍生物构成的。所以,蛋白质具有调节生理功能的作用。

### (三)增强抗病能力

蛋白质在体内还是构成抗体的重要物质。血液中有一种称为抗体的物质,具有保护机体免受细菌和病毒的侵害,提高机体免疫力的作用,这种物质也是由蛋白质构成的。近年来研制成功的有抑制病毒和抗癌作用的干扰素就是一种蛋白质和糖的复合物。

### (四)供给热能

每克蛋白质在体内完全氧化可产生约 17 kJ 的热能,人体每天所需要的热能有 14 % 来自蛋白质。

但必须指出,利用蛋白质作为热能的来源是很不经济的,如果在每天的膳食中能提供充足的糖类和脂肪,来供给人体需要的热能,那么食物中的蛋白质就可以不以热能的形式被消耗掉。如果在食物中糖类和脂肪供给不足,则膳食中的蛋白质就不能有效地被利用,甚至不能维持氮平衡状态。所以,必须对人体供给充足的热量,才能发挥蛋白质应有的作用。

在正常情况下,虽然蛋白质在体内不断地分解与合成,组织细胞在不断地更新,但成年人体内的蛋白质含量基本上是稳定的,蛋白质的总量总是维持动态平衡。

当膳食中的蛋白质长期供给不足,将导致婴儿生长发育迟缓,成人体重减轻,肌肉萎缩,极易疲劳,对疾病抵抗力降低,创伤和骨折不易愈合,病后恢复缓慢。

人体蛋白质供给严重缺乏时,将产生营养不良性水肿,甚至发生休克。反之,如长期大量摄入蛋白质,超出人体需要,这些过量的蛋白质不但不能被吸收利用,反而增加胃、肠、肝脏和肾的负担,对健康也不利。因此在膳食中对蛋白质的合理供应是非常重要的。

## 四、食物中蛋白质的营养价值

衡量食物蛋白质营养价值的高低,可以从蛋白质含量、必需氨基酸的含量和各种必需氨基酸相互比值、蛋白质消化率及吸收率等方面加以评定。

## （一）蛋白质含量

各类食物中蛋白质的含量差异很大。动物源性食物如各种肉类和水产品以及乳类的蛋白质含量较高，而植物源性食物如豆类和坚果类的蛋白质含量亦相对较高，谷类和薯类等的蛋白质含量较低，蔬菜和水果类的蛋白质含量很低。因此，动物蛋白质因其蛋白质含量高而营养价值较高，植物蛋白质（除大豆外）大多营养价值较低。

## （二）必需氨基酸种类和含量

食物所含必需氨基酸的种类越多、含量越大，其营养价值则越高。如鸡蛋的必需氨基酸种类和含量都明显优于大米和面粉，前者的营养价值要明显高于后者。将几种营养价值较低的蛋白质食物混合后食用，使混合物所含必需氨基酸的种类和数量得以取长补短，比单一食物更接近人体需要，从而提高蛋白质的利用率，称为"蛋白质的互补作用"。

利用蛋白质的互补作用可以在不增加膳食费用的条件下，提高蛋白质利用率。我国北方地区将数种粗粮如小米面、玉米面、黄豆面等混合后制成的"杂面"面食，就是对蛋白质互补作用的很好诠释。

## （三）蛋白质的消化率

蛋白质消化率是指食物蛋白质能够被机体消化酶分解的程度。蛋白质消化率受人体和食物两方面的影响。人体因素包括消化功能、饮食习惯、对食物的适应性及精神状态等。食物因素包括食物本身的属性、烹调加工方法等。如大豆整颗食用的消化率为 60%，而加工成豆浆或豆腐，消化率可达 90%。

蛋白质消化率 ＝ 吸收的氮 / 摄入的氮 ×100%

某种食物蛋白质消化率愈高，则被机体吸收利用的可能性越大，其营养价值也越高。不同食物或者同一种食物因加工加热方法不同，其消化率也不同。几种食物蛋白质消化率见表 2－1。

表 2－1　几种食物蛋白质消化率

| 食物 | 消化率（%） | 食物 | 消化率（%） |
|------|-----------|------|-----------|
| 奶类 | 97～98 | 米饭 | 82 |
| 蛋类 | 98 | 面包 | 79 |
| 肉类 | 92～94 | 玉米、面食 | 66 |
| 马铃薯 | 74 | 大豆 | 60 |

## （四）蛋白质利用率

蛋白质利用率指食物蛋白质被消化吸收后在体内被利用的程度。决定蛋白质利用率的重要因素是蛋白质中所含必需氨基酸的量和相互比例，其比例越接近机体需要，利用率越高。

### 五、蛋白质的互补作用

自然界中，无论是动物还是植物蛋白质中，各种氨基酸之间的比例没有一种是完全符合人体需要的。因此，单独增加某一种蛋白质的含量，不可能提高蛋白质的生理价值，只有当几种食物混合食用时，其中各种蛋白质所含的氨基酸才能相互配合取长补短，提高蛋白质的利用率或生理价值。这种相互补充的作用称为蛋白质的互补作用。

蛋白质的互补作用在饮食调配、烹饪原料的选择配料和提高蛋白质的生理价值方面有着重要的实际意义。

玉米所含的蛋白质其品质不良，色氨酸、赖氨酸含量均较低，只有蛋氨酸含量稍高，但大豆中的赖氨酸含量较高而蛋氨酸含量较低。两者混合食用，其中的氨基酸可以取长补短，提高其生理价值。

为了充分发挥蛋白质的互补作用，食物种类应该多样化，避免偏食，在日常膳食中应提倡荤素混吃，粮、豆、菜混食，粗细粮混合等调配方法，以提高蛋白质的生理价值。

### 六、蛋白质的需要量和食物来源

蛋白质的生理需要量和供给量：生理需要量是根据氮平衡测出的维持生命和生长所需要的蛋白质量，即最低生理需要量，而供给量则是在生理需要量上再加上50%～200%的安全系数（以应付个体差异和食物蛋白质品质上的差异，维持其高度健康水平和工作能力，增强对疾病的抵抗力）而制定的量，一般比生理需要量充裕。

一个人每天究竟需要摄入多少蛋白质才能满足人体健康的需要，这是长期以来营养学者争论较多的问题。《中国居民膳食营养素参考摄入量(2013)》中，将蛋白质推荐摄入量定为：成年男、女分别为65 g/d和55 g/d。蛋白质的食物来源见表2-2。

**表2-2　蛋白质的食物来源含量**

| 蛋白质的食物来源 | 蛋白质含量 |
|---|---|
| 肉类、鱼类的蛋白质 | 10%～30% |
| 奶类 | 1.5%～3.8% |
| 蛋类 | 11%～14% |
| 干豆类 | 20%～49.8% |
| 硬果花生、核桃、莲子等 | 15%～26% |
| 谷类食物 | 6%～10% |
| 薯类 | 2%～3% |
| 蔬菜 | 1%～2% |

谷类中蛋白质含量虽然不高，但因每日摄入的谷类食物数量很大，由谷类中供给蛋白质占我国居民膳食蛋白质的60%～70%，所以谷类亦为蛋白质的重要来源。

# 第三节 脂类

脂类也是一类重要的营养物质，它以多种形式存在于人体的各种组织中，是人体重要组成部分，我国成年男子体内脂肪平均含量为 13.2%，女子体内脂肪含量稍高于男子。它在人体内具有重要的生理作用。

脂类是脂肪和类脂的总称。脂肪由一分子的甘油与三个分子的脂肪酸组成，称为甘油三酯，也称中性脂肪。日常食用的动植物油，其主要成分是脂肪。类脂包括磷脂及固醇类化合物，其性质与脂肪类似，许多食物中往往同时存在这两种物质，是构成人体细胞各种膜结构的主要成分。

脂肪由碳、氢、氧三种元素组成，但脂肪所含碳、氢的比例比碳水化合物多，所以脂肪的发热量比碳水化合物要高。类脂也由碳、氢、氧三种元素组成，有的还含有磷、氮、硫等元素，在营养学上这类物质也是不可缺少的。

## 一、脂类的生理功能

### (一)贮存和供给热能

脂肪被人体吸收后，一部分经氧化产生热能，每克脂肪在人体内氧化可供给热量 37.56 kJ，比等量的碳水化合物和蛋白质的发热量大一倍多。人体所需总能量的 10%~40% 是由脂肪提供的。

从食物得到的脂肪，一部分则贮存在体内，当人体的能量消耗多于摄入时，就动用贮存脂肪氧化来补充热能，所以贮存脂肪是储备能量的一种方式。

### (二)构成身体组织

脂肪是构成人体细胞的重要成分。如磷脂是构成细胞膜、神经髓鞘外膜和神经细胞的主要成分。在大脑中除去水分，脂肪占脑组织总重量的 51%~54%，因此，其在脑细胞和神经细胞中含量最多。

### (三)维持体温，保护脏器

脂肪导热性能差，不易传热，分布在皮下的脂肪可以减少体内热量的过度散失和防止外界辐射热的侵入，对维持人的体温起着重要作用。分布在内脏周围的脂肪组织，犹如软垫，起到使内脏免受机械撞击的作用和固定保护作用。

### (四)促进脂溶性维生素的吸收

维生素 A、维生素 D、维生素 E、维生素 K 不溶于水，只能溶于脂肪或脂肪溶剂，称为脂溶性维生素。膳食中的脂肪是脂溶性维生素的良好溶剂，这些维生素随着脂肪的吸收而同时被吸收，当膳食中脂肪缺乏或发生吸收障碍时，体内脂溶性维生素就会因此而缺乏。

## 二、脂肪酸

### （一）脂肪酸的分类

1．根据所含碳原子数目分类：含 2~4 个碳原子的脂肪酸称为"短链脂肪酸"；含 6~10 个碳原子的脂肪酸称为"中链脂肪酸"；含 12~24 个碳原子的脂肪酸称为"长链脂肪酸"。

2．根据碳链中有没有双键分类：在脂肪酸的碳链中没有双键的称为"饱和脂肪酸"；有双键的叫作"不饱和脂肪酸"；含有一个双键的称为"单不饱和脂肪酸"；含有多个双键的叫作"多不饱和脂肪酸"。

3．根据是否能在人体内合成分类：在这些脂肪酸当中，人体内不能合成，必须从食物中摄取的脂肪酸，称为"必需脂肪酸"；人体内可以合成，食物中缺少也无关紧要的脂肪酸叫作"非必需脂肪酸"。必需脂肪酸都是不饱和脂肪酸。目前已经肯定的必需脂肪酸有亚油酸和 α- 亚麻酸。花生四烯酸也有必需脂肪酸的活性，但可以在体内由亚油酸合成，所以不属于必需脂肪酸。

### （二）必需脂肪酸在人体内的作用

就目前所知，必需脂肪酸是构成细胞膜的重要成分，缺乏时可影响细胞膜的结构和功能；必需脂肪酸还与胆固醇的代谢，以及前列腺素的合成有关；由于它可以促进胆固醇的代谢，防止脂质在肝脏和动脉壁的沉积，故对预防心血管疾病（主要是冠心病）有益。

EPA、DHA 是海鱼中含量比较丰富的两种长链多不饱和脂肪酸，EPA 的化学名是"二十碳五烯酸"，DHA 的化学名为"二十二碳六烯酸"。就是说，含有二十个和二十二个碳原子、五和六个双键。EPA 具有降血脂、预防动脉粥样硬化和防止心肌缺血的作用。DHA 在大脑中占总脂肪量的 24 %~37 %，对婴幼儿的脑和视网膜发育有重要作用。目前，许多国家在婴幼儿配方食品中添加 DHA。

## 三、食用脂肪的营养价值

食物中的各种脂肪，因其来源和组成成分的不同，使其营养价值而有所差异。决定一种脂肪营养价值的高低，主要取决于脂肪的消化吸收率、必需脂肪酸的含量及脂溶性维生素的含量。

### （一）脂肪的消化率

脂肪一般不溶于水，但经胆汁的作用变成微细的颗粒，便可和水混合均匀，成为乳白色的混合液，生成乳状液的过程称为乳化作用。然后被胰和肠脂肪酶水解，才便于吸收和利用。

脂肪的消化率与其熔点有密切关系，熔点较低的脂肪酸容易消化，熔点接近体温或低于体温的，其消化率较高，消化率越高的脂肪，其营养价值也越高。

脂肪的熔点又与其低级脂肪酸和不饱和脂肪酸的含量有关，不饱和脂肪酸和低级脂肪酸含量越高，其熔点越低，也较容易消化和吸收。

几种食用脂肪的熔点为：羊脂 44～55 ℃，牛脂 42～50 ℃，猪脂 36～50 ℃，乳脂 28～36 ℃。花生油、菜油、棉籽油、豆油、麻油、玉米油、鱼肝油、葵花籽油等，常温下均为液体。

### （二）必需脂肪酸的含量

脂肪中含必需脂肪酸多，该脂肪的营养价值就高。植物油中含必需脂肪酸较多，动物脂肪含量则较少，但肥猪肉中含必需脂肪酸较多，而猪板油则较少。一般说来，动物脂肪含必需脂肪酸少，其营养价值不如植物油。

### （三）脂溶性维生素的含量

动物的贮备脂肪（板油），几乎不含维生素，一般器官组织中的脂肪含有少量维生素，而肝脏中的脂肪含有丰富的维生素 A 和维生素 D，奶和蛋黄的脂肪中维生素 A 与维生素 D 的含量也很丰富。

植物油中维生素 A、维生素 D 较为缺乏，但含有丰富的维生素 E，如每 100 g 棉籽油中含维生素 E 为 88～110 mg，豆油为 92～280 mg，菜油为 55 mg，花生油为 22～59 mg，而猪油、奶油仅有 2.1～3.5 mg。

## 四、膳食中脂肪的来源和需要量

脂肪主要来自植物性和动物性食物。植物性食物来源如花生、大豆、玉米、芝麻、棉籽、菜籽、核桃和其他果仁，以及麦胚、米糠等；动物性食物来源如猪油、牛油、羊油、鱼油、奶油、蛋黄油和禽类油等。

膳食中脂肪的供给量因受民族习惯、地方习惯、季节和气候等影响，因此脂肪的供给量尚无统一的标准，所以在我国每日膳食的营养素供给量的建议中没有作明确规定。一般认为，以占每日热能供给量的 17%~20% 左右，即每日膳食中有 50～60 g 的脂肪就可满足机体的需要，这是包括食品所含的脂肪和烹调用油一并计算在内的数量。

体力劳动者要多吃一些，但脂肪不宜吃得太多，吃得过多，会妨碍胃肠的分泌与活动，引起消化不良。过多的脂肪，还会贮存在体内，贮存得过多（超过体重 20% 以上者）就会得肥胖病，甚至患高血压和心脏病等疾病。

脂肪的摄入也不能过少，否则势必增加碳水化合物的摄取量而减少了摄取其他营养素的可能，并且还有妨碍脂溶性维生素的吸收和发生皮肤干燥病的可能。另外，人体摄入脂类的多少与人体血浆中脂质的高低关系极为密切，摄入脂肪过多，可使血浆甘油三酯升高，血脂过高与动脉粥样硬化的发生和发展有密切关系，所以对饮食中脂类的供给问题越来越引起人们的重视。

为了预防血脂过高，对饮食中脂类的供给应注意以下两点：

(1)对中老年人和动脉硬化的患者，应供给低脂肪、低胆固醇饮食，尽量避免食用动物脑髓、内脏、肥肉、蛋黄和贝类等含胆固醇高的食物。但可食一些鱼类食物，因为鱼类食物中含有大量不饱和脂肪酸，就是多吃了一些也无妨。

(2)食用油脂应以植物油为主。因为动物脂肪中含饱和脂肪酸较多，能提高血浆胆固醇的浓度，而植物油不含胆固醇，它含不饱和脂肪酸较多，可使血浆胆固醇浓度降低。此外，植物油中还含有维生素 E，有扩张小血管和抗凝血作用，对防止血管的栓塞是有利的。

# 第四节　碳水化合物

碳水化合物亦称糖类，是由碳、氢、氧三种元素所组成，其中氢与氧的比例多为 2∶1，与水相同，故称为碳水化合物。

碳水化合物在自然界分布很广，种类也多。如日常食用最多的淀粉类食品(包括大米、面粉、玉米、红薯、马铃薯、藕粉、粉丝、粟子等)、食糖(葡萄糖、蔗糖、蜂蜜、果糖、乳糖等)和植物纤维(包括纤维素、半纤维素、木质素、果胶等)都是属于这类化合物。

碳水化合物是人体主要供热的物质，约占人体每日所需总热量的 60 %~70 %，有时超过 80 %。

## 一、碳水化合物的分类

碳水化合物根据其单糖的聚合度不同，可以分为单糖、双糖、寡糖和多糖 4 大类。

### (一)单糖

单糖是分子结构最简单并且不能水解的最基本的糖分子，单糖为结晶物质，易溶于水，有甜味，不经消化过程就可为人体吸收利用。在营养上有重要作用的单糖是葡萄糖、果糖和半乳糖三种。

1.葡萄糖

葡萄糖是单糖中最重要的一种，在自然界分布最广，主要存在于植物性食物中，动物性食物也有。一般说来水果中含量最为丰富，如柑橘、橙子、西瓜、甜瓜、葡萄等，其中以葡萄含量最多，为干重的 20 %。葡萄糖对人体很重要，人体血糖主要就是葡萄糖，在体内氧化可释放热量。

## 2.果糖

果糖分子式与葡萄糖相同，但结构不同，为白色晶体，是最甜的一种糖，其甜度为蔗糖的 1.73 倍，果糖存在于水果中，蜂蜜含量最多，蔬菜中也含有少量的果糖。食物中的果糖在人体内转变为肝糖原，然后分解为葡萄糖。

## 3.半乳糖

半乳糖在自然界中几乎不单独存在，是乳糖经消化后，一半转变为半乳糖，一半转变为葡萄糖的。半乳糖的甜度比葡萄糖低，当然更低于果糖。它在人体内可转变成肝糖原而被利用，半乳糖在食品工业上可作凝固剂来制作果膏、果酱、软糖等食品，在西式糕点上用琼脂着色点缀后晶莹透亮，光彩夺目，极为美观，可增进食欲。

## （二）双糖

双糖也称二糖，是由两个相同或不同的单糖分子结合而形成的化合物。双糖味甜，多为结晶体，易溶于水，不能直接被人体所吸收，必须经过酶的水解作用，生成单糖以后才能被吸收。与人们生活关系密切的双糖有蔗糖、麦芽糖和乳糖三种。

### 1.蔗糖

蔗糖在甘蔗和甜菜中含量特别丰富，香蕉、菠萝、大枣、柿子等水果中含量也较多。日常食用的红糖、白糖、砂糖都是蔗糖。

蔗糖是由一分子的葡萄糖和一分子果糖缩合而成，为白色晶体，易溶于水，熔点为 185~186 ℃，其甜度仅次于果糖。当加热至 200 ℃ 时变成焦糖（俗称糖色）。烹调中红烧类菜肴的酱红色，就是利用这一性质将白糖炒成焦糖着色而成。

### 2.麦芽糖

麦芽糖化学式与蔗糖相同，是由两分子葡萄糖缩合而成，为针状晶体，易溶于水。在各类种子发出的芽中含量较多，尤以麦芽中含量最多，所以叫麦芽糖。我们食用淀粉类食品（米、面制品）在口腔中慢慢咀嚼时愈嚼感觉愈甜，就是唾液淀粉酶将淀粉水解成麦芽糖的缘故。麦芽糖经水解形成两分子葡萄糖才能被人体吸收。

### 3.乳糖

乳糖是由一分子葡萄糖和一分子半乳糖缩合而成的双糖，为白色晶体，较难溶于水，它只存在于乳汁中，人乳中约含 6%~7%，牛羊乳中约含 4%~5%。

乳糖在肠道吸收较慢，而有助于乳酸菌的生长繁殖，乳酸菌可对抗腐败菌的繁殖和生长，对于防止婴儿的某些肠道疾病是有益的。乳糖在乳酸菌的作用下，可分解成乳酸，这是牛乳容易变酸的原因，也是制造酸牛奶、酸奶酪的基本原理。

各类糖的甜度不尽相同，一般以蔗糖的甜度为 100 作标准，果糖的甜度为 173.3，葡萄糖为 74.3，麦芽糖为 32.5，半乳糖为 32.1，乳糖为 16，所以果糖是碳水化合物中最甜的一种糖，而乳糖是最不甜的一种糖。

## （三）寡糖

寡糖又称低聚糖，是由 3~10 个分子的单糖聚合而成。目前已知的重要寡糖有低聚果糖、大豆低聚糖、异麦芽低聚糖、低聚甘露糖、棉籽糖、水苏糖等。其甜度通常只有蔗糖的 30 %~60 %。

### 1．低聚果糖

低聚果糖又称寡果糖，是由蔗糖分子的果糖残基上结合 1~3 个果糖而组成。低聚果糖主要存在于日常食用的水果、蔬菜中，如洋葱、大蒜、香蕉等。低聚果糖的甜度约为蔗糖的 30 %~60 %，难以被人体消化吸收，被认为是一种水溶性膳食纤维，但易被肠道双歧杆菌利用，是双歧杆菌的增殖因子。

### 2．大豆低聚糖

大豆低聚糖是存在于大豆中的可溶性糖的总称，主要成分是水苏糖、棉籽糖等。大豆低聚糖也是肠道双歧杆菌的增殖因子，可作为功能性食品的基料，能部分代替蔗糖应用于清凉饮料、酸奶、乳酸菌饮料、冰激凌、面包、糕点、糖果和巧克力等食品中。

## （四）多糖

多糖是 10 个以上的单糖分子缩合而成的高分子物质。构成多糖的单糖分子数量不一，可以是几百、几千，是一类复杂的碳水化合物。多糖无甜味，但经过消化酶作用可分解为葡萄糖。

多糖类中的淀粉、糖原、纤维素在营养上有重要作用。淀粉和糖原是能被人体消化吸收的多糖类，而纤维素是不能被人体消化吸收的多糖类。

### 1．淀粉

在当今世界范围内，人类膳食中最基本和最丰富的碳水化合物是淀粉。淀粉是绿色植物光合作用的产物，谷类、豆类、硬果类及马铃薯、红薯、芋头、山药等块茎类的淀粉含量都很丰富。

淀粉因结构的不同分为直链淀粉和支链淀粉两种。直链性淀粉能够溶于热水；支链性淀粉只能在热水中膨胀，不溶于热水。淀粉无甜味也不溶于冷水，但加水加热至沸时，就会形成糨糊，称为糊化作用。淀粉在酶的作用下，依次分解为糊精、麦芽糖和葡萄糖，最后以葡萄糖形式被机体吸收利用。

### 2．糖原

糖原又叫动物淀粉，其结构与淀粉相似，是由 3 000~60 000 个葡萄糖单位构成的多糖。人体内的糖原约有 2/3 存于肌肉称为肌糖原，1/3 存于肝脏称为肝糖原。当饮食中糖或脂肪摄入过多时，一部分就转变成糖原贮存于肝脏和肌肉中，而当体内缺糖时，糖原就转变成葡萄糖供机体利用。

3．纤维素

纤维素是指存在于植物体中不能被人体消化吸收的多糖，也称非淀粉多糖。人体虽无法消化，但仍然有重要的营养价值。

## 二、碳水化合物的生理功能

### （一）供给能量

这是碳水化合物最主要的作用。肌肉中的肌糖原是肌肉活动最有效的能量来源。心脏的活动也主要靠磷酸葡萄糖和糖原氧化供给能量。神经系统除葡萄糖外，不能利用其他营养物质供给能量，葡萄糖是大脑的唯一能源，是脑力劳动的物质基础。脑是永远不会休息的，它的代谢率极高，所需要的氧量、血量比其他组织都高。成人脑重仅为体重的 2 %，但所需要的氧量和血量分别为全身氧量和血量的 20 % 和 14 %~15 %。葡萄糖的有氧代谢是脑细胞的唯一能量来源，脑细胞储存的葡萄糖极少，时刻依赖血液供给葡萄糖。血糖低于正常水平就会影响脑的功能，甚至造成昏迷。

### （二）构成神经组织成分

所有神经组织都含有碳水化合物。作为生物遗传物质基础的脱氧核糖核酸（DNA）就含有核糖，它是一种五碳糖。

### （三）保肝、解毒

肝糖原储备较充足时，肝脏对由某些化学毒物（如四氯化碳、酒精、砷），以及由各种致病微生物感染引起的毒血症有较强的解毒能力。因此，保证糖的供给，保持肝脏中含有充足的糖原，在一定程度上可保护肝脏免受有害物质的损害，并可保持肝脏的正常解毒功能。

### （四）抗生酮作用

脂肪在体内氧化靠碳水化合物提供能量。当碳水化合物供给不足时，所需能量将大部分由脂肪供给；而当脂肪氧化不全时，即可产生酮体。酮体是一种酸性物质，在体内积存过多可引起酸中毒。这种情况多见于怀孕早期的妊娠剧吐，可严重的影响糖类的摄取量，并因此造成酮症酸中毒，此时应在医生的指导下通过静脉补充葡萄糖以纠正酮症酸中毒。所以，碳水化合物有抗生酮、防止酸中毒的作用。

## 三、碳水化合物的需要量和食物来源

关于碳水化合物的供给量尚无正式规定，对碳水化合物的实际需要量随活动强度不同而异。成年人中轻体力活动者每人每天约需 400~500 g，重体力活动者约为 550~650 g。《中国居民膳食营养素参考摄入量（2013）》中，将 18~50 岁人群的总碳水化合物的平均需要量（EAR）定为 120 g/d。

碳水化合物的食物来源除了纯糖外，以植物性食品为多，主要有谷类、豆类、薯类、根茎类（马铃薯、红薯、芋头、藕）及动物食品的乳类等。

# 第五节 矿物质

人体内除碳、氢、氧、氮是以有机化合物形式存在外，其余各种元素统称为矿物质，亦称无机盐。人体内无机盐的总重量虽然仅占人体体重的 4 %（碳、氢、氧、氮诸元素占人体重量的 96 %），需要量虽然不像蛋白质、脂类、碳水化合物那样多，但他们也是人体内需要的一类重要的营养素。

无机盐的功用，主要有构成身体组织与调节生理机能两个方面。

无机盐是构成身体组织的重要组成成分。如钙、磷、镁是骨骼、牙齿的主要成分，铁是血红蛋白的主要成分，碘是甲状腺的重要成分，磷是神经、大脑磷脂的重要成分。

无机盐能调节多种生理功能。如钾、钠、钙镁离子可以维持组织细胞的渗透压，调节体液的酸碱平衡，维持神经肌肉的兴奋性。无机盐又是体内活性成分酶、激素和抗体等的组成成分或激活剂。如激活唾液淀粉酶需要氯离子，磷酸化作用中多种酶的激活需要镁离子等。

存在于人体内的无机盐有 50 多种，其中有 20 多种元素是人体所必需的。包括含量较多的（>0.01 % 体重），如钙、镁、钾、钠、磷、硫等为主要元素，也称常量元素。其他如铁、锌、铜、锰、碘、硒、氟等含量极少（0.005 % 体重以下），甚至只有微量，故称为微量元素。

无机盐广泛存在于食品中，一般不易缺乏，但在特殊生理条件下（如孕妇、乳母、婴幼儿和老年人），或膳食调配不当，或生活环境特殊等原因，则易产生缺乏现象。从营养学观点和从现实生活看，我国居民膳食中比较容易缺乏的无机盐主要有钙、铁和碘。

## 一、常量元素

### （一）钙

钙是人体内含量最多的一类无机盐，它占人体总重量的 1.5 %～2.0 %，比体内其他任何一种无机盐含量都多。

#### 1.钙的生理功能

钙是构成骨骼和牙齿的主要成分，一般成年人体内含钙总量约为 1 000～1 200 g，其中 99 % 以上集中在骨骼和牙齿中，此外，不足 1 % 的钙存在于软组织、细胞外液和血液中。钙能维持神经肌肉的正常兴奋和心跳规律，血钙增高可抑制神经肌肉的兴奋，血钙降低，则引起神经肌肉兴奋性增强，而产生手足搐搦；钙对体内多种酶有激活作用；钙还参与血凝（钙能将凝血酶原激活成凝血酶）过程和抑制毒物（如铅）的吸收。

人体内的钙如果缺乏，对儿童会造成骨质生长不良和骨化不全，会出现出牙晚、鸡胸或佝偻病；成年人则易患软骨病，易发生骨折及出血与瘫痪等病症。

钙是人体含量最多的一种无机盐，但也是人体最容易缺乏的无机盐。我国人民膳食主要以粮食和蔬菜为主，尤其容易缺乏钙，因此必须注意膳食中钙的供给量和机体的吸收率。

### 2. 钙的食物来源

因受多种因素影响，人体对膳食中钙的吸收率只有 40%～50%，所以选配膳食时，要注意影响钙吸收的因素，少用含草酸多的蔬菜，多用含钙丰富的食物。

钙的食物来源以奶制品最好，不仅含量丰富，而且又易于吸收利用。但由于我国奶类尚供给不足，因此我国居民膳食钙的主要来源是蔬菜和豆类，特别是芝麻酱和虾皮是钙最有效的食物来源。此外还有螃蟹、蛋类、骨头汤、核桃、山楂、柑类、海带、紫菜等都含有丰富的钙。

### 3. 钙的供给量

钙的供给量视其需要而定，一般成人每人每日通过膳食摄取 800 mg 以上的钙才能满足机体需要，特殊生理阶段需要摄取更多的钙。中国营养学会制定的《中国居民膳食营养素参考摄入量（2013）》中，50 岁以下成年人钙的推荐摄入量（RNI）定为 800 mg/d，50 岁以上为 1 000 mg/d。

此供给量如果单靠普通膳食难以满足时，还应根据实际情况服用些钙片和鱼肝油，予以补充。

## （二）磷

磷是人体必需元素之一，是机体不可缺少的营养素。磷在成年人体内的含量约为 600～800 g 左右，约为人体重量的 1%，除钙以外，它是在人体内含量最多的无机盐。

### 1. 磷的生理功能

磷是构成牙齿和骨骼的主要物质，人体中 85.6% 以上的磷，存在于骨骼和牙齿中。其余的分散于体液、血细胞之中。

磷是细胞核蛋白、磷脂和某些辅酶的主要成分，磷酸盐还能组成体内酸碱缓冲体系，维持体内的酸碱平衡，磷还参与葡萄糖、脂肪和蛋白质的代谢。

### 2. 磷的需要量和食物来源

由于磷广泛存在于各种植物食物中，故食物一般不易缺乏磷，但是膳食中磷的供给也是不可忽视的。《中国居民膳食营养素参考摄入量（2013）》中，将我国居民 18～50 岁人群磷的推荐摄入量（RNI）定为 720 mg/d。

动植物食品中，如肉、鱼、虾、蛋、奶含量丰富，豆类、杏仁、核桃、南瓜子、蔬菜也是磷的良好来源。一般说来，如果膳食中钙和蛋白质含量充足，那么磷也就能够满足机体的需要。

## 二、微量元素

### （一）铁

铁是人体所需要的重要微量元素之一，成人体内含铁约 4 ~ 5 g，其中有 65 %~75 % 存在于血红蛋白中，其余则主要存在于肌红蛋白中或以铁蛋白的形式贮存于肝脏、脾脏和骨髓的网状内皮系统中。由于铁在食物中吸收率不高，易于缺乏，在机体代谢中起着重要的作用，所以铁这种营养素受到人们广泛的重视。

1．铁的生理功能

铁在人体内的主要功能是：参加氧的转运、交换和组织呼吸过程。血红蛋白的功能是携带氧和二氧化碳，把由肺吸收的氧运送到全身各种组织中，供细胞呼吸，又把细胞产生的二氧化碳运到肺部，排出体外。铁参加血红蛋白、肌红蛋白、细胞色素与某些酶的合成外，与许多酶的活性有关，近期研究指出，铁还与能量代谢及免疫机能有关。

如果铁的摄入量不足，吸收利用不良时，将引起缺铁性贫血。缺铁性贫血是营养性贫血的一种，主要在婴幼儿、儿童、孕妇、乳母中发病率较高。轻度贫血患者，症状一般不明显，较重患者，皮肤与黏膜表现苍白，稍微活动，容易引起心跳、气急，还伴随头晕、眼花耳鸣、记忆力差、四肢无力、食欲减退等症状。铁缺乏严重时，还会造成贫血性心脏病，检查时可发现心脏增大等体征。

2．铁的供给量

由于铁在体内可被反复利用，排出损失的数量少，因此需要量也少。《中国居民膳食营养素参考摄入量（2013）》中，将我国居民 50 岁以下成年人铁的推荐摄入量（RNI）定为：男子 12 mg/d，女子 20 mg/d。

成年人吃普通膳食一般不易发生铁的不足，但是单纯喂人奶和牛奶的婴幼儿，就很容易发生缺铁性贫血，因人奶和牛奶含铁很少，吸收亦差，应该补充含铁丰富的食物。

3．铁的食物来源

铁的主要食物来源，动物性食品中以肝脏、瘦肉、蛋黄、鱼类及其他水产品中含量较多；植物性食品以豆类、硬果类、叶菜和山楂、草莓等水果中含铁量较多；含铁量多的食物还有干蘑菇、黑木耳、紫菜、海带、海米、蟹黄等。

### （二）碘

碘在人体内的含量约 12 mg，其中约 8 mg 贮存在甲状腺中，其余的碘存在于血浆、肌肉、肾上腺和中枢神经系统、胸腺等组织中。碘在体内含量虽然极少，但在机体的新陈代谢中具有重要作用。

**1. 碘在人体内的生理功能**

碘是合成甲状腺素的主要成分。甲状腺所分泌的甲状腺素对机体可以发挥其重要的生理作用，甲状腺素最显著的作用是增加许多组织的氧化率，增加氧的消耗和热量的产生，促进生长发育和蛋白质代谢。

体内缺碘，甲状腺素合成困难。体内含碘量降低，可引起脑垂体促甲状腺激素分泌增加，不断地刺激甲状腺而引起甲状腺肿大，民间常叫"瘿瓜瓜"。我国西南、西北及内陆山区，均为缺碘地区，造成人群摄碘不足，除患甲状腺肿大外，还会发生呆小病，患者生长迟缓，发育不全，智力低下，聋哑痴呆。

**2. 碘的每日需要量**

一般认为成人每日摄入碘 $120 \sim 150\ \mu g$，即能满足生理需要，但对强体力活动者，每日供给量应该适当增加。《中国居民膳食营养素参考摄入量（2013）》中，对成人碘的推荐摄入量（RNI）为 $120\ \mu g/d$。

**3. 碘的食物来源**

人体所需要的碘，一般都从饮水、食物和食盐中获得。含碘高的食物主要有海带、紫菜、海蜇、海参、海鱼、海虾、海盐、海蟹等。内陆地区，采用食盐加碘预防甲状腺肿大最为有效，其比例为十万份食盐加碘化钾 1 份。

## （三）锌

锌至少参与 200 多种酶的构成和激活，参与人体内多种生化代谢活动，还是胰岛素的组成成分。锌缺乏症主要表现为生长发育受阻、性成熟延迟、伤口愈合缓慢、味觉和嗅觉敏锐度减低，以及智力发育差。

食物中锌的吸收率比较低。人体每天从食物中摄入 $10 \sim 20\ mg$ 的锌，其中只有 $2 \sim 3\ mg$ 被吸收。干扰锌吸收的膳食因素主要是植物性食物中的植酸和纤维。植酸可以与锌结合成难以溶解的复合物而降低锌吸收率，如不发酵的面食中植酸含量很高，长期食用可能引起锌缺乏症。此外，经常吃精致加工的食品很容易发生临界锌缺乏症。

畜肉、动物肝脏、海产品，尤其是牡蛎、核桃、黄豆和鸡蛋是锌的良好食物来源。以植物性食物为主的膳食一般不能提供足够的锌。

## （四）氟

氟能降低骨骼中骨盐的溶解度，摄入适量的氟有助于机体对于钙和磷的利用及其在骨骼中的沉积，促进骨骼的骨化，故对骨质疏松症的预防有一定的作用。氟还能够预防牙齿发生龋齿。但过量摄入氟会使牙釉发生釉斑，牙质变脆及牙面出现斑块。所有食物都含有微量的氟，海产品和茶叶中的氟含量很丰富。一杯茶中含有 0.1~0.2 mg 的氟，因此经常饮茶可以获得很可观的氟。

### （五）铜

铜与铁一起参与血红蛋白合成。铜还是多种酶的组成成分，参与体内许多代谢反应，对神经系统的代谢和骨骼的构造都有重要的作用。人体内有 70~150 mg 的铜，所有组织都含有铜，以肝脏、肾脏及心肌中浓度最高。人体缺乏铜可引起机体对铁的吸收率降低，血红蛋白合成也随之减少，从而导致低色素小细胞性贫血。铜具有维持心血管系统完整性的作用。缺铜还可以使骨骼失去钙和磷，使骨质变脆，容易发生骨折。

铜含量高的食物有干酵母、牡蛎、龙虾和动物肝脏等。谷类、家禽、鱼、坚果类中铜的含量中等。

### （六）铬

铬在葡萄糖和脂肪代谢中有十分重要的作用。人体缺乏铬会引起糖、脂质代谢异常，促进动脉硬化，也会引起糖尿病。

含铬丰富的食物有动物肝脏、牛肉、小麦、大米、玉米、蛋类、萝卜及豆类等。

### （七）硒

人体所有的细胞都含有硒，肾脏中硒含量最高。硒的主要功能是与维生素 E 一起参与谷胱甘肽过氧化物酶的合成。该酶具有抗氧化作用，能预防自由基攻击细胞膜上的脂肪，防止发生脂质过氧化反应，有防止组织老化的作用。

动物性食物是硒的良好来源，其中鱼、肉、鸡蛋等含硒量很高。植物性食物中硒含量取决于该地区土壤中硒的含量。

# 第六节　维生素

维生素是维持人体健康不可缺少的另一类营养素，在机体内他们既不能氧化燃烧产生能量，也不是构成组织的原料，人体对其需要量也很少，但对于维持人体正常生长和调节生理机能却起着十分重要的作用，因为大多数维生素是机体酶系统中辅酶的组成成分。这类物质由于在人体内不能合成或合成量不足，不能充分满足机体需要，所以必须经常由食物供给。当膳食中长期缺乏某种维生素或供给量不足时都将引起新陈代谢紊乱而发生病态反应，进而产生维生素缺乏症，长期轻度缺乏维生素，可使劳动能力下降和降低对传染病的抵抗能力。

维生素的名称，常根据发现的先后次序，在维生素后面加上拉丁字母 A、B、C、D

等来命名，也有的是根据他们的化学结构特点或其生理功能来命名的，如硫胺素、抗坏血酸等。

维生素的种类很多，目前已知的维生素有 20 多种，他们的化学性质与结构的差异性很大。一般按其溶解性分为两大类，即脂溶性维生素和水溶性维生素。

脂溶性维生素溶于脂肪或脂溶性溶剂而不溶于水，其吸收与脂肪的存在有密切关系，吸收后在体内储存。这类维生素有：维生素 A（视黄醇、抗干眼病维生素），维生素 D（钙化醇、抗佝偻病维生素），维生素 E（生育酚、抗不育维生素），维生素 K（凝血维生素）等。

水溶性维生素溶于水而不溶于脂肪或脂溶性溶剂，吸收后在体内储存很少，过量的水溶性维生素多从尿液中排出。此类维生素有：维生素 $B_1$（硫胺素、抗脚气病维生素），维生素 $B_2$（核黄素），维生素 PP（尼克酸、烟酸、抗癞皮病维生素），维生素 $B_6$（吡哆醇、吡哆醛、吡哆胺、抗皮炎维生素），泛酸、叶酸、维生素 $B_{12}$（钴胺素、抗恶性贫血维生素），维生素 C（抗坏血酸）等。

# 一、脂溶性维生素

## （一）维生素 A

### 1．维生素 A 的来源

维生素 A 又名视黄醇。人们日常生活中的维生素 A 有两个来源，一个是来源于动物性食物中的视黄醇；另一个是来源于植物性食物中的 β– 胡萝卜素。β– 胡萝卜素是维生素 A 的前体，吸收后在体内可以转化成维生素 A。

### 2．维生素 A 在人体内的作用

①构成视网膜细胞内视紫红质的成分。视紫红质是人们从亮处进入暗处时，能看清物体的一种重要成分。若维生素 A 缺乏，视网膜细胞内视紫红质含量下降，从亮处进入暗处或黄昏时就看不清东西，这便是"夜盲症"，俗称"雀目眼"。

②维护皮肤和呼吸道、消化道、泌尿道黏膜等上皮细胞的完整。维生素 A 缺乏使上皮细胞退化，黏膜分泌减少，出现皮肤干燥、粗糙，毛囊角化，眼结膜干燥、发炎等病变；呼吸道黏膜受损，也是容易感冒的原因之一。

③促进生长发育。这可能与维生素 A 促进蛋白质合成和骨骼细胞的增殖有关，维生素 A 缺乏将导致儿童、青少年生长发育不良，特别是骨骼发育不好，将影响长高。

④增强免疫力。由于维生素 A 有增强免疫力的作用。因此，维生素 A 缺乏时机体免疫力下降，容易发生上呼吸道感染，特别是儿童表现更为明显。

### 3．维生素 A 含量丰富的食物

维生素 A 以动物肝脏含量最高，鱼肝油常作为维生素 A 制剂。蛋黄、牛奶、奶油中含量也很丰富。许多蔬菜、水果中都含有 β– 胡萝卜素，而黄、绿色蔬菜，如胡萝卜、南瓜、西葫芦、辣椒和菠菜等含量更为丰富。

## (二)维生素 D

维生素 D 包括：麦角钙化固醇(维生素 $D_2$)和胆钙化固醇(维生素 $D_3$)两种物质。二者具有相同的生理功能。自然界中有些植物含麦角固醇，动物体内含 β- 脱氢胆固醇，这两种物质是维生素 D 的前体，在日光紫外线照射下可分别生成维生素 $D_2$ 和维生素 $D_3$。

维生素 D 的主要生理功能：促进钙和磷在小肠内的吸收和在肾小管内的重吸收；维持血液中钙和磷的正常浓度；促进骨骼和牙齿的钙化。

儿童缺乏维生素 D 会发生佝偻病，表现为骨骼变软、变形，如方头、肋骨串珠、"O"形腿、"X"形腿、"K"形腿等。据调查，我国北方新生儿佝偻病患病率为 42.1%，南方为 11.2%，这与南方儿童比北方儿童接触阳光较多有关。

多数食物维生素 D 含量较少。奶油、鸡蛋、动物肝脏和海鱼等食物含量较多，但这些食物在日常膳食中只占很少一部分，所以多接触日光增加体内维生素 D 的生成有重要意义。

过量摄入维生素 D 可引起中毒。维生素 D 中毒症状包括肾、心和其他脏器钙化，高钙血症，食欲减退，以及视力下降等。中国营养学会建议婴幼儿每日可耐受最高摄入量(UL)为 20 μg。维生素 D 的需要量或摄入量还常用国际单位(IU)表示，两者可按 1 μg=40 国际单位换算。

## (三)维生素 E

维生素 E 因与生育功能有关，所以也叫生育酚。维生素 E 在自然界存在着 8 种形式，即 4 种生育酚和 4 种生育三烯酚，其中以 α- 生育酚的活性为最高。人体内所有的细胞膜都含有维生素 E。

维生素 E 是一种抗氧化剂，在体内的主要功能是作为抗氧化剂以预防体内多不饱和脂肪酸发生氧化反应生成自由基，防止自由基对人体的损害。

维生素 E 广泛存在于各类食物中，人体维生素 E 缺乏极为少见。维生素 E 主要存在于各种油料植物种子中，某些谷类、坚果类和绿叶蔬菜中也含有一定数量，动物性食物，如鱼肝油、蛋黄、奶油中也含有维生素 E。

## (四)维生素 K

维生素 K 参与肝脏合成凝血蛋白，还能调控其他凝血因子的合成。缺乏维生素 K 会导致机体的凝血时间延长。

维生素 K 存在于绿叶蔬菜和动物的肝脏中。人体所需维生素 K 量的一半可由肠道中的正常菌群合成，而另一半则从食物中获得。鉴于此种原因，临床上尚未见到严重的维生素 K 缺乏症。

## 二、水溶性维生素

### (一)维生素 B₁

维生素 $B_1$ 又叫"硫胺素"。它在人体内的主要生理功能是作为一种酶的成分参加糖类的代谢。糖类在体内氧化可以产生能量，但糖类在体内氧化必须有维生素 $B_1$ 参加，如果膳食维生素 $B_1$ 供给不足，糖类就不能顺利氧化，也就不能顺利产生能量。人体能量不足，将严重影响神经系统和心脏的功能，因为糖类是神经系统和心脏唯一的能源物质。另外，糖类氧化不完全还会产生一些代谢废物，如酮酸，导致酸碱平衡紊乱。因此，当膳食维生素 $B_1$ 摄入不足时，轻者表现为肌肉乏力精神淡漠、食欲减退，重者会发生"脚气病"。

脚气病并非我国北方人所说的脚气或者南方人所说的香港脚。脚气和香港脚实际上是脚癣。而脚气病是由于维生素 $B_1$ 缺乏引起的神经系统代谢紊乱，表现为下肢多发性神经炎，出现下肢疼痛、麻木、水肿及肌肉麻痹，所以早年称之为脚气病，并沿用至今。实际上，脚气病不只是限于下肢，有的重症患者会出现心脏扩大、心力衰竭。

维生素 $B_1$ 主要来源于粮食，特别是粗粮含量很丰富。动物内脏、瘦肉以及禽蛋等含量也较丰富。茶叶中有一种称为单宁的化合物具有抗维生素 $B_1$ 的作用，可影响维生素 $B_1$ 的吸收。

机体几乎不储存维生素 $B_1$，因此需要每天从食物中获得。摄入过量会随尿液排出体外，无任何毒性作用。

### (二)维生素 B₂

维生素 $B_2$ 又称"核黄素"。作为一种酶的成分，参与蛋白质、脂肪和糖类的代谢。通常，维生素 $B_2$ 缺乏症与其他 B 族维生素缺乏症同时发生。虽然维生素 $B_2$ 缺乏症并不引起特定的疾病，但是机体缺乏维生素 $B_2$ 会引起一系列代谢紊乱的临床表现，常见口角炎、舌炎、角膜炎及脂溢性皮炎等。

维生素 $B_2$ 含量丰富的食物主要是动物性食物，如畜肉、禽肉、鱼、蛋、奶及奶制品，其中畜禽肝中含量较高。绿叶蔬菜含维生素 $B_2$ 并不多，但以植物性食物为主的人群，绿叶菜仍是维生素 $B_2$ 重要来源。

### (三)烟酸

又名"尼克酸"，是细胞呼吸辅酶的组成成分。这种辅酶作为受氢体参与细胞呼吸及糖类、脂肪和蛋白质的代谢。缺乏烟酸会发生癞皮病，其典型症状表现为皮炎、腹泻和痴呆。人体可以将一种叫作色氨酸的氨基酸转变为烟酸。从膳食中摄入 60 mg 色氨酸可以转变为 1 mg 烟酸。

至今尚未发现因摄入过量烟酸引起中毒的报道，烟酸毒性反应主要见于用大剂量烟酸治疗高脂血症患者出现的不良反应。主要临床表现为血管扩张、胃肠道反应、肝功能异常等。中国营养学会建议每日膳食烟酸可耐受的最高摄入量（UL）为 35 mg

当量。

烟酸广泛存在于动、植物性食物中，多数含量不高，但谷类、豆类、花生及肉类，特别是动物肝脏中含量丰富。

### （四）维生素 $B_6$

维生素 $B_6$ 在化学上有三种形式：吡哆醇、吡哆醛和吡哆胺。这三种形式在体内主要参与氨基酸代谢。

缺乏维生素 $B_6$ 会出现脂溢性皮炎、失眠、步行困难及神经精神症状等。蛋白质摄入量过高会加速维生素 $B_6$ 缺乏症的发生。

### （五）叶酸

叶酸在 20 世纪 40 年代从菠菜中分离提取而得名。由于叶酸在膳食中的重要性被逐步认识，特别是叶酸与出生缺陷、心血管疾病及肿瘤的研究逐步深入，叶酸已成为很重要的维生素。叶酸在体内参与多种生物活性物质的合成，如脱氧核糖核酸（DNA）、核糖核酸（RNA）、肾上腺素、胆碱等，并参与氨基酸的重要代谢过程。

叶酸缺乏会发生巨幼红细胞性贫血。在怀孕早期缺乏叶酸是引起胎儿神经管畸形的主要原因。叶酸缺乏还会引起高同型半胱氨酸血症，而高同型半胱氨酸血症是心血管疾病的重要危险因素。

### （六）维生素 $B_{12}$

维生素 $B_{12}$ 是结构最复杂，也是唯一含有金属元素的一种维生素。维生素 $B_{12}$ 是抗恶性贫血的维生素，它含有微量元素钴，也称"钴胺素"。在体内以辅酶的形式参与生化反应。维生素 $B_{12}$ 缺乏时，可引起巨幼红细胞性贫血；引起神经系统损害，表现为精神抑郁、记忆力下降、四肢震颤等精神神经症状；还可引起高同型半胱氨酸血症，其不仅是心血管疾病的重要危险因素，亦会对脑细胞产生毒性而造成神经系统损害。

动物性食物，如海产品、肉、鸡蛋和牛奶等是维生素 $B_{12}$ 的良好来源。植物性食物几乎不含有维生素 $B_{12}$。因此，严格吃素的人，容易发生维生素 $B_{12}$ 缺乏。

### （七）维生素 C

维生素 C 缺乏会引起坏血病，所以维生素 C 也叫"抗坏血酸"。维生素 C 在体内有多种生理功能，对维持牙齿、骨骼、血管的正常功能有重要作用。维生素 C 参与新陈代谢，能增强机体对疾病的抵抗能力，并有解毒作用。此外，维生素 C 还具有促进铁吸收的作用。维生素 C 也是一种抗氧化物，与维生素 E 协同，组成机体强大的自由基防御体系，对自由基氧化损伤有防御作用。维生素 C 缺乏常表现为虚弱、关节肿胀、皮下出血、牙齿松动、牙龈出血及伤口愈合不良等。

维生素 C 主要来源于蔬菜和水果。韭菜、菠菜、柿子椒等深色蔬菜及卷心菜中维生素 C 含量较多。水果中柑、橘、红果、柚子、枣等含量特别丰富。野生的刺梨、沙棘、猕猴桃、酸枣等尤为丰富。维生素 C 溶于水，接触空气中的氧和烹调加热时破坏较多。因此，在烹调加工时应注意减少损失。

# 第七节　水

人对水的需要仅次于氧气，所以水是人体最重要的组成成分，也是人体内最多的一种化合物。

水在人体内的含量随年龄、性别而异，新生儿占体重的 75 %～80 %，成年男子约为 55 %～65 %，女子约为 45 %～55 %。这种男女之间的差异，与体内脂肪含量的多少有关。

水与生命活动息息相关，人体内若损失水分 10 % 时，许多正常的生理作用就会受到严重的影响。若体内损失水分 20 % 时，就会引起狂躁、昏迷等症状而导致死亡。

## 一、水的生理功能

### （一）水是构成人体组织细胞和体液的重要成分

人体血液、淋巴、脑脊液含水量高达 90 % 以上，肌肉、神经、内脏、细胞、结缔组织等含水约 60 %～80 %，脂肪组织和骨骼含水在 30 % 以下。

### （二）有利于体内物质的运输

水的流动性大，在消化、吸收、循环、排泄等生理过程中，有利于体内物质的运输。

### （三）使新陈代谢顺利进行

水是良好的溶剂，有较大的电离能力，可使体内水溶性物质以溶解状态、电解质以离子状态存在，促使体内新陈代谢的生化反应顺利进行。

### （四）可调节体温

水的比热数值和蒸发数值大，可调节体温。当高温时，可经皮肤蒸发水分散热，这种性质有利于维持体温的正常。

### （五）保护人体组织和器官

水是关节、肌肉和体腔的润滑剂，对人体组织和器官起保护作用。

## 二、水的代谢与需要量

人体在正常情况下，都有一定数量的水经皮肤、呼吸道以及以尿和粪的形式排出体外。因此，应当补充相应数量的水，每人每天排出的水和摄入的水必须保持基本相等，这称为"水平衡"。人体需要的水，约有一半来自饮料（饮水、汤等），另一半则来自饭菜所含的水和食物在体内氧化时所产生的水。一般正常人水的出入量是平衡的，见表 2-3。

### 表 2-3 正常人每日水平衡

单位:mL

| 摄入水量 | | 排出水量 | |
| --- | --- | --- | --- |
| 饮水 | 1 200 | 肾脏排尿 | 1 500 |
| 食物 | 1 000 | 皮肤蒸发 | 500 |
| 糖类、蛋白质、脂肪氧化所产生代谢水 | 300 | 肺呼出 | 350 |
| | | 粪便排出 | 150 |
| 摄入合计 | 2 500 | 排出合计 | 2 500 |

水的需要量随气候、年龄、工作性质的不同而异。高温作业人员和夏季重体力劳动者就需要增加饮水量，而吃高蛋白或油腻重的食物也需要多饮水。正常成年人每日应供给的水分毫升数与其摄入热量的千卡数大致相等。如每日摄入热能 2 400 kcal（10.041 6 MJ），则需摄入水分约为 2 400 mL，即可满足需要。

# 第八节 膳食纤维

膳食纤维一词首先是由 Hipsley 在 20 世纪 50 年代提出的，到 70 年代 Trowell 等在测定食物中的各种营养成分时将其定义为"食物中那些不被人体内源酶所消化吸收的植物细胞残余"，目前国际上通用的定义也是由 Trowell 等在原有的基础上扩充的"不被人体消化吸收的多糖类碳水化合物与木质素"。

膳食纤维是一类结构复杂不能被人体消化酶分解，但却是维持人体健康不可缺少的碳水化合物。早在 1991 年 WHO 专家组在日内瓦就将膳食纤维推荐入《人群膳食营养目标》，将其列为第七大营养素。

根据在水中溶解性的差异，膳食纤维可以分为水溶性膳食纤维和水不溶性膳食纤维两大类。水溶性膳食纤维主要包括存在于水果中的果胶，植物种子中的胶，海藻中的海藻酸、琼脂、卡拉胶和微生物发酵产物黄原胶等。水不溶性膳食纤维包括纤维素、半纤维素、木质素、原果胶、植物蜡和动物性的甲壳素和壳聚糖等。近来许多学者把活性多糖类，如真菌多糖、植物多糖和低聚糖类（低聚乳糖、低聚异麦芽糖、低聚木糖、大豆低聚糖等）也归在膳食纤维中，因为这些物质具有同膳食纤维相似的特性，在人体中具有相似的功能。

## 一、膳食纤维的生理功能

膳食纤维对促进良好的消化和排泄固体废物有着举足轻重的作用。适量地补充纤维素，可使肠道中的食物增大变软，促进肠道蠕动，从而加快排便速度，防止便秘和降低肠癌的风险。另外，纤维素还可调节血糖，有助于预防糖尿病。又可以减少消化过程中对脂肪的吸收，从而降低血液中胆固醇、三酰甘油的水平，起到防治高血压、心脑血管疾病的作用。膳食纤维的生理功能有以下五个作用：

（1）降低血浆胆固醇的作用。大多数可溶性纤维可降低血浆胆固醇水平，尤其是可降低低密度脂蛋白胆固醇。各种纤维因可吸附胆汁酸、脂肪等而使吸收率下降，也可达到降血脂的作用。

（2）对餐后血糖及胰岛素水平的影响。可溶性纤维可降低餐后血糖升高的幅度，降低血清胰岛素水平或提高胰岛素的敏感性。

（3）改善大肠功能。大多数纤维素具有促进肠道蠕动和吸水膨胀的特性。一方面可使肠道平滑肌保持健康和张力；另一方面粪便因含水分较多而体积增加和变软，有利于粪便的排出。反之，肠道蠕动缓慢，粪便少而硬，造成便秘。

（4）改善大肠代谢。膳食纤维被肠道细菌酵解产生短链脂肪酸，一方面可作为大肠细胞的能源，另一方面可降低肠道 pH，减少毒素和致癌物的产生，起到抗癌的作用。此外，膳食纤维实际上稀释了进入肠内的毒素，也加快了毒素的排出。

（5）控制体重和减肥。膳食纤维，特别是可溶性纤维可以减缓食物由胃进入肠道的速度，并有吸水作用，从而产生饱腹感而减少能量摄入，达到控制体重和减肥的作用。

## 二、膳食纤维的需要量

膳食纤维是健康饮食不可缺少的，纤维在保持消化系统健康上扮演着必要的角色，同时摄取足够的纤维也可以预防心血管疾病、癌症、糖尿病以及其他疾病。但是，膳食纤维的摄取量并非越多越好。美国食品与药品管理局（FDA）在 1999 年 5 月实施的新《食品营养标示法》中推荐，成人每人每日摄入 25～30 g 的膳食纤维，可满足人体健康的正常生理需要。我国营养专家建议膳食纤维的摄入量，7～10 岁儿童每人每日为 10～15 g，青少年每人每日为 15～20 g，普通成年人每人每日为 20～25 g，成年人中的肥胖者每人每日为 25～30 g。国际相关组织推荐的膳食纤维素日摄入量为：美国防癌协会推荐标准为每人每日 30～40 g，欧洲共同体食品科学委员会推荐标准为每人每日 30 g。

## 三、膳食纤维的食物来源

中国的膳食结构多以谷类为主食，或兼有以薯类为部分主食；副食则以植物性食物，如蔬菜为主，兼食豆类及鱼、肉等食品；水果会因地区和季节而改变；乳类食品则较少吃。膳食纤维的主要来源是谷、薯、豆类及蔬菜、水果等植物性食品。植物成熟度越高，其纤维含量也就越多，谷类加工越精细，则含膳食纤维就越少。

膳食中食物纤维的供给量取决于食物种类及加工方法。多吃粗杂粮、蔬菜、水果，食物纤维的供给量就会相对高些。谷类食物中的麦麸、米糠含量最高，糙粉中食物纤维含量约为白面粉的 2 倍；菜蔬中鲜豆荚、嫩玉米的含量高于瓜果类；水果中草莓、菠萝含纤维较多,香蕉、苹果则含量较低;坚果中花生、核桃、香榧等纤维含量较高。随着人们对膳食纤维与人体健康关系的认识不断深入,一些高纤维食品越来越受到青睐,菌藻、果蔬在膳食结构中的比例逐渐增加。

不过,长期摄入高膳食纤维,会影响矿物质和维生素的吸收,导致缺铁、缺锌和缺钙等营养问题,应予以注意。

## 思考题

1. 如何理解能量是生命活动的动力?
2. 表示能量的单位有哪些?他们的换算关系如何?
3. 人体能量的消耗包括哪几个方面?
4. 按照营养价值蛋白质可分为哪几类?其营养特点及对人体的影响如何?
5. 什么是氨基酸模式?举例说明什么是限制氨基酸。
6. 举例说明蛋白质互补作用。
7. 如何评价食物蛋白质的营养价值?
8. 脂肪的生理功能是什么?
9. 按饱和程度脂肪酸分哪几类?其特点各是什么?
10. 怎样理解碳水化合物的抗生酮作用?
11. 钙、铁、碘、锌、硒的主要生理功能有哪些?
12. 影响钙、铁吸收的因素是什么?
13. 什么是维生素?其主要作用是什么?
14. 试述各种维生素的功用、缺乏症及主要食物来源。
15. 维生素缺乏症的主要原因是什么?
16. 简述人体水缺乏的危害。
17. 如何理解水平衡?
18. 膳食纤维的生理功能有哪些?

# 第三章　食物的消化吸收

## 第一节　人体消化系统概况

人体进行生命活动的过程中，需要通过消化吸收不断地从外界摄取各种营养物质，以供新陈代谢的需要。食品中天然的营养物质（如碳水化合物、脂类、蛋白质），一般都不能直接被人体利用，必须先在消化道内分解，变成小分子物质（如葡萄糖、甘油、脂肪酸、氨基酸等），才能透过肠壁细胞进入血液循环和淋巴循环而被利用。食物在消化道内进行分解的过程叫消化；消化后的小分子物质透过消化道黏膜的上皮细胞进入血液循环的过程叫吸收。消化和吸收是两个紧密联系的过程，不能被吸收的食物残渣则由消化道末端排出体外。

消化系统的功能就是消化食物、吸收养料、水分和无机盐并排出残渣（粪便），一般包括物理性消化、化学性消化和微生物消化。物理性消化是指消化道对食物的机械作用，通过咀嚼、吞咽和各种形式的蠕动来磨碎食物，使消化液与食物充分混合，并推动食团或食糜下移等；化学性消化是指消化腺分泌的消化液对食物进行化学分解，如把蛋白质分解为氨基酸，淀粉分解为葡萄糖，脂肪分解为脂肪酸和甘油，这些分解后的营养物质被小肠黏膜吸收，进入血液和淋巴系统，残渣通过大肠排出体外；微生物消化指消化道内共生的微生物对食物中的营养物质进行发酵的过程，主要发生在人体大肠部位。

### 一、人体消化系统的组成

消化系统由消化道和消化腺两大部分组成。消化道是一条自口腔延至肛门很长的管道，包括口腔、咽、食管、胃、小肠（十二指肠、空肠、回肠）、大肠（盲肠、结肠、直肠）和肛门，全长 8～10 m 左右。消化腺有小消化腺和大消化腺两种，小消化腺如胃腺和小肠腺，分散于消化道的管壁内；大消化腺有三对唾液腺（腮腺、下颌下腺、舌下腺）、肝和胰，他们均借助导管，将分泌物排入消化管内（图 3–1）。

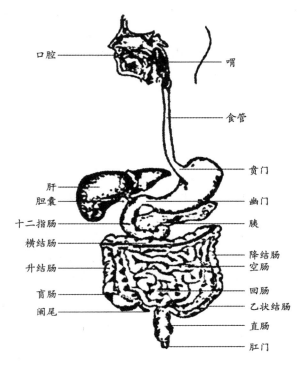

口腔————
肝————
胆囊————
十二指肠————
横结肠————
升结肠————
盲肠————
阑尾————

————咽
————食管
————贲门
————幽门
————胰
————降结肠
————空肠
————回肠
————乙状结肠
————直肠
————肛门

图 3-1 消化系统概况

## （一）口腔

口腔对食物的消化作用是接受食物并进行咀嚼，咀嚼过程包括物理的研磨、撕碎和唾液的掺和。唾液对食物起着润滑作用，同时浆液状唾液中的淀粉酶开始降解淀粉。唾液中大量的碳酸氢盐起一定的缓冲剂的作用，唾液溶解了食物中的各种化学成分，从而舌头上的味蕾能够辨认出食物的酸、甜、苦、辣、咸等滋味。口腔中最后一个简单动作是吞咽，在进行吞咽食物动作时，由于条件反射，通向喉头的路被勺状软骨关闭，这样使食物只能进入食道，而避免进入呼吸道。

## （二）食道

食道又称食管，是一条又长又直的肌肉管，食物借助重力作用和食道肌肉的收缩作用从咽部输送到胃中。食道长约 25 cm，有三个狭窄处，食物经过食道约需 7 s。

## （三）胃

胃是消化道最能膨大的部分，上接食管，下通十二指肠，形状和大小随其内容物的多少而有所不同：充满时胀大，空虚时可缩成管状，像一个有弹性的口袋。胃有两个口，入口叫贲门，出口叫幽门。

胃的作用有三个，即贮存食物、使食物与胃液相混合、以适当的速度向小肠排出食糜。

这三个作用都是胃蠕动的结果。胃的蠕动是从胃的中部开始，有节律地向幽门方向进行的收缩活动。一方面使食物与胃液充分混合，以利于胃液的消化作用；另一方面，还可以搅拌和粉碎食物，并推动胃内容物通过幽门向十二指肠移动。

食物通过胃的速度取决于食物的营养成分。如碳水化合物通过胃的速度要比蛋白质和脂肪快些，水可以直接通过胃到达小肠，这决定了不同食物具有不同的饱腹感。正常人胃排空的时间为 4~6 h。

### （四）小肠

小肠长约 5~7 m，是消化道中最长的一段。小肠上端起于胃的幽门，下端经回盲瓣连接大肠，可分为十二指肠、空肠和回肠三部分。小肠在腹腔与盆腔内形成许多环状纡曲，是食物消化和吸收的最重要场所。

小肠黏膜上具有环状皱褶并拥有大量绒毛及微绒毛（图 3-2），构成了巨大的吸收面积（总吸收面积可达 200~550 m²），小肠的不断蠕动使食物和分泌物混在一起，再加上食物在小肠内停留的时间较长，约 3~8 h，使大量营养物质在小肠里消化吸收（图 3-3）。

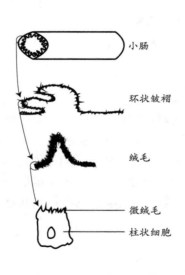

图 3-2 小肠的皱褶、绒毛及微绒毛模式

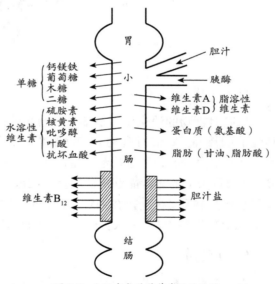

图 3-3 小肠中各种营养素吸收位置

### （五）胰脏

胰脏是一个大的小叶状腺体，位于小肠的十二指肠处。胰脏分泌的消化液及胰腺内的胰岛细胞可产生胰岛素、胰高血糖素，通过胰脏直接进入小肠。

### （六）肝

肝区包括肝、胆囊和胆管。肝的功能很复杂，主要有以下三点。

1．参与物质代谢。肝几乎参与体内的一切代谢过程，人们称它为物质代谢的"中枢"。它是体内糖脂类、蛋白质等有机物合成与分解、转化与运输、贮存与释放的重要场所，也与激素和维生素的代谢密切相关。

2. 分泌胆汁。肝细胞分泌胆汁，帮助肠道内脂肪的消化和吸收，并促进脂溶性维生素的吸收。成人的肝脏每日可分泌胆汁 500～1 000 mL。

3. 排泄吞噬功能。肝脏可以通过生物转化作用对非营养性物质（包括有毒物质）进行排泄；对进入人体内的细菌、异物进行吞噬，以保护机体。

## （七）大肠

大肠长约 1.5 m，在空肠、回肠的周围形成一个方框。根据大肠的位置和特点，分为盲肠和阑尾、结肠、直肠、肛门。大肠在外形上与小肠有明显的不同，一般大肠口径较粗，肠壁较薄，食物从胃到小肠末端移动大约需要 30～90 min，而通过大肠则需 1～7 d。在结肠中有三种类型的运动。

1. 收缩。为食物提供一个混合作用，促进水分的吸收。

2. 蠕动。通过慢而强的蠕动推进食物从结肠中通过。

3. 排便。当有力的蠕动移动粪便进入直肠时，产生一种排便作用。

大肠中含有以大肠杆菌为主的大量细菌，这些细菌影响粪便的颜色和气味。在消化道中没有被充分消化吸收的成分可通过细菌作用进一步发生改变，如大豆及豆制品中含有一定量的水苏糖或棉籽糖，人体中没有分解他们的酶，故不能被消化，但他们可被肠道微生物发酵产气，转化成氢气、二氧化碳和短链的脂肪酸等，称之为"胀气因子"。大豆加工成豆腐、豆浆等制品时，胀气因子被去除。没有消化的蛋白质残渣也可被细菌转化为有气味的化合物。此外，大肠内细菌还可以合成维生素 K、生物素和叶酸等营养素。

# 二、消化道活动的特点

消化道的运动主要靠消化道肌肉层的活动来完成，消化道中除了咽、食管上端和肛门的肌肉是骨骼肌外，其余均由平滑肌组成。消化道平滑肌具有肌肉组织的共同特性，如兴奋性、伸展性、收张性、节律性和敏感性等，但这些特性的表现均有其自己的特点。

### 1. 兴奋性

消化道平滑肌收缩的潜伏期、收缩期和舒张期所占的时间一般较长，而且变化很大。所以消化道兴奋性低、收缩缓慢。

### 2. 伸展性

消化道平滑肌能适应实际的需要而做很大地伸展。作为中空的容纳器官来说，这一特性具有重要生理意义，如消化道中的胃，可容纳几倍于自己初始体积的食物。

### 3. 紧张性

消化道平滑肌经常保持在一种微弱的持续收缩状态，即具有一定的紧张性。消化道各部分,如胃、肠等之所以能保持一定的形状和位置,同平滑肌的紧张性有重要的关系,紧张性还使消化道的管腔内经常保持着一定的基础压力。平滑肌的各种收缩活动也是在紧张性基础上发生的,如胃壁平滑肌通常处于持续性缓慢收缩状态,称为紧张性收缩。

### 4.节律性

消化道平滑肌在离体后,置于适宜的环境内,仍能进行良好的节律性运动,但其收缩很缓慢,节律性远不如心肌规则。

食物进入消化道后,依靠肠和胃壁肌肉有节律地运动,分泌消化液、酶和胆碱,将食物充分混合、消化后被肠壁细胞吸收。如果没有这种蠕动,食物便无法消化和吸收。当体内缺乏钾、纤维素等营养素时肠的收缩会明显地减慢,导致肠内消化过的废物积存太久,水分就会重新被大肠吸收,造成大便秘结,引发便秘、痔疮、结肠癌等的发病。

### 5.敏感性

消化道平滑肌对电刺激不敏感,但对于牵张、温度和化学刺激则特别敏感,轻微的刺激常可引起强烈的收缩。消化道平滑肌的这一特性是与它所处的生理环境分不开的,消化道内容物是引起内容物推进或排空的自然刺激因素。机械性的刺激可以增加消化道黏膜伤害,破坏黏膜屏障;化学性的刺激会增加胃酸的分泌,过高的胃酸对胃和十二指肠黏膜都有侵蚀作用,是溃疡病发病的重要原因之一。因此,饮食过程要减少生、冷、辛、辣、产气等食物对消化道的刺激,

# 第二节 食物的消化吸收

当食物中的各种营养素被充分地消化以后,就开始被小肠黏膜吸收,最后进入血液循环,运输到全身各个组织细胞。消化道不同部位的吸收能力和吸收速度是不同的,这主要取决于各部分消化道的组织结构,以及食物在各部位被消化的程度和停留的时间。在口腔和食管内,食物实际上是不被吸收的;在胃内,食物的吸收也很少,胃只能吸收酒精和少量水分;小肠是吸收的主要部位。一般认为,糖类、蛋白质和脂肪的消化产物大部分是在十二指肠和空肠吸收的;回肠有其独特的功能,即主动吸收胆盐和维生素 $B_{12}$。对于大部分营养成分,当它到达回肠时,通常已吸收完毕,因此回肠主要是吸收功能的贮备。小肠内容物进入大肠时已经不含有多少可被吸收的物质了。大肠主要吸收水分和盐类,一般认为,结肠可吸收进入其内的 80 % 的水和 90 % 的 $Na^+$ 和 $Cl^-$。营养素吸收的方式主要有以下三种。

1.被动扩散。物质透过细胞膜时从浓度高的一侧向浓度低的一侧透过(顺浓度梯度),这个过程不需要消耗能量,不需要载体协助。被动扩散的速度取决于该物质与细胞膜脂双层分子的溶解度和自身分子的大小。

2．主动运输。物质透过细胞膜时逆浓度梯度，该过程需要载体蛋白质，是一个耗能过程。例如当血液和肠腔中的葡萄糖比例为 200∶1 时，其吸收仍可进行，而且吸收的速度还很快。

3．易化扩散。易化扩散是被动扩散的一种，顺浓度梯度透过，而且不需要消耗能量，但对于非脂溶性物质或亲水物质，如 $K^+$、$Na^+$、氨基酸等，不能透过细胞膜的双层脂质，需要膜上有特殊的蛋白质载体，它和某种进入细胞的离子或物质有特殊的亲和力，当这些物质与载体结合后，可以使膜上蛋白质载体的空间构型改变，形成离子通道。

# 一、碳水化合物的消化与吸收

## （一）碳水化合物的消化

食物中的碳水化合物主要是淀粉，淀粉的消化从口腔开始。口腔内有三对大唾液腺及无数散在黏膜内的小唾液腺分泌唾液，内含 α–淀粉酶，可使淀粉水解成糊精和麦芽糖。食物在口腔中停留的时间较短，淀粉的水解程度不大，进入胃后在胃酸的作用下，唾液淀粉酶很快失去活性，淀粉的消化也立即停止。

淀粉的消化主要在小肠进行。来自胰液的 α–淀粉酶可将淀粉的 α–1，4 糖苷键水解成 α–糊精及麦芽糖，肠黏膜上皮细胞也有同样的酶以进一步消化，将 α–糊精中的 α–16 糖苷键及 α–1，4 糖苷键水解，最后将糊精和麦芽糖等水解为葡萄糖。此外，蔗糖酶、乳糖酶也可将食品中的蔗糖、乳糖水解为果糖、葡萄糖和半乳糖（图 3–4）。

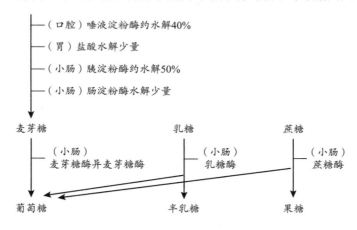

图 3–4　淀粉的消化

由于人体没有 β–1，4 糖苷键的水解酶，故不能消化由 β–1，4 糖苷键组成的纤维素、半纤维素等。此外，还有一些多糖物质，如琼脂、果胶、植物胶、海藻胶等，也不能被消化，在现代食品工业中常用作减肥食品。

## （二）碳水化合物的吸收

食物中的碳水化合物被消化成单糖后，在小肠几乎全部被吸收。各种单糖的吸收速率不同，己糖的吸收速率比戊糖的快，若以葡萄糖的吸收速率为 100，各种单糖的吸收速率依次为：D– 半乳糖（110）>D– 葡萄糖（100）>D– 果糖（70）> 木糖醇（36）> 山梨醇（29）。半乳糖和葡萄糖的吸收是主动转运，戊糖和多元醇则以单纯扩散的方式吸收，果糖以易化扩散的方式吸收。

## 二、脂类的消化与吸收

脂类的消化主要在小肠，胃虽也含有少量的脂肪酶，它的最适 pH 值为 6.3~7，但胃是酸性环境，pH 值为 1~2，不利于脂肪酶作用，所以一般认为脂肪在胃里不易消化。脂肪到小肠后，由于脂肪不溶于水，而体内的酶促反应是在水溶液中进行，所以脂肪必须先乳化才能进行消化。来自胆囊的胆盐在脂肪消化中起重要的乳化作用，它首先是净化脂肪，减少它的表面张力，使脂肪乳化成非常细小的乳化微粒，然后在小肠中依靠胰液分泌的脂肪，将脂肪进行分解，分解的产物是甘油二酸酯、甘油一酸酯、脂肪酸和甘油。

脂类的吸收主要在十二指肠的下部和空肠的上部。低于 12 个碳原子的中链脂肪酸、短链脂肪酸和甘油分子直接被小肠黏膜内壁吸收，直接通过血液循环静脉进入肝脏。在所有食物的脂类中只有牛奶的脂类是富含短链脂肪酸的，因而奶油的消化率最高。而长链脂肪酸的吸收是通过小肠黏膜进入肠黏膜的末端淋巴管，与淋巴管中的甘油再进行酯化，重新合成具有机体自身特性的甘油三酯，并与胆固醇、蛋白质、磷脂等结合形成乳糜微粒，由淋巴系统进入血液循环。血液中的乳糜微粒是一种颗粒最大、密度最低的脂蛋白，是食物脂肪的主要运输形式。乳糜微粒随血流流遍全身，以满足机体对脂肪和能量的需要，最终被肝脏吸收。脂肪在肝脏中进一步裂解和再合成，积存于脂肪组织中，作为能量和合成材料的储蓄。

脂肪的消化吸收会受到某些因素的影响，如不饱和脂肪酸双键含量越多，熔点较低时，其消化吸收率也越高。常温下为液态的植物性油脂能很好地被消化吸收，利用率也高，而且不易产生饱腹感；而动物性油脂由于其熔点较高，消化率较低，无法达到与植物性油脂相同的效果。另外，当脂肪乳化剂不足时，可降低其吸收率。食物中过量钙的摄入会影响高熔点脂肪的吸收，但不影响多不饱和脂肪酸的吸收，可能是钙离子与饱和脂肪酸形成不溶性的钙盐所致。

大部分油脂都可完全被吸收与利用，但是当大量吃脂肪含量高或过于油腻的食物时，油脂来不及消化，吸收也会减慢，并有部分从粪便中排出。一般脂肪的消化率为95 %，豆油、玉米油、奶油及猪油等油脂均可在 6~8 h 内完全被人体消化，消化吸收率随时间的延长情况为 2 h 吸收约 24 %~41 %，4 h 为 53 %~71 %，6 h 为 68 %~85 %，8 h 为 85 %~96 %。

## 三、蛋白质的消化与吸收

### （一）蛋白质的消化

唾液中虽有少量唾液蛋白质酶能分解蛋白质，但在整个消化过程中，其作用不大。

蛋白质食物主要是在胃和小肠中进行消化的。

在胃内，胃黏膜分泌胃蛋白酶原，经胃液中盐酸或已有活性的胃蛋白酶原作用和自我催化，经 N 端切除几个多肽片段以后，被转化为胃蛋白酶。它能分别催化水解芳香族氨基酸、蛋氨酸和亮氨酸的羧基侧肽键，使食物蛋白质水解为朊、蛋白脓以及少量的多肽和氨基酸。

小肠里，由胰腺分泌的胰液含有多种能水解蛋白质的酶原，这些酶原经过肠致活酶激活分别被转化成具有活性的胰蛋白酶、糜蛋白酶、弹性蛋白酶和羧肽酶。前三者催化断裂肽链内部肽键，称为内肽酶；而羧肽酶以及氨肽酶分别催化断裂羧基末端和氨基末端肽键，称为外肽酶。他们特异地作用于不同的肽键。

胰蛋白酶催化断裂碱性氨基酸，如精氨酸、赖氨酸残基羧基侧肽键。糜蛋白酶催化断裂芳香族氨基酸，如苯丙氨酸、酪氨酸或色氨酸残基羧基侧肽键。弹性蛋白酶特异性较差，作用于各种脂肪族氨基酸，如缬氨酸、亮氨酸、丝氨酸等残基所参与组成的肽键。羧肽酶 A、羧肽酶 B 分别作用于带有自由羧基的中性和碱性氨基酸残基所形成的肽键。胰蛋白酶作用后产生的肽可被羧肽酶 B 进一步水解，而糜蛋白酶和弹性蛋白酶水解产生的肽可被羧肽酶 A 进一步水解。

大豆、棉籽、花生、油菜籽、菜豆等含有能抑制胰蛋白酶、糜蛋白酶等多种蛋白酶的物质，通称为蛋白酶抑制剂。他们的存在妨碍蛋白质的消化吸收，但他们可以通过加热被除去，常压蒸汽加热半小时，即可被破坏。

胰液水解蛋白质所得的产物中氨基酸仅占 1/3，其余为寡肽。在肠黏膜细胞中含寡肽酶，寡肽酶从肽链的氨基末端或梭基末端逐步水解得到二肽化合物，再经二肽酶催化水解，最后完全水解成为氨基酸。食物中的蛋白质在消化道内的水解过程见图 3-5。

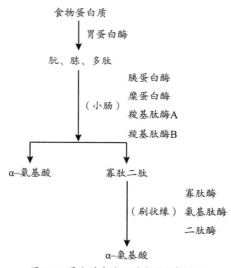

图 3-5　蛋白质在消化道内的水解过程

## （二）蛋白质消化产物的吸收

食物蛋白质被水解成氨基酸后立即被小肠黏膜吸收，同单糖的吸收一样，氨基酸的吸收也是主动转运过程，需要转运载体以及消耗能量。正常情况下，只有氨基酸及少量二肽、三肽能被小肠绒毛内的毛细血管吸收而进入血液循环，四肽以上的氨基酸需要进一步水解才能被吸收。

各种氨基酸的吸收速度不同，这取决于主动转运过程的不同转运系统。中性转运系统可转运芳香族氨基酸、脂肪族氨基酸、含硫氨基酸以及组氨酸、谷氨酰胺等，它的转运速度最快；碱性转运系统主要转运赖氨酸、精氨酸，其转运速度较慢，仅为中性氨基酸载体转运速率的 10%；酸性转运系统转运天门冬氨酸和谷氨酸，转运速度最慢。

由于氨基酸是动物蛋白和植物蛋白的基本单位，可被人体直接吸收利用，重新合成人体蛋白质。但是外界天然蛋白质具有其本身的特异性，进入人体内不能直接被利用，甚至产生过敏反应。

## 四、维生素的消化与吸收

人体消化道没有分解维生素的酶，胃液的酸性、肠液的碱性以及氧气的存在都会影响维生素的稳定性。水溶性维生素在动物型食品、植物型食品的细胞中以结合蛋白质的形式存在，在细胞崩解过程和蛋白质消化过程中，这些结合物被分解，从而释放出维生素。水溶性维生素一般以简单扩散方式被充分吸收，特别是分子量小的维生素更易被吸收；分子量较大的（如维生素 $B_{12}$）则必须与胃分泌的内因子相结合，形成复合物后才能被吸收，而且吸收部位在回肠。

脂溶性维生素溶解于脂肪中，可随脂肪的乳化与分散同时被消化。其吸收机理可能与油脂相同，也属于被动转运的扩散作用，吸收部位仍在小肠上端。因此脂溶性维生素的消化吸收受脂肪消化吸收的影响，脂肪消化吸收不好时，脂溶性维生素的消化吸收亦不好。另外，由于脂溶性维生素能在体内积聚，故长期超量服用，易引起过量中毒。

## 五、水和矿物质的消化与吸收

成人每天进入小肠的水分约有 8 L 之多，这些水分不仅来自食品，还来自消化液，而且主要来自消化液。成人每日尿量平均约 1.5 L，粪便中可排出少量（约 150 mL），其余大部分水分都由消化道重吸收。

水分的吸收主要在小肠。水可以自由地穿过消化道的膜，从肠腔面通过黏膜细胞进入体内。水的这种流动主要通过渗透作用和过滤作用，而且以渗透作用为主，小肠吸收其他物质的渗透压可促使水分的吸收。此外，小肠蠕动收缩时肠道内流体静压增高，也可使水分滤过黏膜细胞。

水的吸收也可在大肠，主要是通过小肠后未被吸收的剩余部分，这时各种溶质特别是 NaCl 的主动吸收所产生的渗透压梯度是水分吸收的主要动力。水分的吸收主要是在小肠，但大肠也可以吸收一部分，因此，若不及时排便，粪便在结肠内停留时间过久，粪便中的水分会被吸收，粪便易于变硬，引起排便困难。

很多矿物质在食品中如果以离子状态即溶解状态存在，如钾、钠、氯等可以直接被机体吸收。但如果以结合状态存在，如乳酪蛋白中的钙结合在磷酸根上，铁存在于血红蛋白之中，许多微量元素存在于酶内时，胃肠中没有从这些化合物中分解矿物质的酶，他们往往在上述食品有机成分的消化过程中被释放出来。矿物质可由单纯扩散被动吸收，也可通过特殊转运途径主动吸收。

### （一）钠、钾的吸收

成人每日摄入约 250 ~ 300 mmol 的钠，但从粪便中排出的钠不到 4 mmol。说明肠内容中 95 % ~ 99 % 的钠都被吸收了。正常人每天摄入钾 2 ~ 4 g，绝大部分可以被吸收。

### （二）钙的吸收

食物中的钙仅有一小部分被吸收，大部分随粪便排出。促进钙吸收的因素主要是维生素 D 和机体对钙的需要。维生素 D 有促进小肠对钙吸收的作用，儿童和哺乳期妇女对钙的吸收率由于需要量增加而加大。此外，钙盐只有在水溶液状态（如氯化钙、葡萄糖酸钙溶液）和在不被肠腔中任何其他物质沉淀的情况下，才能被吸收。若肠腔中草酸、植酸、磷酸盐过多，就会形成不溶解的磷酸钙，降低钙的吸收率。因此，含草酸、植酸高的食物烹调时应先用水焯一下，以此去除大部分水溶性的草酸、植酸。此外，脂肪消化不良时，钙可与未被消化吸收的脂肪酸，特别是饱和脂肪酸形成难溶性的钙皂乳化物，也会影响钙的吸收。

钙的吸收机制：主动转运，肠黏膜细胞的微绒毛有一种与钙有高度亲和性的钙结合蛋白，它参与钙的转运而促进钙的吸收。

### （三）铁的吸收

铁主要在小肠上部被吸收，铁的吸收与其存在的形式和机体的机能状态密切相关。肠黏膜吸收铁的能力决定于黏膜细胞内的含铁量。当黏膜细胞刚刚吸收铁而尚未能转移至血浆中时，则暂时失去其由肠腔内吸收铁的能力。这样，存积在肠黏膜细胞内的铁量，就成为再吸收铁的抑制因素。但铁的吸收与机体对铁的需要有关，当服用相同剂量的铁后，缺铁的患者可比正常人的铁吸收量大 1~4 倍。

食物中的铁主要以三价铁和其他物质络和在一起的形式存在。三价铁和有机铁在肠道不容易被吸收，必须变成游离的二价铁才能被人体吸收。胃酸和维生素 C 可以促进三价铁还原为二价铁，有利于铁的吸收，所以在服铁制剂时，可同时服用维生素 C、稀盐酸。但抗酸药、浓茶和中药煎剂不能与铁剂同服，因为抗酸药能中和胃酸，浓茶和中药煎剂中含有鞣酸，与铁结合形成鞣酸铁沉淀，影响铁的吸收。胃大部分切除的病人，常常会伴发缺铁性贫血。

### （四）负离子的吸收

在小肠内吸收的负离子主要是 $Cl^-$ 和 $HCO_3^-$ 子，由钠泵产生的电位差可促进肠腔负离子向细胞内移动，故氯离子至少有一部分是随钠离子一起吸收的。负离子也可以独立地移动。

## 思考题

1. 人体的消化系统是由哪些器官构成的？
2. 怎样理解消化和吸收的概念？
3. 简述碳水化合物、脂类、蛋白质在消化道中的消化情况。
4. 胃、小肠、大肠主要吸收的营养素分别有哪些？

# 第四章　学前儿童的生理特点

学前儿童的重要生理特征是生长发育。生长发育是一个连续的过程，前一阶段的发育为后一阶段奠定基础，任何阶段发育受到障碍，都会对后一阶段发育产生不良影响。大量的研究显示，生命早期生长迟缓或过度生长都会对后续健康产生至关重要的影响。

## 第一节　孕妇的生理特点

与非孕妇女不同，孕期妇女的生理状态及代谢会有较大的改变，以适应妊娠期孕育胎儿的需要。随妊娠时间的增加，这些改变通常越来越明显，产后又逐步恢复至孕前水平。

### 一、孕期内分泌的改变

除了为胚胎能成功地着床和发育外，母体内分泌发生改变的另一个目的是对营养素代谢进行调节，增加营养素的吸收和利用，以支持胎儿的发育，保证妊娠的成功。

#### （一）母体卵巢及胎盘激素分泌增加

胎盘催乳激素可刺激胎盘和胎儿的生长及母体乳腺的发育和分泌，胎盘催乳激素刺激母体脂肪分解，提高母血游离脂肪酸和甘油的浓度，使更多的葡萄糖运送至胎儿，在维持营养物质由母体向胎体转运中发挥重要作用。雌二醇调节糖类和脂类代谢，增加母体骨骼更新率。有研究发现，钙的吸收、储留与孕期雌激素水平呈正相关。

#### （二）孕期甲状腺素及其他激素水平的改变

孕期血浆甲状腺素 T3，T4 水平升高，但游离甲状腺素升高不多，体内合成代谢增加，基础代谢率至孕晚期升高 15%~20%，孕晚期基础代谢耗能约增加 0.63 MJ/d（150 kcal/d）。孕妇的甲状腺素不能通过胎盘，胎儿依赖自身合成甲状腺素。妊娠期胰岛素分泌增多，循环血中胰岛素水平增加，使孕妇空腹血糖值低于非孕妇，但糖耐量试验时血糖增高幅度大且恢复延迟，致糖耐量异常及妊娠尿糖发生率升高。

## 二、孕期消化功能的改变

受黄体酮分泌增加的影响，胃肠道平滑肌松弛，蠕动减慢，胃排空及食物在肠道停留时间延长，孕妇易出现饱胀感及便秘；孕期消化液和消化酶（如胃酸和胃蛋白酶）分泌减少，易出现消化不良；由于贲门括约肌松弛，胃内容物可逆流入食管下部，引起反胃等早孕反应。另一方面，消化系统功能的上述改变，延长了食物在肠道停留时间，使一些营养素，如钙、铁、维生素 $B_{12}$ 及叶酸等在肠道的吸收量增加，与孕期对营养素的需要增加相适应。

## 三、孕期血液容积及血液成分的改变

血浆容积随孕期逐渐增加，至 $28 \sim 32$ 周时达峰值，最大增加量为 $50\%$，$1.3 \sim 1.5$ L；红细胞和血红蛋白的量也增加，至分娩时达最大值，增加量约 $20\%$。由于血浆容积和红细胞增加程度的不一致性，导致血红蛋白浓度下降 $20\%$ 以上，红细胞比容下降约 $15\%$，为 $0.31 \sim 0.34$（非孕为 $0.38 \sim 0.47$），红细胞计数下降为 $3.6 \times 10^{12}$ /L（非孕为 $4.2 \times 10^{12}$ /L），形成血液的相对稀释，称为孕期生理性贫血。世界卫生组织建议，孕早期和孕末期贫血的界定值是血红蛋白（Hb）110 g/L，孕中期是 105 g/L。血浆总蛋白浓度由平均 70 g/L 降至 40 g/L，血浆白蛋白浓度由 40 g/L 下降至 25 g/L。孕期血浆葡萄糖、氨基酸、铁，以及水溶性维生素，如维生素 C、叶酸、维生素 $B_6$、维生素 $B_{12}$、生物素含量均降低。但某些脂溶性维生素，如胡萝卜素、维生素 E 的血浆水平在孕期上升，维生素 E 血浆浓度上升约 $50\%$，而维生素 A 变化不大。

## 四、孕期肾功能的改变

孕期有效肾血浆流量及肾小球滤过率增加，但肾小管再吸收能力无相应增加，尿中葡萄糖、氨基酸和水溶性维生素，如维生素 $B_2$、叶酸、烟酸、吡哆醛的代谢终产物排出量增加。其中葡萄糖的尿排出量可增加 10 倍以上，尤其是在餐后 15 分钟可出现尿糖，尿中葡萄糖排出量的增加与血糖浓度无关，应与真性糖尿病区别。尿氨基酸日平均排出量约 2 g，尿中氨基酸的构成与血浆氨基酸谱也无关。叶酸的排出比非孕时高出 1 倍，约为 15 μg/d。

## 五、孕期体重的增加

孕期妇女增加的体重是母体和胎儿正常生长发育的必要组成部分。适宜的体重增加是成功妊娠最基本和直观的条件。一般不限制进食的健康初孕妇女体重增加的平均值为 12.5 kg，经产妇可能比该平均值低 0.9 kg。

孕期增加的体重包括两大部分：一是妊娠的产物，包括胎儿、胎盘和羊水；二是母体组织的增长，包括血液和细胞外液的增加，子宫和乳腺的发育及母体为泌乳而储备的脂肪及其他营养物质。其中，胎儿、胎盘、羊水增加的血浆容量及增大的乳腺和子宫被称为"必要性体重增加"。

孕期有 3~4 kg 的脂肪储存，孕 10~30 周，即胎儿快速增长之前是孕妇体内脂肪增加最快的时期。孕 30 周后，胎儿仍快速生长，而体内脂肪的增加趋于缓慢，孕期体内脂肪的增加是孕末期或产后泌乳所需能量的储备，对泌乳是极为必要的。孕期脂肪储存的部位集中在腹、背、大腿上部。

上述数据为群体平均值，孕期妇女体重变化的范围从体重丢失到高于平均增重 2 倍，其结果都可被认为是成功的妊娠。孕期母体体重下降或增长偏低与胎儿宫内发育迟缓和围生期死亡危险性增加有关；而孕期体重增长过多与胎儿出生时的高体重（巨大儿）和继发性头盆不称致产妇死亡危险性增加也相关。这一结果表明，处于两种极端的体重变化均可使妊娠并发症的危险性增加。

# 第二节　乳母的生理特点

乳母最主要的生理特征是，一方面要逐步补偿妊娠、分娩时所消耗的营养素储备，促进各器官、各系统功能的恢复；另一方面要分泌乳汁、哺育婴儿。乳母每天分泌 600~800 mL 的乳汁来喂养婴儿，若乳母膳食中营养素含量不足或缺乏，一般短期内分泌乳汁的量不会明显下降，乳汁中成分也基本恒定，但乳汁中的成分是通过动用母体储备的营养素，甚至牺牲母体组织来维持的，故会影响到母体健康。

## 一、乳房的结构

人类女性的乳房是一个大的内分泌腺，随着年龄的增长逐渐发育成熟。乳房的腺叶内含有囊状的分泌腺泡，由肌上皮细胞所包围，腺泡的分泌物流入小管，进而流入乳腺管与乳窦中。但由于人类进化为直立行走，为减小地球引力的影响，乳房储存乳汁的量受到限制。

## 二、泌乳量及其调节

从乳腺的发育到泌乳，体内的激素一直起着重要的调节作用。非妊娠时，乳腺的发育主要受雌激素调节，使乳腺管乳头及乳晕发育，并与黄体酮协同作用刺激腺泡发育。在妊娠和哺乳期，由于胎盘分泌大量雌激素和垂体分泌催乳素的影响，乳腺明显增生，腺管延长，使其逐步具有分泌乳汁的结构和能力。随新生儿和胎盘的娩出，雌激素水平急剧下降及催乳素急剧上升，加上婴儿的气味，母子的接触，孩子的哭声，以及新生儿对乳头的吮吸等刺激，催乳素的分泌和作用加强，使乳汁的分泌逐渐增多。催乳素是影响泌乳最重要的激素，主要是通过婴儿对乳头的吮吸反射引起分泌。如越早及越多次数吸吮乳头，乳量就会不断分泌与补充，新生儿就会越快恢复到出生时的体重。

乳腺是代谢率最高的器官之一，正常情况下，在哺乳的头 6 个月，平均每天泌乳量为 750 mL。泌乳量受多种因素调节，这些因素主要包括催乳素等体内激素的调节作用，如婴儿对乳头反复吸吮可刺激催乳素分泌；环境、心理因素的影响，如紧张焦虑的心情会抑制乳汁分泌，而良好的环境、愉快的心情可促进乳汁分泌。此外，乳母的营养状况也是影响泌乳的重要因素，会影响乳腺分泌细胞营养素的合成及乳汁分泌量。

# 第三节 婴儿的生理特点

## 一、婴儿生长发育

婴儿体格发育特点：与胎儿期的头颅生长最快不同，婴儿期以躯干增长最快。

### （一）体重

婴儿期是人一生中生长发育最快的时期。出生后，前 6 个月的婴儿，体重平均每月增长 0.6 kg，在头 4~6 个月时体重增至出生时的 2 倍。后 6 个月平均每月增长 0.5 kg，1 岁时达到或超过出生时的 3 倍（>9 kg）。婴儿体重可按下面公式估计：

前半岁体重（kg）= 出生体重 + 月龄 ×0.6

后半岁体重（kg）= 出生体重 +3.6+（月龄 −6）×0.5

### （二）身长

身长是反映骨骼系统生长的指标，为头顶部至足底的垂直长度。足月新生儿平均身长为 50 cm。在 1 岁时增长约 50%，达 75 cm。

### （三）头围和胸围

头围是指自眉弓上方最突出处，经枕后结节绕头的周长。它反映脑及颅骨的发育状态。出生时头围平均约 34 cm（男略大于女），比胸围略大 1~2 cm。婴儿期平均每月增长 1 cm。胸围是胸廓及胸肌发育程度的指标。出生时比头围小，但增长速度快，到 1 岁时，胸围和头围基本相等，称为胸围交叉。

## 二、婴儿消化系统发育

### （一）口腔

婴儿口腔黏膜细嫩柔软，面颊部脂肪垫发育较好，舌短而宽，有助于吸吮乳头。新生儿的唾液腺分化不全，唾液分泌量较少，3~4 个月时，唾液腺逐渐发育完全，唾液分泌量增加,淀粉酶含量增多,消化淀粉的能力增强。

## (二)胃

婴儿的胃呈水平位,贲门(胃的进口)括约肌发育不完善,关闭作用不强;幽门(胃的出口)肌肉发育良好,但由于自主神经调节功能不成熟,易紧闭,在吸饱奶后略受震动或吞咽过多空气,容易吐奶。新生儿胃容量较小,仅 30~60 mL,1~3 个月约为 100 mL,6 个月约为 200 mL,1 岁时为 300~500 mL。在哺乳过程中,部分乳汁可通过胃进入十二指肠。婴儿每次哺乳量往往超过胃的平均容积,单次哺乳量过多,容易引起呕吐。婴儿胃的排空时间因食物种类不同而异,水为 1~1.5 小时,母乳为 2~3 小时,牛乳为 3~4 小时。婴儿的胃液成分与成人基本相同,有胃酸、胃蛋白酶、胃凝乳酶和脂肪酶。婴儿的胃液分泌功能,与成人相比明显不全,但完全能消化人乳。婴儿的胃蛋白酶有凝乳酶一样的作用,可使乳汁凝固,有利于消化。

## (三)肠

婴儿肠管总长度为身长的 6 倍(成人为 4.5 倍),有利于食物的消化、吸收。肠消化液内有胰蛋白酶、脂肪酶和淀粉酶。肠液从婴幼儿时起,已含有肽酶、乳糖酶、麦芽糖酶、蔗糖酶和脂肪酶等,加上胆汁的乳化作用,可使食物消化完全。食物经过小肠,除了不能消化的部分外,都已分解为最简单的物质(氨基酸、单糖、甘油、脂肪酸等)而被吸收。

因为婴儿处于生长发育时期,所以按每千克体重计算,需要供给的能量和营养素相对较成人多。

## 三、婴儿肾发育

新生儿期的肾脏发育不成熟,肾小球的滤过率仅为成人的 1/4~1/2,肾小管的重吸收、分泌及酸碱调节功能也较弱。尿的浓缩能力、尿素及钠的排除能力有限。因此,人工喂养时如果蛋白质和矿物质(尤其是钠)摄入过多,易发生水肿及血中尿素升高症状。

# 第四节 幼儿的生理特点

## 一、幼儿期体格发育

幼儿期也是生长发育的重要阶段,大脑皮质的功能进一步完善,语言表达能力也逐渐丰富,模仿性增强,智能发育快,要求增多,能独立行走、活动,见识范围迅速扩大,接触事物增多,但仍缺乏自我识别能力。

## （一）体重

1岁后增长速度减慢，全年增加 2.5～3.0 kg，平均每月增长约 0.25 kg，至 2 岁时体重约 12 kg，为出生时的 4 倍。2 岁以后的体重增长变慢，每年增长 1.5～2.0 kg，增长的速度趋于平稳，直至青春期开始再次加快。

## （二）身长

幼儿期身长增长的速度减慢，1～2 岁全年增加约 10 cm，2～3 岁平均增加约 5 cm，在整个幼儿期共增长 25 cm，3 岁时身长约为 100 cm，为出生时身长的 2 倍。

## （三）头围胸围、上臂围

头围的大小与脑的发育有关，1 岁时儿童的头围增至 46 cm，而第二年头围只增长 2 cm，第三年与第四年共增加 1.5 cm，5 岁时达 50 cm。出生时胸围比头围小 1～2 cm，1 岁时与头围基本相等，2 岁以后胸围超过头围，反映出胸廓和胸背肌肉的发育。上臂围在出生后第一年内由 11 cm 增至 16 cm，随后维持到 5 岁左右。上臂围可用以反映皮下脂肪厚度和营养状况，据此可发现幼儿营养是否良好。

## 二、脑和神经系统的发育

人类脑组织自怀孕中期开始发育，持续到出生后的第二年，甚至第三年。人脑的神经细胞分裂增殖至 140 亿个，脑组织的重量也增至成人的 2/3 以上。出生时脑重量约 370 g，6 个月时脑重 600～700 g，2 岁时达 900～1 000 g，为成人脑重的 75%，3 岁时脑重超过出生时的 3 倍。6 个月后，脑细胞增殖速度开始减慢，但细胞的体积开始增大。到出生后 12～15 个月时，脑细胞一次性分裂完成。

进入幼儿期后，大脑发育速度已显著减慢，但并未结束。出生时连接大脑内部与躯体各部分的神经传导纤维还为数很少，至婴儿期时迅速增加，在幼儿期，神经细胞间的联系也逐渐复杂起来。而在神经纤维外层起绝缘作用的髓鞘，则在出生后 4 年才完全发育成熟。婴幼儿期，由于神经髓鞘形成不全，外界的刺激信号因无髓鞘的隔离，被传至大脑多处难以在大脑特定的区域形成兴奋灶，同时信号传导在无髓鞘隔离的神经纤维也较慢，因此小儿对外来刺激反应慢。

## 三、消化系统发育

1 岁萌出，上下左右第一乳磨牙，1.5 岁时出尖牙，2 岁时出第二乳磨牙，此时共出 18～20 颗牙，全部 20 颗乳牙出齐应不迟于 2.5 岁。到 2 岁半时乳牙仍未出齐属于异常，克汀病、佝偻病、营养不良等患儿出牙较晚。

2 岁内乳牙数的计算：乳牙数 = 月龄 −6。

由于幼儿的牙齿还处于生长过程，故咀嚼功能尚未发育完善，这个时期的幼儿容易发生消化不良及某些营养缺乏病。儿童的咀嚼效率随年龄的增长而逐渐增强，6 岁时达到成人的 40%，10 岁时达到 75%。18 月龄胃蛋白酶的分泌已达到成人水平，1 岁后胰蛋白酶、糜蛋白酶、羧肽酶和脂酶的活性接近成人水平。

## 四、幼儿运动系统发育

这个时期儿童的肌肉也在不断发育。由于儿童的运动增多，肌肉逐渐结实起来，从走不稳到走得稳，并且开始学习跑、跳，到 3 周岁时能跑跳自如，运用手足的能力逐渐增强，能单足站立，肌肉摸上去很有弹性，运动能力不断完善。在新生儿和婴儿期时，儿童的手臂肌肉摸上去软绵绵的，而现在则不同了，随着年龄的增长，儿童的肌肉开始结实起来。

婴儿期，儿童的脊椎是笔直的，待儿童能站会走后，脊椎便稍弯曲起来，到了 3 周岁左右，弯曲得更明显了。脊椎的变曲大致由四个部分组成。颈椎向前弯曲，胸椎部分向后突，下面腰椎部分又微微向前突起弯曲，最下面的部分是骶骨，其弯曲是向后的。脊椎骨形成的这种前曲后弯是为了适应剧烈的运动和保护内脏，起一定的弹簧缓冲作用。比如从高处往低处跳时，脚下所受到的冲击就会被弹簧似的脊椎骨吸收而不至于波及大脑。

# 第五节　学龄前儿童的生理特点

小儿 3~6 岁入小学前称为学龄前期。与婴幼儿期相比，此期生长发育速度减慢，脑及神经系统发育持续并逐渐成熟。而与成人相比，此期儿童仍然处于迅速生长发育之中，个性上更加活泼好动。学龄前儿童具有好奇、注意力分散、喜欢模仿等特点，具有极大的可塑性，是培养良好生活习惯、良好道德品质的重要时期。

## 一、体格发育特点

### （一）生长发育的一般规律

与婴儿期相比，学龄前儿童体格发育速度相对减慢，但仍保持稳步的增长，其下肢增长幅度超过头颅和躯干，使头颅（占全身的 1/8）、躯干（占全身的 1/2）和下肢（占全身的 3/8）形成较为匀称的比例。此期体重增长约 5.5 kg（年增长约 2 kg），身高增长约 21 cm（年增长约 5 cm）。

### （二）生长发育的个体差异

生长发育在一定的范围内受遗传、环境等因素的影响而出现相当大的个体差异，儿童生长发育的水平在一定范围内波动，儿童身高、体重的正常参考值是群体儿童的平均水平。在评价个体儿童生长时需考虑影响其生长的多种因素，如遗传、性别等内在因素，以及包括营养、教育、训练在内的环境因素等。此外，儿童在生长发育过程中难免会遭遇到这样或那样的疾病，如感冒、发热、咳嗽或腹泻等，常引起营养素消耗增加，也影响儿童的食欲和营养素摄入，患病儿童的体重、身高明显低于同龄儿童，出现明显或不明显的生长发育迟缓。当疾病等妨碍其生长发育的不良因素克服后，会出现加速生长，即"赶上生长"，也称"生长追赶"。要实现"赶上生长"需要在疾病恢复期的较长一段时间内为儿童做好营养准备，即供给富含蛋白质、钙、铁和维生素的食物。

## 二、脑及神经系统发育特点

儿童 3 岁时神经细胞的分化已基本完成，但脑细胞体积的增大及神经纤维的髓鞘化仍继续进行。4～6 岁时，脑组织进一步发育，达到成人脑重的 86%～90%。随着神经纤维髓鞘化的完成，运动转为由大脑皮质中枢调节，神经冲动传导的速度加快，从而改变了婴儿期各种刺激引起的神经冲动传导缓慢，易于泛化、疲劳而进入睡眠的状况。

## 三、消化功能发育特点

3 岁儿童 20 颗乳牙已出齐，6 岁时第一颗恒牙可能萌出。但咀嚼能力仍仅达到成人的 40%，消化能力也有限，尤其是对固体食物需要较长时间适应，不能过早进食成人膳食，以免导致消化吸收功能紊乱，造成营养不良，尤其是 3 岁小儿。

## 四、心理发育特征

3～6 岁是儿童生长发育比较快的一个阶段。在这一阶段里，幼儿不但在生理上发生了很大变化，心理上的变化也很大，尤其是进食心理。了解和掌握幼儿的进食心理是十分重要的，不仅关系着幼儿对各种营养的摄取和身心健康，同时也关系着幼儿以后进食习惯的养成及身心健康。

5～6 岁儿童具有短暂的控制注意力的能力，时间约 15 分钟，但注意力分散仍然是学龄前儿童的行为表现特征之一。这一特征在饮食行为上的反应是不专心进餐，吃饭时边吃边玩，使进餐时间延长，食物摄入不足而致营养素缺乏。

学龄前儿童个性有明显的发展，生活基本能自理，主动性强，好奇心强。在行为方面表现出独立性和主动性，变得不那么"听话"了，什么事都要"自己来"，在饮食行为上的反应是自我做主，对父母要求其进食的食物产生反感，甚至厌恶，久之导致挑食、偏食等不良饮食行为和营养不良。

3～6 岁小儿模仿能力极强，家庭成员，尤其是父母的行为常是其模仿的主要对象。家庭成员应有良好的饮食习惯，为小儿树立良好榜样。

## 思考题

1. 与非孕妇相比, 孕期妇女在生理和代谢方面有哪些变化?

2. 乳母主要的生理特征有哪些?

3. 学龄前儿童的生理特点有哪些?

# 第五章　学前儿童的营养需要

## 第一节　孕期营养需要

孕妇是指处于妊娠特定生理状态下的人群，孕期妇女通过胎盘转运供给胎儿生长发育所需营养，经过 280 天，将一个肉眼看不见的受精卵孕育成体重约 3 .2 kg 的新生儿。与非孕同龄妇女相比，孕妇本身身体以及胎儿的生长和发育，都需要更多的营养。孕期营养指导是公共营养工作的一项重要内容。

孕期合理营养是胎儿正常生长发育的保证，营养不良对妊娠结局和母体健康都可产生不利影响。对胎儿的影响主要包括胎儿在母体内生长停滞，宫内发育迟缓，其结局包括：早产及新生儿低出生体重发生率增加，胎儿先天性畸形发生率增加，围生期婴儿死亡率增高，影响胎婴儿的体格和智力发育。

### 一、能量

合理摄取能量是成功妊娠的基础。与非孕相比，孕期的能量消耗还包括母体生殖器官和胎儿的生长发育，以及母体用于产后泌乳的脂肪储备。《中国居民膳食营养素参考摄入量(2013)》推荐孕中、晚期后能量 RNI 在非孕基础上分别增加 300 kcal/d，450 kcal/d。

由于孕期对营养素需要的增加大于对能量需要的增加，通过增加食物摄入量以增加营养素摄入，极易引起体重的过多增长。而保证适宜能量摄入的最佳途径是尽量选择摄入营养素密度高的食物，尽量控制单纯能量密度高的食物，最为简单的方法是密切检测和控制孕期每周体重的增长。

### 二、蛋白质

妊娠期间，胎儿、胎盘、羊水、血容量增加及母体子宫、乳房等组织的生长发育约需 925 g 蛋白质，其中胎儿体内约 440 g，胎盘 100 g，羊水 3 g，子宫 166 g，乳腺 81 g，血液 135 g。分布在孕早、中、晚期的日增加量分别为 1 g，4 g，6 g。由于胎儿早期肝脏尚未发育成熟而缺乏合成氨基酸的酶,所有氨基酸均是胎儿的必需氨基酸,都需要母体提供。

以蛋白质的利用率为 70 % 估计,孕末期每日需增加蛋白质 8.5 g,由于个体差异,蛋白质增加的变异系数约为 15 %,孕期日增加蛋白质的推荐值为 10 g。在我国,膳食以谷类为主的广大地区,考虑谷类蛋白质的利用率通常较低,《中国居民膳食营养素参考摄入量(2013)》建议孕中晚期膳食蛋白质 RNI 增加值分别为 15 g/d,30 g/d。

## 三、脂类

孕期需 3~4 kg 的脂肪积累以备产后泌乳,此外膳食脂肪中的磷脂及其中的长链多不饱和脂肪酸,对人类生命早期脑—神经系统和视网膜等的发育有重要的作用,孕期对脂肪以及多种脂肪酸有特殊的需要。孕 20 周开始,胎儿脑细胞分裂加速,作为脑细胞结构和功能成分的磷脂增加是脑细胞分裂加速的前提,而长链多不饱和脂肪酸如花生四烯酸(ARA,$C_{20:4}$,$n$-6)、二十二碳六烯酸(DHA,$C_{22:6}$,$n$-3)为脑磷脂合成所必需。相当数量的 ARA 和 DHA 是在胎儿期和出生后数月迅速积累在胎儿和婴儿脑及其他组织中的。显然,胎儿生长发育所需的 DHA 必须由母体提供。

《中国居民膳食营养素参考摄入量(2013)》建议,孕妇膳食脂肪应占总能量的 20 %~30 %,其中饱和脂肪酸、单不饱和脂肪酸、多不饱和脂肪酸分别为 <10 %,10 %,10 %,多不饱和脂肪酸 $n$-6 与 $n$-3 的比值为(4~6):1。$n$-3 系多不饱和脂肪酸 DHA 的母体是 α-亚麻酸,$n$-6 系多不饱和脂肪酸 ARA 的母体是亚油酸,二者均不能在人体内合成,必须从食物中摄取。亚油酸几乎存在于所有植物油中,而 α-亚麻酸仅存于大豆油、亚麻籽油、低芥酸菜籽油等少数油种。DHA 和 EPA 也可来源于鱼、鱼油及鸡蛋黄中。

## 四、矿物质

### 1.钙

妊娠期妇女与非孕时相比,钙的吸收率增加。胎盘对钙的转运是主动的逆浓度差进行,以保证胎儿对钙的需要,但需维生素 D 及其依赖的钙结合蛋白的作用。

(1)孕期钙营养状况。营养调查显示,我国孕期妇女膳食钙的实际摄入量为 500~800 mg/d。研究显示,孕期钙的补充可降低母体高血压、妊高征和先兆子痫的危险。孕期钙供给不足,还可影响母体的骨密度。

(2)钙的参考摄入量及食物来源。一个成熟胎儿体钙约 30 g,在孕早、中、晚期日均积累量分别为 7 mg,110 mg,350 mg,加上维持母体钙代谢平衡对钙的需要量约 300 mg/d,再考虑食物中钙的吸收率约 30 %。综上,《中国居民膳食营养素参考摄入量(2013)》建议孕中期妇女钙的 RNI 为 1 000 mg/d,孕晚期为 1 200 mg/d,UL 值为 2 000 mg/d。过多钙摄入可能导致孕妇便秘,也可能影响其他营养素的吸收。钙的最好来源是奶及奶制品、豆类及其制品。此外,芝麻和小虾皮等海产品也是钙良好的食物来源。

**2．铁**

在许多国家，贫血仍然是一个常见的疾病。美国疾病控制中心对低收入妇女孕期营养调查显示，在孕早、中、晚期缺铁性贫血患病率分别为 10 %，14 %，33 %。大量的证据表明，孕早期的铁缺乏与早产和婴儿低出生体重有关。

(1) 孕期铁的需要。估计孕期体内铁的潴留量为 1 000 mg，其中胎儿体内约 300 mg，红细胞的增加约需 450 mg，其余储留在胎盘中。随着胎儿、胎盘的娩出及出血，约损失孕期储留量的 80 %，仅 200 mg 左右的铁保留在母体内。按此计算，孕期妇女每日平均需储备铁 3 .57 mg。孕 30~34 周，铁的需要达到高峰，即每天需要 7 mg 铁。在孕后期小肠对铁的吸收率从 10 % 提高至 50 %。

(2) 孕期铁的参考摄入量及食物来源。《中国居民膳食营养素参考摄入量(2013)》建议孕妇中、晚期铁 RNI 分别为 24 mg/d、29 mg/d，UL 值为 42 mg/d。动物肝脏、动物血、瘦肉等铁含量丰富且吸收率较高，是铁的良好来源。此外，蛋黄、豆类、某些蔬菜，如油菜、芥菜、雪里蕻、菠菜、莴笋叶等含铁量也相对较多。

**3．碘**

碘对孕妇和胎儿也极为重要，缺乏可使孕妇甲状腺素合成减少，导致甲状腺功能减退，降低母体的新陈代谢，并因此减少对胎儿营养素地提供。孕妇碘缺乏还可致胎儿甲状腺功能低下，从而引起以生长发育迟缓、认知能力降低为标志的克汀病。孕早期碘缺乏引起的甲状腺功能低下导致的神经损害更为严重。估计世界上有 8 亿人面临碘缺乏所造成的危害，其中我国约为 4 亿。WHO 估计，全世界有两千万人因孕期母亲碘缺乏而大脑受到损害。

《中国居民膳食营养素参考摄入量(2013)》建议孕期妇女碘 RNI 为 230 μg/d，UL 值为 600 μg/d。我国目前采用食盐强化碘预防高危人群的碘缺乏，已取得明显成效。此外，在孕期也可每周进食一次富碘的海产品。

**4．锌**

母体摄入充足的锌可促进胎儿的生长发育和预防先天性畸形。据估计妊娠期间储留在母体和胎儿组织中的总锌量为 100 mg，其中约 53 mg 储存在胎儿体中。孕妇血浆锌通常在孕早期开始持续下降，至产前达低点，约下降 35 %。胎儿与母体血浆锌的比值约为 1 .5，母体和胎儿之间锌的转运是逆浓度差的主动运载，在孕末期母体经胎盘转运至胎儿的锌为 0 .6~0 .8 mg/d。食物锌的吸收率约 20 %。

《中国居民膳食营养素参考摄入量(2013)》建议锌 RNI：非孕妇女为 7 .5 mg/d，孕期为 9 .5 mg/d，UL 值为 40 mg/d。有专家建议对素食、高纤维素膳人群，大量吸烟者，多次妊娠者，大量摄入钙、铁剂者，应额外补锌 15 mg/d。铁剂补充大于 30 mg/d 可能干扰锌的吸收，故建议妊娠期间治疗缺铁性贫血的孕妇同时补充锌 15 mg/d。

## 五、脂溶性维生素

### 1. 维生素 A

孕妇维生素 A 营养状况低下与贫困人群中的早产胎儿宫内发育迟缓及婴儿低出生体重有关。受孕前每周补充维生素 A 可降低母亲死亡率。但孕早期过量摄入用于治疗严重囊性痤疮的异维 A 酸，可导致自发性流产和新生儿先天性缺陷，包括中枢神经系统畸形，颅面部和心血管畸形。20 000～50 000 IU 大剂量维生素 A 也导致类似的缺陷。相应剂量的类胡萝卜素则没有毒性。

《中国居民膳食营养素参考摄入量(2013)》建议孕中、晚期维生素 A 的 RNI 为 770 μgRAE/d，UL 值为 3 000 μgRAE/d。视黄醇来源于动物肝脏、牛奶蛋黄；$\beta$– 胡萝卜素来源于深绿色、黄红色蔬菜和水果。营养素补充剂维生素 A 强化食品的应用，应注意补充的总量，以防过量摄入。

### 2. 维生素 D

孕期维生素 D 缺乏可导致母体和出生的子女钙代谢紊乱，包括新生儿低钙血症、手足搐搦、婴儿牙釉质发育不良以及母体骨质软化症。维生素 D 主要来源于紫外光照下皮内的合成，在高纬度、缺乏日光的北方地区，尤其在冬季几乎不能合成维生素 D，导致母体和胎儿血中 25 –OH–$D_3$ 浓度降低，由于含维生素 D 的食物有限，维生素 D 补充极为重要。

《中国居民膳食营养素参考摄入量(2013)》建议孕期维生素 D 的 RNI 为 10 μg/d，安全摄入的上限水平 UL 值为 50 μg/d。

### 3. 维生素 E

由于维生素 E 对细胞膜，尤其是对红细胞膜上长链多不饱和脂肪酸稳定性的保护作用，孕期维生素 E 的补充可能对预防新生儿溶血有益。

《中国居民膳食营养素参考摄入量(2013)》建议孕期维生素 E 的 AI 为 14 mg α–TE。维生素 E 广泛存在于各种食物，粮谷、豆类、果仁中含量丰富。

### 4. 维生素 K

维生素 K 是与凝血有关的维生素，凝血过程中至少有 4 种因子依赖维生素 K 在肝脏内合成，因此缺乏维生素 K 的动物凝血酶原下降，凝血过程受阻。维生素 $K_1$(叶绿醌)，存在于绿叶蔬菜中。维生素 $K_2$ 称为甲基茶醌，多由细菌合成。

维生素 K 缺乏性出血症常见于：

(1)孕期服用维生素 K 抑制药者，如阿司匹林、抗癫痫药。

(2)早产儿，由于维生素 K 不易通过胎盘，胎儿肝内储存量少，早产儿体内更少。

(3)新生儿，初乳中维生素 K 的含量低，加上初生婴儿开奶迟，肠道细菌少不能有效合成维生素 K 等。

产前补充维生素 K，或新生儿补充维生素 K 均可以有效地预防出血症。有专家推荐成人维生素 K 摄入量为每天 80 μg/kg 体重。

## 六、水溶性维生素

### 1．维生素 $B_1$

孕期缺乏或亚临床缺乏维生素 $B_1$ 可致新生儿维生素 $B_1$ 缺乏症，尤其在以米食为主的长江中下游地区农村。维生素 $B_1$ 缺乏也影响胃肠道功能，这在孕早期特别重要，因为早孕反应使食物摄入减少，极易引起维生素 $B_1$ 缺乏，并因此导致胃肠道功能下降，进一步加重早孕反应，引起营养不良。

《中国居民膳食营养素参考摄入量(2013)》建议孕中、晚期维生素 $B_1$ 的 RNI 分别为 1.4 mg/d，1.5 mg/d。动物内脏，如肝、心、肾，瘦肉，粗加工的粮谷类、豆类等是维生素 $B_1$ 的良好来源。

### 2．维生素 $B_2$

孕期维生素 $B_2$ 缺乏可使胎儿生长发育迟缓。缺铁性贫血也与维生素 $B_2$ 有关。

《中国居民膳食营养素参考摄入量(2013)》建议孕中、晚期维生素 $B_2$ 的 RNI 分别为 1.4 mg/d，1.5 mg/d。动物肝脏、蛋黄、肉类、奶类是维生素 $B_2$ 的主要来源，谷类、蔬菜、水果也含有少量的维生素 $B_2$。

### 3．维生素 $B_6$

在临床上，有使用维生素 $B_6$ 辅助治疗早孕反应，也使用维生素 $B_6$、叶酸和维生素 $B_{12}$ 预防妊高征。

《中国居民膳食营养素参考摄入量(2013)》建议孕期维生素 $B_6$ 的 AI 为 2.2 mg/d。食物来源主要是动物肝脏、肉类、豆类以及坚果(瓜子、核桃)等。

### 4．叶酸

叶酸摄入不足对妊娠结局的影响包括出生低体重、胎盘早剥和神经管畸形，在发展中国家还有常见的孕妇巨细胞性贫血。此外，血清、红细胞叶酸水平降低也和血浆总同型半胱氨酸浓度升高及妊娠并发症有关。孕期由于血容量增加致血浆稀释以及尿中叶酸排出量增加，孕妇血浆及红细胞中叶酸水平通常下降。胎盘富含与叶酸结合的蛋白质，可逆浓度梯度主动将母体的叶酸转运至胎儿体内。

孕期叶酸缺乏所致畸形在我国也有发生，据调查每年有 8 万～10 万神经管畸形儿出生，其中北方高于南方，农村高于城市，夏秋季高于冬春季。

神经管形成开始于胚胎发育的早期(受精卵植入子宫的第 16 天)，因此叶酸的补充需从计划怀孕或可能怀孕前开始。

《中国居民膳食营养素参考摄入量(2013)》建议围孕期妇女应多摄入富含叶酸的食物，孕期叶酸的 RNI 为 600 μg/d。叶酸来源于动物肝脏、豆类和深绿色叶菜。由于食物叶酸的生物利用率仅为补充剂的 50%，因此补充 400 μg/d 叶酸或食用叶酸强化食物更为有效。

# 第二节　乳母营养需要

因分泌乳汁及哺育婴儿的需要，乳母需要的能量及各种营养素多于一般妇女，甚至孕妇。当乳母的各种营养素摄入量不足，体内的分解代谢将增加，以尽量维持泌乳量，初时泌乳量下降可能不明显，但已存在母体内营养的不平衡，最常见的是乳母的体重减轻，或出现营养缺乏病的症状。孕前营养不良、孕期和哺乳期营养素摄入不足较为严重时，将影响乳汁的质量和数量。

乳母的营养需要包括为泌乳提供物质基础和正常泌乳的条件，以及恢复或维持母体健康的需要两方面。

## 一、能量

产后 1 个月内乳汁分泌每日约 500 mL，乳母的膳食能量适当供给即可，至 3 个月后每日泌乳量增加到 750~850 mL，对能量的需求增高。人乳的能量为 280~320 kJ（67~77 kcal）/100 mL，平均为 285 kJ（70 kcal）/100 mL。由于每升乳汁含能量为 700 kcal，转化乳汁的效率约为 80 %，故共约需 900 kcal 才能合成 1 L 的乳汁。孕期的脂肪储备可为泌乳提供约 1/3 的能量，另外的 2/3 需由日常膳食提供。《中国居民膳食营养素参考摄入量（2013）》建议乳母能量 RNI，是在非孕育龄妇女的基础上每天增加 500 kcal，轻体力劳动的哺乳期妇女能量 RNI 为 2300 kcal/d，蛋白质、脂肪、碳水化合物的供能比分别为 13 %~15 %，20 %~30 %，55 %~60 %。

## 二、蛋白质

人乳蛋白质平均含量为 1.2 g/100 mL，正常情况下每日泌乳量约为 750 mL，所含蛋白质 9 g 左右，但是母体内膳食蛋白质转变为乳汁蛋白质的有效率为 70 %，故分泌 750 mL 的乳汁需要消耗膳食蛋白质 13 g。如果膳食蛋白质的生物学价值不高，则转变成乳汁蛋白质的效率更低。《中国居民膳食营养素参考摄入量（2013）》建议乳母应每日增加蛋白质 25 g，达到每日 80 g，其中一部分应为优质蛋白质。

## 三、脂肪

一般而言，每次哺乳过程中后段乳中脂肪含量比前段的含量高，这样有利于控制婴儿的食欲。乳母能量的摄入和消耗相等时，乳汁中脂肪酸与膳食脂肪酸的组成相近，乳中脂肪含量与乳母膳食脂肪的摄入量有关。脂类与婴儿的脑发育有密切关系，尤其是其中的不饱和脂肪酸，如二十二碳六烯酸（DHA）对中枢神经的发育特别重要。

目前我国乳母脂肪推荐与成人相同，膳食脂肪供给为总能量的 20 %~30 %。

## 四、矿物质

### 1. 钙

为了保证乳汁中钙含量的稳定及母体钙平衡，应增加乳母钙的摄入量。《中国居民膳食营养素参考摄入量(2013)》建议乳母膳食钙 AI 为 1 000 mg/d，可耐受的最高摄入量每日为 2 000 mg/d。中国营养学会妇幼分会 2001 年提出《改善我国妇女儿童钙营养状况的建议》，乳母要注意膳食多样化，增加富含钙的食品，如豆类及豆制品等，建议每日饮奶至少 250 mL，补充约 300 mg 的优质钙，摄入 100 g 左右的豆制品和其他富钙食物，可获得约 100 mg 的钙，加上膳食中其他食物来源的钙，摄入量可达到约 800 mg，剩余不足部分可增加饮奶量或采用钙剂补充。此外，还要注意补充维生素 D（多晒太阳或服用鱼肝油等），以促进钙的吸收与利用。

### 2. 铁

尽管铁不能通过乳腺进入乳汁（母乳中铁含量仅为 0.05 mg/100 mL），一般情况下，乳母也没有月经失铁，但哺乳期仍需铁含量较高的膳食补充铁，目的是恢复孕期铁丢失（胎儿铁储备和产时出血）。《中国居民膳食营养素参考摄入量(2013)》建议乳母膳食铁 AI 为 24 mg/d，可耐受的最高摄入量为 42 mg/d。由于食物中铁的利用率低，除注意通过富铁食物补充铁外，还可考虑补充小剂量的铁以纠正和预防缺铁性贫血。

## 五、维生素

### 1. 维生素 A

由于维生素 A 可以通过乳腺进入乳汁，乳母膳食维生素 A 的摄入量可以影响乳汁中维生素 A 的含量，而乳汁中维生素 A 的水平直接影响到婴儿的生长发育和健康状况。《中国居民膳食营养素参考摄入量(2013)》建议乳母维生素 A 的 RNI 为 1 300 μgRAE/d(4 000 IU/d)，UL 为 3 000 μgRAE/d，通过多选用富含维生素 A 的食物可以满足需要。

### 2. 维生素 D

由于维生素 D 几乎不能通过乳腺进入乳汁，母乳中维生素 D 的含量很低。《中国居民膳食营养素参考摄入量(2013)》建议乳母膳食维生素 DRNI 为 10 μg/d，UL 为 50 μg/d。由于膳食中富含维生素 D 的食物很少，建议乳母和婴儿多进行户外活动，必要时可补充维生素 D 制剂，以改善母子双方维生素 D 的营养状况和促进膳食钙的吸收，维持母乳中钙水平的恒定，以利于婴儿骨骼的生长发育，弥补孕期母体骨钙的丢失。

### 3. B 族维生素

母乳中维生素 $B_1$ 含量平均为 0.02 mg/100 mL。已证明维生素 $B_1$ 能够改善乳母的食欲和促进乳汁分泌,预防婴儿维生素 $B_1$ 缺乏病。膳食中硫胺素被转运到乳汁的效率仅为 50 %,《中国居民膳食营养素参考摄入量(2013)》建议乳母维生素 $B_1$ 的 RNI 为 1.5 mg/d,应增加富含维生素 $B_1$ 食物,如瘦猪肉、粗粮和豆类等。母乳中维生素 $B_2$ 的含量平均为 0.03 mg/100 mL。乳母膳食维生素 $B_2$ 的 RNI 为 1.2 mg/d,多吃肝、奶、蛋以及蘑菇、紫菜等食物可改善维生素 $B_2$ 的营养状况。

4. 维生素 C

据世界卫生组织报告全球平均母乳中维生素 C 含量为 5.2 mg/100 mL,我国报告的北京市城乡母乳中维生素 C 平均含量为 4.7 mg/100 mL。乳汁中维生素 C 与乳母的膳食有密切关系。《中国居民膳食营养素参考摄入量(2013)》建议乳母维生素 C 的 RNI 为 150 mg/d,只要经常吃新鲜蔬菜与水果,特别是鲜枣与柑橘类,容易满足需要。维生素 C 的 UL 为 2 000 mg/d。

# 第三节　婴儿营养需要

婴儿期良好的营养,是一生体格和智力发育的基础,亦是预防成年慢性疾病如动脉粥样硬化、冠心病等的保证。由于婴儿期的生长极为迅速,对营养素的需要很高,因此,如何科学喂养,确保婴儿的生长发育就显得极为重要。

## 一、能量

婴儿的能量需要包括基础代谢、体力活动、食物的特殊动力作用、能量储存及排泄耗能、生长发育,其总能量的需要主要依据年龄、体重及发育速度予以估计。《中国居民膳食营养素参考摄入量(2013)》建议婴儿的能量 AI:6 个月以下为 90 kcal/(kg·d),6 个月以上为 80 kcal/(kg·d)。

## 二、蛋白质

婴儿生长迅速,不仅蛋白质的量按每单位体重计大于成人,而且需要更多优质蛋白质。婴儿所需必需氨基酸的比例较成人大,如 6 月龄的婴儿就比成人多 5~10 倍。除成人的八种必需氨基酸外,婴儿早期肝脏功能还不成熟,还需要由食物提供组氨酸、半胱氨酸、酪氨酸以及牛磺酸。人乳中必需氨基酸的比例最适合婴儿生长的需要。《中国居民膳食营养素参考摄入量(2013)》建议婴儿蛋白质 AI:6 个月以下为 9 g/d, 6 个月以上为 20 g/d。

## 三、脂肪

0~6 个月的婴儿按每日摄入人乳 800 mL 计,则可获得脂肪 27.7 g,占总能量的

47%。中国营养学会推荐摄入量定为占总能量的 45%~50%。每 100 kcal 婴儿食品含脂肪应不少于 3.8 g 和不多于 6 g(能量比 30%~54%)。6 个月后虽然添加一些辅助食品,但还是以奶类食品为主,脂肪提供的能量比仍然较高,《中国居民膳食营养素参考摄入量(2013)》建议婴儿脂肪摄入量占总能量适宜比值为:0~5 个月为 45%~50%,6~12 个月为 35%~40%。

亚油酸及其代谢产物 $\gamma$–亚麻酸及花生四烯酸(ARA)是 $n$–6 多不饱和脂肪酸的主要成分,$\alpha$–亚麻酸及其代谢产物二十碳五烯酸(EPA)和二十二碳六烯酸(DHA)是 $n$–3 多不饱和脂肪酸的主要成分,这些脂肪酸对婴儿神经、智力及认知功能发育有促进作用。参照母乳中的含量,FAO/WHO 于 1994 年推荐婴儿亚油酸提供的能量不低于膳食总能量的 3%。

## 四、碳水化合物

人乳喂养的婴儿平均摄入量约为 12 g/(kg·d)碳水化合物(供能比约 37%),主要成分是乳糖。人工喂养儿略高(40%~50%)。4 个月以下的婴儿消化淀粉的能力尚未成熟,但乳糖酶的活性比成人高。4 个月以后的婴儿,能较好地消化淀粉食品。需要注意的是婴儿食物中含碳水化合物过多,则碳水化合物在肠内经细菌发酵,产酸、产气并刺激肠蠕动可引起腹泻。

## 五、矿物质

婴儿必需的而又容易缺乏的矿物质和微量元素主要有钙、铁、锌。此外,内陆地区甚至部分沿海地区碘缺乏病也较为常见。

1. 钙

人乳中含钙量约为 350 mg/L。以一天 800 mL 人乳汁,能提供 300 mg 左右的钙。由于人乳中钙吸收率高,出生后前 6 个月的全母乳喂养的婴儿并无明显的缺钙。尽管牛乳中钙量是母乳的 2~3 倍,但钙磷比例不适合婴儿需要,且吸收率较低。《中国居民膳食营养素参考摄入量(2013)》建议婴儿钙的 AI:6 个月以下为 200 mg/d,6 个月以上为 250 mg/d。

2. 铁

足月新生儿体内有 300 mg 左右的铁储备,通常可防止出生后 4 个月内的铁缺乏。早产儿及低出生体重儿的铁储备相对不足,在婴儿期容易出现铁缺乏。母乳 1~3 个月时的铁含量为 0.6~0.8 mg/L,4~6 个月时为 0.5~0.7 mg/L。牛乳中铁含量约 0.45 mg/L,低于人乳,且吸收率较低。

婴儿在 4~5 个月后急需从膳食中补充铁,可通过强化铁的配方奶、米粉、肝泥及蛋黄等予以补充。《中国居民膳食营养素参考摄入量(2013)》建议婴儿铁 AI:6 个月以下为 0.3 mg/d,6 个月以上为 10 mg/d。

### 3．锌

足月新生儿体内也有较好的储备。婴儿期每日需锌约 3 mg。人乳中锌含量相对不足，成熟乳约为 1.18 mg/L。母乳喂养的婴儿在前几个月内因可以利用体内储存的锌而不易缺乏，但在 4~5 个月后也需要从膳食中补充。肝泥、蛋黄、婴儿配方食品是较好的锌的来源。《中国居民膳食营养素参考摄入量(2013)》建议婴儿锌的 AI：6 个月以下为 2 mg/d，6 个月以上为 3.5 mg/d。

### 4．碘

婴儿期碘缺乏可引起以智力低下、体格发育迟缓为主要特征的不可逆性智力损害。我国大部分地区天然食品及水中含碘较低，如孕妇和乳母不食用碘强化食品，则新生儿及婴儿较容易出现碘缺乏病。《中国居民膳食营养素参考摄入量(2013)》建议碘的 AI：6 个月以下为 85 μg/d，6 个月以上为 115 μg/d。

其他矿物质，如钾、钠、镁、铜、氯、硫及其他微量元素也为机体生长发育所必需，但母乳及牛奶喂养健康婴儿均不易缺乏。

## 六、维生素

母乳中的维生素尤其是水溶性维生素含量受乳母的膳食和营养状态的影响。膳食均衡的乳母，其乳汁中的维生素一般能满足婴儿的需要。用非婴儿配方奶喂养婴儿时，则应注意补充各种维生素。

### 1．维生素 A

母乳及配方奶粉中含有较丰富的维生素 A，用母乳和配方奶粉喂养的婴儿一般不需额外补充。牛乳中的维生素 A 仅为母乳含量的一半，用牛乳喂养的婴儿每日需要额外补充 150~200 μg 维生素 A。用浓缩鱼肝油补充维生素 A 时应适量，过量补充会导致维生素 A、维生素 D 中毒，出现呕吐、昏睡、头痛、骨痛、皮疹等症状。《中国居民膳食营养素参考摄入量(2013)》建议婴儿维生素 A 的 AI：6 个月为 300 μgRAE/d，6 个月以上为 350 μgRAE/d。

### 2．维生素 D

人乳及牛乳中的维生素 D 含量均较低，从出生 2 周到 1 岁半之内都应添加维生素 D。《中国居民膳食营养素参考摄入量(2013)》建议婴儿维生素 D 的 AI 为 10 μg(400 IU)/d。富含维生素 D 的食物较少，给婴儿适量补充富含维生素 A、维生素 D 的鱼肝油或维生素 D 制剂及适当户外活动(晒太阳)，可以预防维生素 D 缺乏所致的佝偻病。

### 3．维生素 E

早产儿和低出生体重儿容易发生维生素 E 缺乏，引起溶血性贫血、血小板增加及硬肿症。《中国居民膳食营养素参考摄入量(2013)》建议婴儿的维生素 E 适宜摄入量：6 个月以下为 3 mgα-TE/d，6 个月以上为 4 mgα－TE/d。人乳初乳维生素 E 含量为

14.8 mg/L,过渡乳和成熟乳分别含8.9 mg/L和2.6 mg/L。牛乳中维生素E含量远低于人乳,相差约0.6 mg/L。

### 4.维生素K

新生儿肠道内正常菌群尚未建立,肠道细菌合成维生素K较少,容易发生维生素K缺乏症(出血)。母乳约含15 μg/L维生素K,牛乳及婴儿配方奶约为母乳的4倍,母乳喂养的新生儿较牛乳或配方食品喂养更易出现维生素K缺乏性出血。因此,对新生儿尤其是早产儿出生初期要注射补充维生素K。出生1个月以后,一般不容易出现维生素K缺乏。但长期使用抗生素时,则应注意补充维生素K。

### 5.维生素C

母乳喂养的婴儿可从乳汁获得足量的维生素C。牛乳维生素C的含量仅为母乳的1/4(约11 mg/L),又在煮沸过程中有所损失,因此,纯牛乳喂养儿应及时补充富含维生素C的果汁,如橙子、深绿色叶菜汁或维生素C制剂等。《中国居民膳食营养素参考摄入量(2013)》建议婴儿维生素C的AI:为40 mg/d。

# 第四节　幼儿营养需要

幼儿期是从1岁到3岁,由婴儿食品逐步过渡到摄取普通食物的时期,这一时期各:器官系统发育尚不完全,对食物的消化、吸收能力有限,而同时又是饮食习惯形成的重要时期,所以需要对他们的食物营养给予特别照顾。

由于幼儿仍处于生长发育的旺盛时期,对蛋白质、脂肪、碳水化合物及其他各营养素的需要量相对高于成人。

## 一、能量

幼儿对能量的需要通常包括基础代谢、生长发育、体力活动以及食物的特殊动力作用的需要。婴幼儿时期基础代谢的需要约占总能量需要量的60%。由于幼儿的体表面积相对较大,基础代谢率高于成年人,男女孩之间的差别不大。生长发育所需能量为小儿所特有,每增加1 g的体内新组织,约需要4.4～5.7 kcal的能量。好动多哭的幼儿比年龄相仿的安静孩子,需要的能量可高达3～4倍。《中国居民膳食营养素参考摄入量(2013)》建议幼儿1岁、2岁、3岁、4岁能量RNI,男孩分别为900 kcal/d,1 100 kcal/d,1 250 kcal/d,1 300 kcal/d;女孩分别为800 kcal/d,1 000 kcal/d,1 200 kcal/d,1 250 kcal/d。

## 二、蛋白质

幼儿对蛋白质的需要不仅量相对需要比成人多,而且质量要求也比成人高。一般要求蛋白质所供能量应占膳食总能量的 12 %~15 %，其中有一半应是优质蛋白质。《中国居民膳食营养素参考摄入量(2013)》建议 1 岁、2 岁和 3～4 岁幼儿蛋白质 RNI 分别为 25 g/d，25 g/d 和 30 g/d。膳食蛋白质供能占总能量的 12 %~14 %。蛋白质虽分布很广，但以动物性食物、豆类和硬果类食物含量高，且质量较好。如肉类 15 %~20 %，鱼类 15 %~20 %，禽类 15 %~20 %，鲜奶约 3 %，奶粉 20 %~28 %，蛋类 11 %~14 %，干豆类 20 %~40 %，谷类 6 %~10 %，硬果类 15 %~30 %。

## 三、脂肪

《中国居民膳食营养素参考摄入量(2013)》建议幼儿脂肪提供的能量的 AI 为 30 %~35 %，膳食脂肪中必需脂肪酸应占总能量的 1 %，才能保证正常生长，预防发生脱屑性皮炎。必需脂肪酸中，亚油酸富含于所有植物油，较少出现缺乏，而含 α- 亚麻酸的油仅限于大豆油、低芥酸菜籽油等少数油，应注意补充。

## 四、碳水化合物

活动量大的幼儿，因身体消耗的能量多，对碳水化合物的需要量也多。尽管幼儿已能产生消化各种碳水化合物的消化酶，但对于 2 岁以下的幼儿，过多的能量来自淀粉和糖是不合适的，因为富含碳水化合物的食物占体积较大，可能不适当地降低了食物的营养密度及总能量的摄入。

2 岁以后，可逐渐增加来自淀粉类食物的能量，同时相应地减少来自脂肪的能量。美国对于 2 岁以上幼儿，推荐每天膳食纤维最低摄入量应该是其年龄加 5 g。例如，一个 3 岁的幼儿，每天应该摄入 8 g，4 岁的儿童应该是 9 g。由于过高膳食纤维和植酸盐对营养素吸收利用的影响，应该尽量避免选择含有太多膳食纤维和植酸盐的食物，特别是 2 岁以下的幼儿。

## 五、矿物质

### 1.钙

从 1 岁到 10 岁，据估计平均每日用于骨骼生长需要的储留钙从 70 mg 上升到 150 mg，膳食中钙吸收率仅有 35 %。奶及其制品是膳食钙的最好来源。1~3 岁幼儿的钙 AI 为 600 mg/d。

### 2.铁

幼儿期每天从各种途径损失的铁不超过 1 mg，加上生长需要，每天平均需要 1.0 mg 的铁。因我国儿童(尤其是农村)膳食铁主要以植物性铁为主，吸收率低，幼儿期缺铁性贫血成为常见和多发病。1~3 岁幼儿铁的 AI 为 9 mg/d。膳食中铁的良好食物来源是动物的肝脏和血，其中禽类的肝脏和血含量达 40 mg/100 g 以上，牛奶含铁很少。蛋黄中虽含铁较高，但因含有干扰因素，吸收率仅有 3 %。

3．锌

婴幼儿缺锌时会出现生长发育缓慢、味觉减退、食欲不振、贫血、创伤愈合不良、免疫功能低下等表现。1~3岁幼儿锌的RNI为4.0 mg/d。锌的最好食物来源是蛤贝类，如牡蛎、扇贝等，每100 g可达10 mg以上的锌；其次是动物的内脏（尤其是肝）、蘑菇、坚果类（如花生、核桃、松子等）和豆类，肉类和蛋也含有一定量的锌，其他食物含量低。

4．碘

碘对婴幼儿的生长发育影响很大，幼儿期缺碘会影响生长发育，1~3岁幼儿碘的RNI为90 μg/d。

## 六、维生素

1．维生素A

维生素A与机体的生长、骨骼发育、生殖、视觉及抗感染有关。

1~3岁幼儿每日维生素A的RNI为310 μgRAE/d。由于维生素A可在肝内蓄积，过量时可出现中毒，不可盲目给小儿服用。

2．维生素D

幼儿也是特别容易发生维生素D缺乏的易感人群，维生素D缺乏可引起佝偻病。维生素D的膳食来源较少，主要来源是户外活动时由紫外线照射皮肤，使7-脱氢胆固醇转变成维生素D。我国的RNI为10 μg/d，幼儿也可适量补充含维生素D的鱼肝油。

3．其他维生素

维生素$B_1$为水溶性维生素，在体内储存极少，需每日从膳食中补充。幼儿每日维生素$B_1$的RNI为0.6 mg/d。幼儿维生素$B_2$的RNI为0.6 mg/d。幼儿维生素C的RNI为40 mg/d。

# 第五节　学龄前儿童营养需要

## 一、能量

3~6岁儿童基础代谢耗能每日每千克体重约44 kcal。基础代谢的能量消耗约为总能量消耗的60%。3~6岁儿童较婴儿期生长减缓，用于生长的能量需要相对减少，约5~15 kcal/（kg·d）。好动小儿的需要比安静小儿可能高3~4倍，一般为20~30 kcal/（kg·d）。学龄前儿童食物特殊动力作用的能量消耗约为总能量的5%。考虑到儿童基础代谢耗能、活动耗能较低，且流行病学发现儿童肥胖发生率的增加，儿童总的能量需要的估计量较以往有所下降。《中国居民膳食营养素参考摄入量(2013)》推荐3~6岁学龄前儿童总能量供给范围是 1 250~1 600 kcal/d,其中男孩稍高于女孩。

学龄前儿童能量的营养素来源与 1 岁以内稍有不同,即脂肪提供的能量相对减少,由 1 岁时占总能量的 35 %~40 % 逐渐减少,至 7 岁时接近成人推荐值,占总能量比为 25 %~30 %。蛋白质提供的能量为 14 %~15 %,碳水化合物供能比为50 %~60 %。

## 二、蛋白质

学龄前儿童每增加 1 kg 体重约需 160 g 的蛋白质积累。学龄前儿童摄入蛋白质的最主要的目的是满足细胞、组织的增长,因此对蛋白质的质量,尤其是必需氨基酸的种类和数量有一定的要求。一般而言,儿童必需氨基酸需要量占总氨基酸需要的36 %。1985 年,FAO/WHO 提出每日每千克体重氨基酸需要量的估计值,以 2 岁幼儿为例,异亮氨酸 31 mg,亮氨酸 73 mg,赖氨酸 64 mg,蛋氨酸与胱氨酸 27 mg,苯丙氨酸与酪氨酸 69 mg,苏氨酸 37 mg,色氨酸 12 .5 mg,缬氨酸 38 mg。

中国营养学会建议学龄前儿童蛋白质参考推荐摄入量为 30~35 g/d,动物性食物的蛋白质应占 50 %,包括 1 个鸡蛋,约提供 6 .5 g 蛋白质,300 mL 牛奶约 9 g 蛋白质,100 g 鱼或鸡或瘦肉可提供约 17 g 蛋白质。其余蛋白质可由植物性食物谷类、豆类等提供。在农村应充分利用大豆所含的优质蛋白质来预防儿童蛋白质营养不良引起的低体重和生长发育迟缓。

## 三、脂肪

儿童生长发育所需的能量、免疫功能的维持、脑的发育和神经髓鞘的形成都需要脂肪,尤其是必需脂肪酸。学龄前儿童每日每千克体重需脂肪为 4~6 g。由于学龄前儿童胃的容量相对较小,而需要的能量又相对较高,其膳食脂肪供能比高于成人,占总能量的 30 %~35 %,亚油酸供能不应低于总能量的 3 %,亚麻酸供能不低于总能量的 0 .5 %。建议使用含有 α– 亚麻酸的大豆油、低芥酸菜籽油或脂肪酸比例适宜的调和油为烹调油,在对动物性食品选择时,也可多选用鱼类等富含 $n$–3 长链多不饱和脂肪酸的水产品。

## 四、碳水化合物

经幼儿期的逐渐适应,学龄前儿童基本完成了饮食从以奶和奶制品为主到以谷类为主的过渡。谷类所含有的丰富碳水化合物是其能量的主要来源,碳水化合物应占总能量的 50 %~60 %,但不宜用过多的糖和甜食,而应以含有复杂碳水化合物的谷类为主,如大米、面粉,红豆、绿豆等各种豆类。有专家建议,学龄前儿童蛋白质、脂肪、碳水化合物供能比为 1∶1 .1∶6。

适量的膳食纤维是学龄前儿童肠道所必需的。粗麦面包、麦片粥、蔬菜、水果是膳食纤维的主要来源。但过量的膳食纤维在肠道易膨胀，引起胃肠胀气、不适或腹泻，影响食欲和营养素的吸收。

## 五、矿物质

### 1.钙

为满足学龄前儿童骨骼生长，每日平均骨骼钙储留量为 100～150 mg，钙需要量 3 岁为 350 mg/d，4～6 岁为 450 mg/d。食物钙的平均吸收率为 35 %。《中国居民膳食营养素参考摄入量(2013)》中学龄前儿童钙的 AI 为 800 mg/d，UL 为 2 000 mg/d。奶及奶制品钙含量丰富，吸收率高，是儿童最理想的钙来源。豆类及其制品尤其是大豆、黑豆含钙也较丰富。此外，芝麻、小虾皮、海带等也含有一定的钙。要保证学龄前儿童钙的适宜摄入水平，每日奶的摄入量应不低于 300 mL/d，但也不宜超过 600 mL/d。

### 2.碘

WHO 估计，世界有 8 亿人口缺碘，我国约 4 亿，孕妇、儿童是对缺碘敏感的人群。为减少因碘缺乏导致的儿童生长发育障碍，《中国居民膳食营养素参考摄入量(2013)》提出学龄前儿童碘的 RNI 为 90 μg/d，UL 为 200 μg/d。含碘较高的食物主要是海产品，如海带、紫菜、海鱼、虾、贝类。为保证这一摄入水平，除必须使用碘强化食盐烹调食物外，还建议每周膳食至少安排 1 次海产食品。

### 3.铁

铁缺乏引起缺铁性贫血是儿童期最常见的疾病。学龄前儿童铁缺乏的原因：一是儿童生长发育快，需要的铁较多，约每千克体重需要 1 mg 的铁；二是儿童内源性可利用的铁较少，其需要的铁较成人更依赖食物铁的补充；学龄前儿童的膳食中奶类食物仍占较大的比重，其他富铁食物较少，也是铁缺乏产生的原因。

铁缺乏儿童常有行为异常，如对外界反应差、易怒、不安、注意力不集中以及学习能力差。铁缺乏时可致脑内多巴胺 $D_2$ 受体下降，并进而引起单胺氧化酶抑制剂和色氨酸、多巴胺、五羟色胺等水平下降，行为上表现为学习能力下降和睡眠时间延长。临床上表现为听力减弱，视力减弱，学习成绩不佳。铁缺乏还对儿童免疫力、行为和智力发育产生不可逆性影响。

《中国居民膳食营养素参考摄入量(2013)》建议学龄前儿童铁的 AI 为 10 mg/d，UL 为 30 mg/d。动物性食品中的血红蛋白铁吸收率一般在 10 % 或以上。动物肝脏、动物血、瘦肉是铁的良好来源。膳食中丰富的维生素 C 可促进铁的吸收。

### 4.锌

锌缺乏儿童常出现味觉下降、厌食甚至异食癖，嗜睡、面色苍白，抵抗力差而易患各种感染性疾病等，严重者生长迟缓。儿童期用于生长的锌每千克体重为 23～30 μg。《中国居民膳食营养素参考摄入量(2013)》提出学龄前儿童锌 RNI 为

5.5 mg/d。除海鱼、牡蛎外，鱼禽、蛋、肉等蛋白质食物锌含量丰富，利用率也较高。

## 六、维生素

### 1.维生素A

维生素A对学龄前儿童生长，尤其是对骨骼生长有重要的作用。维生素A缺乏是发展中国家普遍存在的营养问题，严重威胁着儿童的生存。在我国，仍有相当比例学龄前儿童维生素A亚临床缺乏或水平低于正常值，尤其是农村和边远地区。

《中国居民膳食营养素参考摄入量(2013)》建议学龄前儿童维生素A的RNI为360 μgRAE/d。可考虑每周摄入1次含维生素A丰富的动物肝脏，每天摄入一定量蛋黄、牛奶，或在医生指导下补充鱼肝油，获得可直接利用的视黄醇，也可每日摄入一定量的深绿色或黄红色蔬菜补充维生素A原(胡萝卜素)。由于学龄前儿童的咀嚼能力有限，叶菜应切碎、煮软，这种烹调方法，对维生素C的破坏较大，但胡萝卜素的损失相对较低。维生素A的UL值为900 μgRAE/d。

### 2.B族维生素

维生素 $B_1$、维生素 $B_2$ 和烟酸在保证儿童体内的能量代谢以促进其生长发育方面有重要的作用。这三种B族维生素常协同发挥作用，缺乏症可能混合出现。亚临床维生素 $B_1$ 缺乏影响儿童的食欲、消化功能。《中国居居民膳食营养素参考摄入量(2013)》建议学龄前儿童维生素 $B_1$ 的RNI为0.8 mg/d。膳食中维生素 $B_1$ 主要来源于非精制的粮谷类坚果鲜豆、瘦肉和动物内脏，发酵生产的酵母制品也含有丰富的维生素 $B_1$。

维生素 $B_2$ 缺乏会引起口角炎、舌炎、唇炎以及湿疹。缺铁性贫血的儿童常伴有维生素 $B_2$ 缺乏。维生素 $B_2$ 主要来源于各种瘦肉、蛋类、奶类，蔬菜、水果也含少量。《中国居民膳食营养素参考摄入量(2013)》建议学龄前儿童维生素 $B_2$ 的RNI为0.7 mg/d。

### 3.维生素C

典型的维生素C缺乏症在临床上已不常见，但亚临床缺乏对健康的潜在影响受到特别关注，如免疫能力降低以及慢性病的危险增加等。维生素C主要来源于新鲜蔬菜和水果，尤其是鲜枣类、柑橘类水果和有色蔬菜，如柿子椒、油菜、韭菜、白菜、菜花等。鉴于维生素C对免疫功能以及慢性病的预防作用，《中国居民膳食营养素参考摄入量(2013)》建议维生素C的RNI值较过去有所增加，4~6岁为50 mg/d。

## 思考题

1.哪些营养素是孕妇特殊需要的？缺乏会对胎儿的发育造成哪些影响？

2.乳母的特殊营养需求有哪些？

3.简述幼儿的营养需要。

4.如何保证学龄前儿童的营养需要？

# 第六章　学前儿童食物的选择

食物种类繁多，在营养学上依其性质和来源，可大致归为三大类：①动物性原料，如畜禽肉类、水产品、乳、蛋及其加工品等；②植物性原料，如粮谷类、薯类、豆类、含油种子、蔬菜和水果等；③其他食物，如酒、糖、油、酱油和醋等调味品。

食物是满足人类生存和健康的基本物质，是人体所需能量和各种营养素的主要来源。没有哪一种天然食物能完全满足人体对营养素的全部需要。各类食物所含的营养素不仅在种类和数量上各不相同，而且在质量上也各不相同，都有各自的特点，所以各种食物的营养价值高低都是相对的。另外，即使同一种原料，由于品种、产地、种植、管理条件、生长条件、使用肥料、收获时间、成熟程度、贮存条件以及烹饪加工方法等不同，营养价值也会存在一定的差异。因此，在选择食物时，应当全面考虑。

## 第一节　谷薯类食物的选择

谷类主要包括稻米、小麦、大麦、玉米、小米、莜麦和高粱等。薯类包括马铃薯、甘薯、木薯、凉薯、山药、芋头等。目前我国人民膳食中有 60 %～65 % 的热能来自谷薯类，50 %～70 % 蛋白质也来自谷薯类。

### 一、谷粒的构造

各种谷粒除因品种不同而形态大小不一外，基本结构大致相似。谷粒的外壳是谷壳，主要是起保护谷粒的作用，一般在加工时被去除。谷粒去壳后其结构由谷皮、糊粉层、胚乳和胚四个部分组成，见图 6-1。

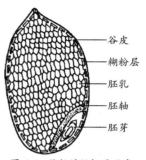

图 6-1　谷粒的纵切面示意

### （一）谷皮

谷皮位于谷粒最外层，包括果皮和种皮等，占全粒质量的 13 %～15 %，其成分主要是纤维素、半纤维素等，也含有一定量的蛋白质、脂肪、植酸、维生素及较多的矿物质，但完全不含淀粉。因谷皮在加工过程中作为糠麸被去除，这些营养素对人体已无多大价值。

## （二）糊粉层

糊粉层是位于谷皮与胚乳之间的一层厚壁细胞，占谷粒质量的 6 %～7 %，由大型多角细胞组成，除含有纤维素外，还有较多的磷和丰富的 B 族维生素及部分蛋白质、脂肪，在碾磨加工时，易与谷皮同时脱落，而混入糠麸中。

## （三）胚乳

胚乳是谷粒的主要部分，占谷粒质量的 80 %，含有大量的淀粉和较多的蛋白质。蛋白质主要分布在胚乳的外周部分，越靠近胚乳中心，含量越低。胚乳中的脂肪、矿物质、维生素、纤维素含量较低。由于碳水化合物含量高，质地紧密，在碾磨过程中易先被碾碎，而胚乳是谷粒主要营养成分集中之处，加工时应尽量全部保留下来。

## （四）胚

胚位于谷粒的一端，占全谷粒质量的 2 %～3 %，各种营养素含量丰富。富含脂肪、蛋白质、B 族维生素和维生素 E。谷胚质地比较松软而有韧性，不易粉碎，因而在加工碾磨过程中容易与胚乳分离而转入糠麸中。表 6-1 列出了谷粒的营养素分布情况。

### 表 6-1 谷粒的营养素分布

单位:%

| 营养素 | 整粒 | 胚乳 | 胚 | 谷皮＋糊粉层 | 营养素 | 整粒 | 胚乳 | 胚 | 谷皮＋糊粉层 |
|---|---|---|---|---|---|---|---|---|---|
| 水分 | 14.5 | 13.0 | 12.5 | 12.5 | 维生素 B₁ | | 3.0 | 64.0 | 33.0 |
| 粗蛋白 | 11.0 | 10.5 | 35.7 | 16.4 | 维生素 B₂ | | 32.0 | 26.0 | 42.0 |
| 碳水化合物 | 69.0 | 74.3 | 31.7 | 43.6 | 泛酸 | | 43.0 | 7.0 | 50.0 |
| 脂肪 | 1.2 | 0.8 | 13.1 | 3.3 | 尼克酸 | | 12.0 | 2.0 | 86.0 |
| 灰分 | 1.7 | 0.7 | 5.7 | 6.0 | 吡哆醇 | | 6.0 | 21.0 | 73.0 |
| 纤维素 | 2.6 | 0.7 | 1.8 | 18.0 | | | | | |

# 二、谷类及加工品的营养价值

## （一）谷类营养价值

### 1. 蛋白质

谷类种子的蛋白质含量为 7 %～16 %，品种间有较大差异。按照蛋白质的溶解特性，谷类中的蛋白质可以划分为谷蛋白、醇溶谷蛋白、球蛋白和清蛋白 4 个组分。多数谷类种子中醇溶谷蛋白（也称麦胶蛋白）和谷蛋白所占比例较大，清蛋白和球蛋白含量相对较低。醇溶谷蛋白和谷蛋白属于储藏蛋白质，而醇溶谷蛋白中赖氨酸、色氨酸和蛋氨酸的含量均低于清蛋白和球蛋白，使得谷类蛋白质的生物价值较低。谷蛋白的氨基酸组成则变化较大，在小麦中，谷蛋白与醇溶谷蛋白的组成相似；而在玉米当中,谷蛋白中的赖氨酸含量远高于醇溶谷蛋白。随着品种蛋白质含量的提高,增加的主要是储藏蛋白,因此总体蛋白质质量会有所下降。

多数谷类种子的第一限制氨基酸是赖氨酸,第二限制氨基酸往往是色氨酸或苏氨酸。燕麦和荞麦的蛋白质是例外,其中赖氨酸含量充足,生物价值较高。如果与少量的豆类、奶类、蛋类或肉类同食,则可以通过蛋白质互补作用有效提高谷类蛋白质的生物价值。

2.脂肪

谷类脂肪含量不高,多在 2 %以下,但玉米和小米中可达 4 %,集中在糊粉层和胚中,其中不饱和脂肪酸含量很高,主要为油酸、亚油酸和棕榈酸,并含有少量的磷脂、糖脂等,质量较好。从玉米和小麦胚芽中提取的胚芽油,80 %为不饱和脂肪酸,其中亚油酸为 60 %,具有降低血清胆固醇、防止动脉粥样硬化的作用,是营养价值较高的食用油。表 6-2 列出了谷类的脂肪和脂肪酸构成。

表 6-2　谷类的脂肪和脂肪酸构成

| 谷类来源 | 脂肪含量 /% | 占总脂肪的比例 /% | | |
| --- | --- | --- | --- | --- |
| | | 饱和脂肪酸 | 单不饱和脂肪酸 | 多不饱和脂肪酸 |
| 小麦富强粉 | 1.1 | 30.3 | 24.1 | 44.8 |
| 黑米 | 2.5 | 35.1 | 48.0 | 16.3 |
| 玉米面 | 4.5 | 15.3 | 28.4 | 56.3 |
| 小米面 | 2.1 | 35.6 | 14.6 | 49.8 |
| 荞麦 | 2.3 | 33.2 | 51.6 | 14.6 |

3.碳水化合物

谷类的碳水化合物主要是淀粉,集中在胚乳的淀粉细胞内,含量在 70 %以上,此外还有糊精、戊聚糖及少量可溶性糖(葡萄糖和果糖)等。淀粉经烹调加工后,在人体内的消化吸收率很高,是人类最理想、最经济的热能来源,也是我国膳食能量供给的主要来源。谷类中含有的可溶性糖可为酵母菌发酵利用,在食品加工中具有一定的意义。

谷类中的淀粉在结构上可分为直链淀粉和支链淀粉,分别约占 20 %~30 %和70 %~80 %,其含量因品种而异,可直接影响食用风味。直链淀粉易溶于水,较黏稠,易消化,支链淀粉则相反。例如,糯米的淀粉几乎全为支链淀粉,胀性小而黏性强,不易消化吸收;籼米中直链淀粉多,米饭胀性大而黏性差,较易消化吸收。

4.维生素

谷类是人体所需 B 族维生素的重要来源,如维生素 $B_1$、维生素 $B_2$、烟酸、泛酸、吡哆醇等,其中以维生素 $B_1$、烟酸含量为最高,主要集中在胚芽和糊粉层中,胚芽中还含有较丰富的维生素 E。因此,谷类加工越细,保留的胚芽和糊粉层越少,维生素的损失就越多,所以说,加工的方法和加工的精制程度会影响谷类原料中 B 族维生素的含量(表 6 – 3)。玉米中含烟酸较多，但主要为结合型，不易被人体吸收利用，只有在碱性环境下才能变成游离型烟酸，被人体吸收利用。谷类一般不含维生素 A、维生素 C 和维生素 D，黄色玉米和小米中含有少量的胡萝卜素。

**表 6 – 3　加工程度对常用粮食中维生素含量的影响**

单位:mg/100 g

| 品种 | 维生素 B$_1$ | 维生素 B$_2$ | 烟酸 | 维生素 E |
|---|---|---|---|---|
| 小麦粉(标准粉) | 0.28 | 0.08 | 2 | 1.8 |
| 小麦粉(特一粉) | 0.17 | 0.06 | 2 | 0.73 |
| 小麦粉(特二粉) | 0.15 | 0.11 | 2 | 1.25 |
| 小麦胚芽 | 3.5 | 0.79 | 3.7 | 23.2 |
| 麸皮 | 0.3 | 0.3 | 12.5 | 4.47 |
| 粳米(标一) | 0.16 | 0.08 | 1.3 | 1.01 |
| 粳米(标二) | 0.22 | 0.05 | 2.6 | 0.53 |
| 粳米(标三) | 0.33 | 0.03 | 3.6 | 0.3 |
| 玉米(白,干) | 0.16 | 0.11 | 1.8 | 16 |
| 玉米(黄,干) | 0.27 | 0.07 | 2.5 | 3.89 |
| 小米 | 0.33 | 0.1 | 1.5 | 3.63 |
| 高粱米 | 0.29 | 0.1 | 1.6 | 1.88 |
| 荞麦(带皮) | 0.24 | 0.06 | 1.3 | — |
| 荞麦 | 0.28 | 0.16 | 2.2 | 4.4 |
| 莜麦面 | 0.39 | 0.04 | 3.5 | 7.96 |

5.矿物质

谷类中矿物质含量在 1.5%~3% 左右，其分布常与纤维素平行，集中在谷皮和糊粉层中，主要是磷和钙，但是多以植酸盐形式存在，不易为人体消化吸收。谷类中还含有铁、锌、铜及钾、镁、氯等元素，但铁含量很少。

## (二)主要谷类的营养价值

1.小麦

小麦中蛋白质含量约为 12%~14%，而面筋约占总蛋白质的 80%~85%。小麦粉中的矿物质和维生素与小麦粉的出粉率和加工精度有关。由于小麦所含的营养素在籽粒中分布不均，所以小麦粉加工精度越高，面粉越白，其中所含的维生素和矿物质含量就越低。长期以精白粉为主食，能引起多种营养缺陷症。

2.大米

大米中蛋白质含量一般为 8%，主要为谷蛋白。大米的营养价值与其加工精度有直接的关系，精白米中蛋白质减少8.4%，脂肪减少56%，纤维素减少57%，钙减少43.5%，维生素$B_1$减少59%，维生素$B_2$减少29%，尼克酸减少48%。因此，在以精白米为主食的地区，人们常易患有脚气病等B族维生素缺乏症。对此，在有些地区采用蒸谷米和强化米等措施来提高大米的营养价值。

### 3．荞麦

荞麦的营养价值比米、面都高，其蛋白质含量约为7.8%~10.8%，其中赖氨酸和精氨酸的含量比大米、白面还要高；脂肪含量为1.5%~3.1%，含有对人体有益的油酸和亚麻酸。荞麦的蛋白质中氨基酸构成比较平衡，维生素$B_1$、维生素$B_2$和胡萝卜素含量相当高，还含有多种独特成分，如叶绿素、苦味素、荞麦碱、芦丁、槲皮素等类黄酮物质，不但可以预防心血管疾病，还对糖尿病、青光眼、贫血等有较好疗效。

### 4．玉米

玉米的总产量排名世界粮食总产量的第三位，除供人类食用和作为饲料之外，还大量被用作工业原料。玉米中蛋白质含量约为8%~9%，主要为玉米醇溶蛋白。玉米蛋白质中赖氨酸和色氨酸含量约为4.5%，集中在玉米胚芽中，主要为不饱和脂肪酸，营养价值高。

### 5．小米

小米中蛋白质、脂肪及铁的含量都较大米高，蛋白质含量约为9%~10%，主要为醇溶谷蛋白，其中赖氨酸含量很低，而蛋氨酸、色氨酸和苏氨酸含量较其他谷类高。小米中含有较多的硫胺素、核黄素和$\beta$–胡萝卜素等多种维生素。小米中脂肪的含量较高，达4%以上，小米中各种营养素的消化吸收率较高。

### 6．高粱米

高粱米中蛋白质含量约为9.5%~12%，主要为醇溶谷蛋白。高粱米中亮氨酸含量较高，其他氨基酸的含量较低。由于高粱米中含有一定量的鞣质和色素，使蛋白质的吸收利用率较低。高粱米中脂肪和铁的含量比大米高。

### 7．燕麦

燕麦是世界上公认的营养价值很高的杂粮之一。每100g燕麦所释放的能量相当于同等数量肉类的能量。燕麦含糖少，含蛋白质多，含纤维素高，是心血管疾病、糖尿病患者的理想保健食品。

**链接6－1**

### 大米、面粉越白越好？

稻米研磨后就产生了我们平时所吃的大米，小麦研磨后就产生了面粉，研磨得细一些，吃起来口感要好一些。但从营养学角度讲，大米、面粉并不是越白越好。

谷粒由外向里可分为谷皮、糊粉层、谷胚和胚乳四个部分，其营养成分不尽相同。最外层的谷皮由纤维素和半纤维素组成，其中还含有矿物质；糊粉层紧靠着谷皮，含有蛋白质和 B 族维生素；谷胚是谷粒发芽的地方，含有丰富的 B 族维生素和维生素E，还有脂肪、蛋白质、糖类和矿物质；胚乳是谷粒的中间部分，主要成分是淀粉和少量的蛋白质。因此，糙米和全麦粉营养价值比较高。如果加工过细，谷粒的糊粉层和谷皮被去掉太多，甚至全部被去掉，成为常说的精米精面，就损失了大量营养素，特别是 B 族维生素和矿物质。

在农村地区，食物种类比较少时，更应避免吃加工过精的大米白面，以免造成维生素和矿物质缺乏，尤其是维生素 B$_1$ 缺乏会引起"脚气病"。

## （三）谷类加工品的营养价值

### 1. 精制米面产品

米和面通常需要经过一定程度的精制方用于日常饮食和食品加工。在精制的过程中伴随营养素的损失，但不同产品的营养素保留情况有所不同。

在经过碾磨的大米中，蒸谷米是营养价值较高的一种。蒸谷米是稻谷经过浸泡、汽蒸、干燥和冷却等处理之后再碾磨制成的米。在这种方式下，稻谷中的维生素和矿物质等营养素向内部转移，因此碾磨后营养素损失少，而且容易消化吸收。"含胚精米"可以保留米胚达 80% 以上，从而保存了较多的营养成分。营养强化米是在普通大米中添加营养素的成品米，通常用造粒方式将营养素混入免淘米中，以强化维生素B$_1$、维生素 B$_2$、尼克酸、叶酸、赖氨酸和苏氨酸、铁和钙等营养素。

日用面粉产品主要分为低筋粉和高筋粉两类，其中高筋粉的蛋白质含量在 12% 以上，而低筋粉蛋白质含量仅为 8% 左右。目前强化营养素的小麦面粉产品也已经在我国问世，强化的营养素与大米产品类似。

### 2. 发酵谷类加工品

发酵谷类加工品包括馒头、面包、发糕、包子等食品，他们用蛋白质含量高的面粉品种制成，在制作过程中经过酵母发酵，增加了 B 族维生素的含量，使大部分植酸被酵母菌所含植酸酶水解，从而使钙、铁、锌等各种微量元素的生物利用性提高。

制面包的高蛋白面粉在碾磨之后通常使用化学氧化剂如过氧化苯甲酰、二氧化氯、溴酸钾等进行处理，以增强筋力并改善色泽，但如果超标使用，也会使面粉中的 B 族维生素损失率超过 15%。自发面粉中加入了磷酸氢钙和碳酸氢钠等膨发剂，使钙含量得到提高，但矿物质的生物利用率不会如酵母发酵一样有所改善，而且其中维生素B$_1$ 会受到一定程度的破坏。

### 3. 糕点饼干类制品

糕点饼干类食品的主要原料是面粉、精制糖、油脂，辅之以其他风味配料。由于糖含量为 10%~20%，这类食品的营养素密度较低，能量较高。添加牛奶、鸡蛋等配料可提高其营养价值，使用氢化植物油和动物油可使这类食品成为反式脂肪酸和饱和脂肪酸的来源。

4．挂面、方便面和方便米粉

挂面是一种蛋白质含量较高的面食，其中添加鸡蛋、豆粉、杂粮、蔬菜汁、海藻等成分后其营养价值有所提高。为提高耐煮性，往往加入氯化钠和钙盐，提高钙含量的同时也增加了钠含量，故而需要控制盐分的人群需要注意挂面的调味方式。

方便面中以油炸方便面占据绝大多数，含油量高达 20 ％~24 ％，能量值大大高于普通挂面，同时 B 族维生素含量低于普通挂面，故而是一种营养素密度较低的食物。油炸时主要使用棕榈油，必需脂肪酸和维生素 E 含量较低。经过油炸的方便米粉的营养价值与方便面类似。

5．淀粉类制品

粉皮、粉丝、凉粉、酿皮等食品是由谷类或薯类提取淀粉制成的。在加工过程中，绝大部分的蛋白质、维生素和矿物质随多次的洗涤水而损失殆尽，剩下的几乎是纯粹的淀粉，仅存少量矿物质，营养价值很低。

6．膨化食品

现代膨化工艺中，除蛋白质的利用率降低之外，其他营养素损失不大。许多口感粗糙的"粗粮"经过膨化后口感得到改善，丰富了膳食纤维的来源。然而，用作日常零食的膨化食品大多含钠较高，维生素含量较低。

## 三、薯类食物的营养价值

薯类包括甘薯、木薯、马铃薯、山药等，是植物的块根、块茎。鲜薯中含水分70 ％~80 ％，其余主要是碳水化合物，包括淀粉和多糖类，占干物质量的 80 ％左右。薯类蛋白质是完全蛋白，营养价值高于谷物。如将薯类与其他谷物混合食用，可使营养互补，提高蛋白质的营养价值。薯类中维生素含量丰富，特别是鲜薯中含较多的维生素 C。由于该类食物有类似的营养成分，因此在食物加工、工业应用上有近似用途。

### (一)马铃薯

马铃薯又称土豆、洋芋、山药蛋等，是茄科植物的块茎，与小麦、玉米、稻谷、高粱并称为世界五大作物，原产秘鲁安第斯山区，15 世纪传入中国被广泛栽培。马铃薯中碳水化合物占 14．6 ％~25．8 ％，主要由淀粉和糖分组成，淀粉中支链淀粉约占80 ％，约含 1．5 ％的糖分，主要是葡萄糖、果糖和蔗糖。新收获的马铃薯含糖量较低，储藏一段时间后糖分增加。尤其是在 0 ℃储藏时，对还原糖蓄积特别有利，糖分最高时可达鲜重的 7 ％左右。

鲜马铃薯的脂肪含量较低，平均为 0．1 ％左右，马铃薯的蛋白质含量平均为2．3 ％左右，主要由球蛋白和白蛋白组成，其中球蛋白约占 2/3，属完全蛋白质。

马铃薯中维生素 C 含量较为丰富，100 g 马铃薯中含维生素 C 16 ~20 mg。刚收获的马铃薯，维生素 C 含量高达 26 mg。马铃薯中还含少量 B 族维生素。马铃薯中的矿物质含量稍高于小麦、玉米、水稻等谷物。

我国中医学认为，马铃薯味甘，性平。有健脾益气、和胃调中等功效。马铃薯中含有少量有毒成分茄碱（又称龙葵素）。在一般情况下，每100 g鲜马铃薯中的茄碱含量为0.5～0.7 mg。低量茄碱不但对人体无害，而且可控制胃液分泌过量，缓解胃痉挛。但当马铃薯发芽经光照后，茄碱含量可达10～20 mg，高茄碱含量会引起人、畜中毒。茄碱中毒潜伏期为数十分钟至数小时。中毒症状轻者感到舌、喉麻痒，恶心、呕吐、腹痛、腹泻、体温升高；严重者抽搐、丧失意志，甚至死亡。食用轻度发芽的马铃薯时，应挖去发芽部分，做菜时先切成丝、片放入水中浸泡三十分钟左右，使茄碱溶于水中。发芽严重的马铃薯，茄碱含量过高，不宜食用。

### （二）甘薯

甘薯又称红薯、白薯、番薯、地瓜，旋花科植物的块根，主要营养成分是碳水化合物，其蛋白质、氨基酸组成与大米相似，维生素C、胡萝卜素及矿物质元素钙镁含量丰富，属生理碱性食品。

我国中医学认为，甘薯味甘，性平，归脾，肾经，有健脾胃、补虚乏、益气力、宽肠通便、生津止渴等功效。

现代研究发现甘薯中含大量黏蛋白，具有保持血管壁弹性的作用，并能防止肝、肾中的结缔组织萎缩，预防心脏病、关节炎等疾病。甘薯是具有特殊营养价值的健康食品。在调查广西西部地区百岁以上老人的生活习惯时，发现一个共同的特点，即这些老人对甘薯有着特殊的嗜好，甘薯和长寿之间存在着一定的关联。

### （三）木薯

木薯又称南洋薯、木番薯、树薯，是大戟科植物的块根，主要分布于热带地区。一棵木薯块根可达五十千克左右。木薯的营养成分与甘薯相似，鲜品淀粉约为28%，蛋白质1.0%，脂肪0.2%。100 g木薯中含钙85 mg，磷30 mg，铁1.3 mg，维生素$B_1$ 0.08 mg，维生素$B_2$ 0.9 mg，维生素C 22 mg，是食品和工业原料。木薯中含有毒成分主要为木薯苷，木薯苷在木薯苷酶作用下，水解生成具有剧毒的氢氰酸，人摄入0.06 mg氢氰酸就会严重中毒，出现头晕目眩、呼吸困难等中毒症状，甚至死亡。因此木薯不能生食，木薯毒素大部分集中在薯皮中，食用前应剥去薯皮，并将去皮薯肉用水浸泡2 h，换水洗净，使有毒成分含量降至卫生标准以下。

### （四）山药

山药又称薯蓣、薯药、长薯，薯蓣科植物的块根。中国食用山药已有三千多年的历史，以怀山药最为著名。每100 g山药含水分75 g左右，碳水化合物14.4～19.9 g，蛋白质1.5～2.2 g，脂肪0.1～0.2 g，薯蓣皂苷50 μg及B族维生素、维生素C、维生素E，碳水化合物以淀粉为主。山药中的黏性物质是由甘露聚糖与球蛋白结合而成的黏蛋白，含有甘露聚糖、植酸、3,4-二羟基苯乙胺、尿囊素和16种氨基酸。可预防心血管脂肪沉积,有助于胃肠的消化吸收。山药中还含多种酶,尤其是淀粉酶含量较高。

我国中医学认为,山药味甘,性平,无毒,归脾、胃、肺、肾四经,有益肾气、强筋骨、健脾胃、止泻痢、化痰涎、润皮毛、治泄精健忘等功效。山药是一种上等的保健食品及中药材料,在东南亚一带自古被广泛地作为医疗食补之材,可健脑轻身、延年益寿。现代药理学研究发现,山药有降血糖增强免疫的作用。

### (五)芋头

芋头又称芋、芋艿,天南星科植物的底下球茎,形状、肉质因品种而异,通常食用的为小芋头。肉质为黏质,水分含量是薯类中最高的,所含碳水化合物只有 10 % 左右,其中主要成分是淀粉,约占干物质重的 70 %。此外,还含聚半乳糖、多缩戊糖、还原糖和非还原糖。芋头的黏性物质是多聚半乳糖的复合物,芋头中维生素 C 含量很少,煮 30 min 约损失一半。灰分中 70 %~80 % 是钾,属碱性食品。

我国中医学认为,芋头味甘、辛,性平,归胃经,具有行气消胀、壮筋骨、益力气、祛暑热、止痛消炎功效。《梦溪笔谈》中著有"解蜂毒;另外止胃痛,治慢性肾炎"。

### (六)魔芋

魔芋也叫蛇六谷、麻芋子、蛇头草等,同芋头一样是天南星科植物的底下球茎。原产斯里兰卡,中国西南地区有栽培。魔芋是一种低热量、高纤维素的传统食品。早在西汉时期的《神农本草经》就首次确认魔芋是治病的药物,后在元、明、清代均有魔芋入药及荒年充饥的记载。《本草纲目》中还系统地介绍了魔芋的生态环境、栽培方法、主治功能、服用方法和加工烹调技术。现代《中药大辞典》也肯定了魔芋作为中药具有解毒、抑菌、化痰、散结、行淤等功效。

魔芋含有独特的营养。据分析,每 100 g 魔芋球状茎中,含葡萄甘露聚糖高达 50 g,还含有葡萄糖、果糖、蔗糖等。每 100 g 魔芋精粉中含蛋白质 4.6 mg,脂肪 0.1 mg,钙 45 mg,磷 272 mg,铁 1.6 mg,锌 2.05 mg,锰 0.88 mg,铬 0.25 mg,铜 0.17 mg,葡萄甘露糖 74.4 mg。近年来的研究证明,魔芋具有防治便秘、胆结石、糖尿病,降低胆固醇、血脂浓度、缓解心血管病等功能。魔芋中所含的葡萄甘露聚糖对降低糖尿病病人的血糖有较好的效果,因其相对分子质量大,黏性高,能延缓葡萄糖的吸收,有效地降低餐后血糖。又因它吸水性强,含热量低,既能增加饱腹感,减轻饥饿感,又能降低体重,所以它又是糖尿病病人和体胖减肥者的理想食品。

## 四、谷类的卫生

谷类卫生问题涉及面广。影响谷类食品卫生的主要因素有:霉菌及霉菌毒素对粮食的污染、残留农药对粮食的污染、有毒植物种子的混入、谷类仓库害虫和鼠类的侵害等。

### (一)霉菌及霉菌毒素对粮食的污染

谷类污染的常见霉菌有曲霉、青霉、镰孢霉等,这些霉菌中有的能产生有毒物质,叫作霉菌毒素,其中毒性最强的为黄曲霉毒素(以黄曲霉毒素 $B_1$ 毒素最强)及黄绿青霉素。此外,赤霉病、黄变米、麦角、黑斑病(甘薯)及其他霉变粮食等,均可引起人体中毒。

为了防止粮食被霉菌及霉菌毒素污染,粮食在收获及储藏过程中应将其水分降低。原粮水分降至 14 % 以下,成品粮(米、面、面条)降至 13.5 % 以下,粮食周围环境温度应降至 10 ℃ 以下,相对湿度应不超过 70 %。

### (二)残留农药对粮食的污染

各类谷物在种植时的种子及土壤消毒、生长期防治病虫害和除草等环节使用的农药,都会有一定的农药残留。因此应采用安全的生物防治法及高效低毒农药,选择安全施药期和施药方法,严格执行农药允许残留标准,粮谷包装用具不得有农药污染,使残留量降至最低限度。

### (三)有毒植物种子的混入

随着粮食的收获而常常混进一些有毒植物种子,常见的有麦仙翁籽(国家规定粮食中含量应在 0.1 % 以下)、槐籽(国家规定不超过 0.04 %)、毛果洋茉莉种子(不超过 0.002 %)等。这些杂草种子都含有一定毒性,如果混进粮食制品中,就会引起中毒。因此,要加强田间除草,谷类加工时应认真筛选,使其含量减少至规定的含量以下,或完全剔除。

### (四)谷类仓库害虫和鼠类的危害

害虫、老鼠是粮食贮藏工作中的大敌,我国粮谷贮藏害虫有 50 多种,常见的有谷象、米象、谷蠹和螨类。经虫、鼠损害粮食感官性状变坏,食用价值大大降低,经济上造成损失。粮食贮藏的关键是严格控制水分和温度,要加强粮库的卫生管理,要求库房坚固、不漏、不潮,能通风、防鼠、防雀,做到低温、低湿保存。此外,还可采用气调(即缺氧)保藏法,使藏粮呼吸降低,抑制酶的活性与微生物和害虫的生长繁殖。近年来我国研究用 60 ℃ 的 γ 射线低剂量辐照方法保藏粮食,经这样处理的粮、豆,其营养成分和品质不受破坏,杀死所有害虫,效果良好,现已制定颁布了相应的卫生标准。

## 五、学前儿童谷薯类食物的合理食用

### (一)谷类食品的合理食用

谷类的营养价值随着加工、烹调、贮存等条件的影响会发生一些变化。

#### 1.谷类加工

谷类加工的目的,主要是经过适当碾磨除去杂质和谷皮,使其成糊状或粒状,增进感官性状,提高消化吸收率。由于谷粒所含蛋白质(特别是赖氨酸)、脂肪、矿物质和 B 族维生素主要存在于糊粉层和胚芽中,所以加工精度越高,营养素损失越大。故长期食用加工过精的白米面,又不添加辅食,易导致脚气病。但是,谷类加工粗糙时,虽然出粉出米率高,营养素损失少,但是感官性状差,而且由于植酸和纤维素含量较多,消化吸收率也相应降低。因此,谷类加工的原则是:既要改观谷类的感官性状,提高其消化吸收率,又要最大限度地保留其营养成分。

2.谷类烹调

(1)水洗造成营养素丢失。在淘洗时水溶性营养素和矿物质易流失,尤其是大量水洗和反复搓洗,可使维生素 $B_1$ 损失 30 %~60 %,维生素 $B_2$ 与维生素 PP 损失 23 %~25 %,蛋白质损失 76 %,脂肪损失 43 %,糖损失 2 %,矿物质损失 70 %。水温度越高、浸泡时间越长,则营养素损失越大,如食捞饭可损失维生素 $B_1$ 67 %,维生素 $B_2$ 50 %,维生素 PP 76 %。

(2)加热造成营养素损失。食物通常都要经过煮、蒸、炒、熬等加热方法才能食用。加热方式、受热时间的不同,则营养素损失也不同。一般蒸、烙、烘、烤的食品,如馒头、窝头、大饼、面包等损失的营养素较少。炸、煎的食品营养素损失较大,一方面是由于高温油的破坏作用,另一方面是碱类物质的破坏作用。

(3)加碱造成营养素损失。煮稀饭时加入碱可使米快熟,而米中 75 % 的维生素被破坏;制作发面食品加入适量碱类发面剂,面中维生素会遭到破坏。建议使用鲜酵母,既增加面中维生素含量,又破坏了面中的植酸盐,有利于人体对营养素的吸收。

(4)陈旧食物降低营养素含量。主食冷却后,长时间放置再加热,其淀粉已老化,不仅味道变馊,营养素也被破坏。

3.谷类贮存

谷类在一定条件下可以贮存较长时间而质量不会发生变化,但当环境条件发生改变,如水分含量高、环境湿度大、温度较高时,谷类中的酶活性变大,呼吸作用增强,使谷粒发热,促进污染微生物的生长,引起蛋白质、脂肪、碳水化合物分解产物堆积,发生霉变,失去食用价值。因此,粮谷类应在避光、通风、干燥和阴凉的环境中贮存。

## (二)薯类食物的合理食用

马铃薯有着丰富的营养价值和保健作用,但是马铃薯本身含有一些毒素,如果食用不当,会造成食物中毒。马铃薯中的茄素有剧毒,主要存在于未成熟块茎的外皮中,中心的肉部含量很少,选择成熟的马铃薯去皮后食用是安全的。龙葵素是马铃薯中的另一类毒素,也主要存在于外皮中,可导致溶血和神经症状。通常情况下,含量低不会影响其使用。但当马铃薯经过阳光暴晒或贮藏不当发芽、变绿或腐烂时,龙葵素含量大幅上升,食用后可致中毒。所以在挑选马铃薯时要注意,发绿的芽苞部位和霉烂的马铃薯决不可食用。烹调时放点醋有中和龙葵素的作用,也可防止维生素 C 的流失。

甘薯不宜一次大量食用,尤其是不宜生吃。因为甘薯含有较多的糖,会刺激胃酸的分泌,胃收缩后胃液反流至食管有烧心感。最好与米面搭配食用,既可减少食用后的不适感，又能使蛋白质互补。但食用烂甘薯或发芽的甘薯会致人中毒。

链接 6-2

### 粗粮比细粮营养素含量高

除去加工因素外，某些粗粮、杂粮本身还含有许多人体不能自身合成的矿物质和其他营养素，这也是"细粮"不能比的。

比如玉米，其所含的脂肪为精米、面的 4~5 倍，而且 50% 为亚油酸，同时又含有卵磷脂、维生素 E 等（玉米颜色越黄，胡萝卜素、维生素 E 含量越高），能降低血清胆固醇。因此，对预防高血压、高血脂、冠心病、心肌梗死有积极作用。据最新医学研究表明，玉米还具有一定的抗癌防癌作用，如粗磨玉米粉（小馇子、玉米糁）中含大量赖氨酸，这种氨基酸不但能抑制抗癌药物对身体产生的毒副作用，还能控制肿瘤的生长；玉米中还含有硒和镁，这两种元素具有抑癌、防癌的作用。

再说甘薯，甘薯是一种生理碱性食品，能调节体内的酸碱平衡；甘薯含丰富的淀粉和膳食纤维，能防止便秘，减少直肠癌的发生，同时，膳食纤维能在肠道中吸附水分，增加粪便体积，减少胆固醇沉积，促进胆固醇排泄，预防心脑血管病的发生；甘薯含有一种具有特殊功能的黏蛋白，能维持血管壁的弹性，防止动脉硬化的发生，黏蛋白还能使皮下脂肪减少，有减肥作用。

需要说明的是，几乎所有的粗粮和杂粮都含有大量膳食纤维，所以具有不同程度的降脂、减肥、预防心脑血管病和直肠癌的作用。

# 第二节　豆类及含油种子的选择

豆类是人类三大食用作物之一。豆类可以分为大豆类（黄豆、黑豆和青豆）和其他豆类（豌豆、扁豆、蚕豆、绿豆、小豆、芸豆等）。大豆中含有较高的蛋白质，脂肪含量中等，碳水化合物含量相对较低；其他豆类蛋白质含量中等，碳水化合物含量较高而脂肪含量较低。豆制品是由大豆或绿豆等原料制作的半成品，如豆浆、豆腐、豆腐干等。

含油种子类主要指的是含油作物的种子，包括花生、芝麻、葵花籽等。含油种子类均含有丰富的脂肪和蛋白质，是重要的榨油原料，同时也是人体优质蛋白质的重要来源。

## 一、豆类及豆制品的营养价值

### （一）大豆的营养价值

#### 1.蛋白质

大豆中含有 35%~40% 的蛋白质，氨基酸组成和动物蛋白相似，含有丰富的赖氨酸和亮氨酸,只有蛋氨酸含量略低,其余氨基酸接近人体需要之比值,故是谷类蛋白质的理想氨基酸互补食品。大豆蛋白质中丰富的天冬氨酸、谷氨酸和微量胆碱,对脑神经系统有促进发育和增强记忆的作用。

2．脂肪

大豆含脂肪 15 %~20 %,其中不饱和脂肪酸含量高达 85 %。大豆还含有较多的磷脂(卵磷脂约 29 %,脑磷脂约 31 %),常被推荐为防治冠心病、高血压、动脉粥样硬化等疾病的理想食品。大豆油的天然抗氧化能力强,是少有的优质食用油。表 6-4 列出了大豆油脂中的主要脂肪酸的构成。

### 表 6-4 大豆油脂中的主要脂肪酸的构成

单位:%

| 脂肪酸种类 | | 含量 | 平均值 |
|---|---|---|---|
| 饱和脂肪酸 | 棕榈酸 | 7~12 | 10.7 |
| | 硬脂酸 | 2~5.5 | 3.9 |
| 不饱和脂肪酸 | 油酸 | 20~50 | 22.8 |
| | 亚油酸 | 35~60 | 50.8 |
| | 亚麻油酸 | 2~13 | 6.8 |

3．碳水化合物

大豆中碳水化合物的含量为 20 %~30 %,有纤维素、半纤维素、果胶、甘露聚糖以及蔗糖、棉籽糖、水苏糖等,几乎完全不含淀粉或含量极微。大豆碳水化合物中约有一半是人体不能消化吸收的棉籽糖和水苏糖,存在于大豆细胞壁中,人体肠道内的微生物能作用于棉籽糖和水苏糖等发酵而产酸、产气,引起腹胀,故称之为"胀气因子"。

4．维生素

大豆中 B 族维生素的含量较高,如 100 g 大豆含硫胺素 0.79 mg,核黄素 0.25 mg,比谷类的含量高。大豆中还含有具有较强抗氧化能力的维生素 E、维生素 K 和胡萝卜素等。

5．矿物质

大豆中富含钙、铁、镁、磷、钾等,是高钾、高镁、低钠食品。大豆中含铁量虽高,但其吸收率却较低。

## (二)其他豆类的营养价值

除大豆之外,其他各种豆类也具有较高营养价值,包括红豆、绿豆、蚕豆、豌豆、豇豆、芸豆、扁豆等。他们的脂肪含量低而淀粉含量高,被称为淀粉类干豆。

淀粉类干豆的淀粉含量达 55 %~60 %,而脂肪含量低于 2 %,所以常被并入粮食类中。他们的蛋白质含量一般都在 20 % 以上，其蛋白质的质量较好，富含赖氨酸，但是蛋氨酸不足，因此也可以很好地与谷类食品发挥营养互补作用。淀粉类干豆的 B 族维生素和矿物质含量也比较高，与大豆相当。表 6-5 中列出了几种豆类的营养价值。

**链接 6-3**

### 夏天怎样科学喝绿豆汤？

夏季暑热盛行，绿豆汤是中国民间传统的解暑佳品。绿豆汤有清热解毒、止渴消暑的功效。但绿豆汤怎么煮、怎么喝，仍有不少学问。有些人不了解自己的体质状况，天天喝、顿顿喝，导致身体越发虚弱。

每百克绿豆含蛋白质 22.1 g，脂肪 0.8 g，碳水化合物 4.5 g，钙 313 mg，铁 6.4 mg 以及膳食纤维，并含有氨基酸、胡萝卜素等丰富的营养成分。绿豆中的蛋白质是含有较多赖氨酸的完全蛋白，其含量几乎是粳米的 3 倍，且绿豆蛋白具有解毒的功效。从中医上讲，绿豆性味甘寒，有清热解毒、祛暑止渴、利水消肿、美肤养颜的功效。在高温环境中以绿豆汤为饮料，可及时补充因出汗而流失的营养物质，达到清热解暑的效果。

绿豆汤虽好，但不能过量喝。绿豆里面含有的低聚糖容易使人胀气，而且绿豆本身不易消化。从中医的角度来说，绿豆性较为寒凉，老人、儿童及身体虚弱的人多喝易影响脾胃。体质虚寒的人不能盲目喝绿豆汤，会导致腹泻或消化系统免疫力降低。从食疗的角度来说，食物的温热、寒凉等天然属性要与摄食者的体质状况保持一致，才能起到保健作用。不管是绿豆水，还是绿豆粥，都以不影响消化为前提，如果出现腹胀腹泻的症状就不宜再饮。

### 表 6-5　几种豆类的营养价值

| 名称 | 蛋白质（g/100 g） | 脂肪（g/100 g） | 硫胺素（mg/100 g） | 核黄素（mg/100 g） | 钙（mg/100 g） | 铁（mg/100 g） | 锌（mg/100 g） |
|---|---|---|---|---|---|---|---|
| 大豆 | 35.1 | 16.0 | 0.41 | 0.20 | 191 | 8.2 | 3.3 |
| 红豆 | 20.2 | 0.6 | 0.16 | 0.11 | 74 | 7.4 | 2.2 |
| 绿豆 | 21.6 | 0.8 | 0.25 | 0.11 | 81 | 6.5 | 2.2 |
| 扁豆 | 25.3 | 0.4 | 0.26 | 0.45 | 137 | 19.2 | 1.9 |
| 豌豆 | 20.3 | 1.1 | 0.49 | 0.14 | 97 | 4.9 | 2.4 |

## （三）豆类中的抗营养因素

各种豆类中都含有一些抗营养物质，他们不利于豆类中营养素的吸收利用，甚至对人体健康有害。这些物质统称为抗营养因子。

多种豆类中都含有蛋白酶抑制剂，他们能够抑制人体内胰蛋白酶、胃蛋白酶、糜蛋白酶等蛋白酶的活性，其中研究比较多的是大豆胰蛋白酶抑制剂。由于存在这类物质，生大豆的蛋白质消化吸收率很低，在水中加热处理可以使这种物质失活。红细胞凝集素也存在于多种豆类中。它是一类糖蛋白，能够特异性地与人体的红细胞结合，使红细胞发生凝聚作用,对人体有一定毒性。适当的湿热处理可使这种蛋白质失活,蛋白酶处理也可使之分解。

豆类中所含的大量植酸会妨碍钙和铁的吸收,大豆中还含有丰富的脂氧合酶,它不仅是豆腥味的起因之一,而且在贮藏中容易造成不饱和脂肪酸的氧化酸败和胡萝卜素的损失。

豆类中所含有的低聚糖经大肠细菌的发酵,产生二氧化碳、甲烷、氢气等,使人腹胀不适,过去也作为抗营养因素对待,实际上他们对营养吸收并无妨碍。

### (四)豆制品的营养价值

豆制品有非发酵豆制品和发酵豆制品两种。发酵豆制品有豆腐乳、豆豉、臭豆腐等,非发酵豆制品有豆浆、豆腐、豆腐干、豆芽等。各种豆制品因加工方法的差异和含水量的高低,营养价值有很大的差别。

1.豆浆

大豆经清洗、浸泡、磨碎、过滤、煮沸后即成为豆浆。经过处理后,大豆中的胰蛋白酶抑制剂被破坏,大部分纤维素被去除,消化吸收率明显提高。豆浆中蛋白质的利用率可达90%以上,其中必需氨基酸含量较齐全。

豆浆的不足之处是脂肪和碳水化合物不多,故供给热量较鲜乳低,蛋氨酸含量也偏低。此外,钙、核黄素、维生素A和维生素D含量也比鲜乳少。在制豆浆时,加热煮沸务必充分,要彻底破坏大豆中的蛋白酶抑制剂,以促进蛋白质的消化吸收,避免其对消化道刺激引起恶心、呕吐等症状。

2.豆腐

将豆浆煮沸后加入适量的硫酸钙使其蛋白质凝固,经压榨去除其中部分水分后就成为豆腐。豆腐中蛋白质的消化吸收率比豆浆还要高,可以达到95%左右。

3.豆芽

豆芽一般是以大豆或绿豆为原料用水泡后发芽而成。在豆类中几乎不含有维生素C,但豆芽中除含有豆类原有的营养成分外,在发芽过程中,其所含的淀粉可水解为葡萄糖,进一步合成维生素C。如经过发芽后,每100g大豆中维生素C的含量可达15~20mg,绿豆芽约20mg,因此当缺少新鲜蔬菜时豆芽可作为维生素C的良好来源。此外,大豆中的胰蛋白酶抑制剂可因发芽而被部分去除。由于酶的作用,使豆中的植酸降解,提高了矿物质的吸收利用率,蛋白质的利用率也比豆类提高10%左右。

4.豆腐乳

豆腐乳是将大豆蛋白切成块状后经初步发酵,用盐或盐水腌渍,再进行后期发酵而制成。其大豆蛋白经霉菌发酵后,可产生多种氨基酸、多肽等营养物质,对人体的吸收利用更为有利。

### 5.豆豉

豆豉源于我国，它是一种以大豆为原料，经微生物发酵而制成的传统发酵食品。豆豉中蛋白质含量高，含有多种维生素和矿物质，尤其是维生素 E 的含量甚至高于其他食物，而且经过发酵可以使豆豉中的游离氨基酸、维生素 $B_1$、维生素 $B_2$、可溶性糖的含量增加，使糖苷型大豆异黄酮转化为活性更高的游离型大豆异黄酮。豆豉不仅营养价值高，而且自古就有用豆豉入药的历史，具有解表清热、透疹解毒的功效，可治风热头痛、胸闷烦呕、痰多虚烦。在日本风行的健康食品"纳豆"就是在中国豆豉的基础上研制而成的，还成为美国航天局的航天食品之一。多食豆豉有益人体健康，但传统豆豉中食盐含量高，从而限制了人们对豆豉的食用，近年来市场上已出现了低盐化的豆豉品种。

## 二、含油种子类的营养价值

含油种子类包括花生、核桃、瓜子、松子、芝麻等小食品（果仁），是一类营养丰富的食品。目前，世界上很多国家用大豆和其他含油种子类作为开发植物蛋白的重要资源，以缓解蛋白质资源不足，避免动物性食品摄入过多造成的营养过剩。

### （一）蛋白质

含油种子类的蛋白质含量在 13 %～35 %，如花生为 25 %，葵花籽为 24 %。蛋白质的限制性氨基酸因品种而异。例如，花生、葵花籽的限制性氨基酸是蛋氨酸和异亮氨酸，质量不如大豆蛋白，但是可以与小麦粉很好地营养互补；芝麻的限制性氨基酸为赖氨酸；核桃的限制性氨基酸为赖氨酸和含硫氨基酸。

### （二）脂类

脂肪是含油种子类食品中非常重要的成分，故而绝大多数含油种子类食品所含能量很高，可达 500～700 kcal/100 g。含油种子类的脂肪含量为 40 %～70 %。例如，花生含脂肪 40 %，是重要的油料作物种子，葵花籽和核桃的含油量达 50 % 以上，松子仁的含油量更高，达 70 %，其中卵磷脂含量丰富。

含油种子类所含的脂肪酸以亚油酸和油酸等不饱和脂肪酸为主（表 6-6）。温带所产含油种子的不饱和脂肪酸含量普遍高于热带所产含油种子，通常达 80 % 以上。葵花籽、核桃和西瓜籽的脂肪中特别富含亚油酸，在总脂肪酸中占 60 %～70 %。

**表 6-6 几种含油种子的脂肪酸构成**

（单位：g/100 g）

| 名称 | 总脂肪 | 棕榈酸 | 硬脂酸 | 油酸 | 亚油酸 | 亚麻酸 |
|------|--------|--------|--------|------|--------|--------|
| 核桃 | 58.8 | 5.3 | 2.7 | 14.3 | 64.0 | 12.2 |
| 花生 | 44.3 | 12.4 | 3.7 | 38.4 | 37.7 | 0.9 |

| 名称 | 总脂肪 | 棕榈酸 | 硬脂酸 | 油酸 | 亚油酸 | 亚麻酸 |
|------|--------|--------|--------|------|--------|--------|
| 葵花籽 | 52.8 | 8.3 | 4.3 | 19.9 | 65.2 | 0.2 |
| 南瓜子 | 46.1 | 12.4 | 5.2 | 37.4 | 44.7 | 0.3 |
| 松子 | 58.5 | 7.8 | 2.9 | 37.7 | 34.7 | 11.0 |
| 西瓜籽 | 44.8 | 9.7 | 6.9 | 11.0 | 71.6 | 0.4 |
| 榛子 | 50.3 | 4.6 | 1.9 | 23.5 | 49.9 | 3.5 |

一些含油种子中单不饱和脂肪酸的比例较大，对心血管疾病预防有一定益处。例如，榛子、杏仁、美洲山核桃和开心果中所含的脂肪酸当中，57%~83%为单不饱和脂肪酸。花生、松子和南瓜子所含脂肪酸中，约有40%左右来自单不饱和脂肪酸。腰果和榛子中约有1/4的脂肪酸为单不饱和脂肪酸。核桃和松子含有较多的α–亚麻酸，对改善膳食中的 $n-3$ 和 $n-6$ 脂肪酸比例有一定贡献。

由于含油种子类富含膳食纤维类物质和蛋白质，其中所含的脂肪进入血液的速度比动物性食品要缓慢，因此对血脂的影响比仅仅摄入橄榄油等富含单不饱和脂肪酸的食品更缓慢和有效。

## （三）维生素

维生素与高油脂含量相伴，含油种子中的维生素E含量十分丰富（表6–7）。

B族维生素的含量也较高，是植物性食品中的佼佼者。含油种子中的B族维生素包括维生素 $B_1$、维生素 $B_2$、烟酸和叶酸。其中杏仁中的维生素 $B_2$ 含量特别突出，无论是美国大杏仁还是中国小杏仁，均是核黄素的极好来源。

部分含油种子含少量胡萝卜素，例如榛子、核桃、花生、葵花籽松子的胡萝卜素含量为0.03~0.07 mg/100 g，鲜板栗和开心果达0.1 mg/100 g以上。一些含油种子中含有相当数量的维生素C，如欧榛中含维生素C达22 mg/100 g，栗子、杏仁为25 mg/100 g左右，可以作为膳食中维生素C的补充来源。

### 表6–7　几种含油种子的维生素含量

（单位:/100 g）

| 名称 | 维生素E /mg | 硫胺素 /mg | 核黄素 /mg | 烟酸 /mg | 维生素 $B_6$ /mg | 叶酸 /μg |
|------|-------------|------------|------------|----------|------------------|----------|
| 美国杏仁 | 24.0 | 0.21 | 0.78 | 3.36 | 0.11 | 58.5 |
| 榛子 | 23.9 | 0.50 | 0.11 | 1.14 | 0.61 | 71.9 |
| 美洲山核桃 | 3.10 | 0.85 | 0.13 | 0.89 | 0.19 | 38.9 |
| 松子 | 3.50 | 1.25 | 0.21 | 4.36 | 0.11 | 57.1 |
| 南瓜子仁 | 1.00 | 0.21 | 0.32 | 1.75 | 0.21 | 57.1 |

| 名称 | 维生素 E /mg | 硫胺素 /mg | 核黄素 /mg | 烟酸 /mg | 维生素 $B_6$ /mg | 叶酸 /μg |
|------|------|------|------|------|------|------|
| 葵花籽仁 | 50.3 | 2.28 | 0.25 | 4.50 | 0.78 | 227.8 |
| 栗子 | 1.20 | 0.24 | 0.17 | 1.34 | 0.50 | 69.9 |

### (四)矿物质

含油种子类的铁、锌、铜、锰、硒等各种微量元素的含量在各种食品中相当突出，高于大豆，更远高于谷类。芝麻中除含有特别丰富的铁之外，还含有大量的钙，堪称含油种子中的营养珍品。黑芝麻中含有大量的锰。据研究表明，芝麻中含有芝麻酚等抗衰老物质。因此，芝麻历来被我国人民视为补品和保健品。

含油种子类虽为营养佳品，但因为其中大部分含大量脂肪，能量很高，不宜大量食用，以免引起消化不良或肥胖等问题。花生的黄曲霉毒素污染问题也要引起重视。

**链接 6-4**

**吃坚果益心脏**

常吃坚果，如花生、核桃、栗子、榛子、松子、瓜子、莲子等不得心脏病。研究发现，坚果中能有效预防心脏病的物质是脂肪酸和磷脂。坚果类食物虽然脂肪含量高，但 50%~80% 为不饱和脂肪酸和磷脂，必需脂肪酸含量极为丰富。这对降低饱和脂肪酸和胆固醇的摄取是十分宝贵的。因此，冠心病人、高血压病人及由于动脉粥样硬化引起的血管病变病人，可由此获得人体必需脂肪酸。坚果类食物含的磷脂肪，尤其是卵磷脂极为丰富，它有清洗血管，增加血管弹性之效。坚果类食物中所含的铬能够促进葡萄糖的利用和胆固醇排泄，起着保护心血管的作用。

## 三、豆类及含油种子类的卫生

### (一)豆类的卫生

豆类的卫生问题与谷类相同，但大豆等豆类在夏天易遭虫害。因此，贮存的时间一般不要过第二年的夏天，要做到当年收购，当年加工、销售和食用。如数量多需要较长时间贮存，则应采取有效措施和加强对夏天仓库的管理和检查，以确保其安全过夏。

非发酵性豆制品，如豆腐、豆芽及用豆腐炸卤、熏制、干制的豆制品的卫生，可因加工、销售过程中不符合卫生要求而受到化学毒物及细菌的污染。发酵性豆制品，如豆豉、豆瓣酱、腐乳等的卫生，除存在与非发酵豆制品相同处外，特别应值得注意的是霉菌污染问题。为此，豆制品加工车间、设备和工具以及贮存、运输、销售过程所用的管道、容器、包装材料等都要有防蝇、防鼠、防尘设备。不得使用对人体有害的材料制成的容器及包装用具，各种设备及用具应符合国家卫生标准，避免微生物和有害有毒物质对豆制品的污染。发酵豆制品要选择优良菌种，防止杂菌污染和菌种变异而产生毒素。

豆制品生产用水和添加剂应符合国家卫生标准，豆制品制成小包装，有利于防止运输、销售环节的污染，据研究认为豆腐在流水中浸泡（水温 12 C）出售或贮于冷藏柜（温度在 5~10 C 下）出售，其防污保鲜效果较好。豆芽生长中禁止使用尿素等化肥。

大豆类食品还存在一些抗营养因子，如蛋白酶抑制剂、甙类、植物红细胞凝集素等，经过加热处理，这些物质可被破坏。此外，大豆的脱臭脱腥也可用加热方法，但不够彻底，采用乙醇处理后减压蒸发掉乙醇的办法，效果较好。

### （二）含油种子的卫生

含油种子营养价值极高，含有丰富的脂肪和蛋白质。脂肪含量为 20 %~50 %，主要由不饱和脂肪酸组成，很容易发生酸败变质，稳定性差，较难保管。同时含油种子富含蛋白质，蛋白质是一种亲水胶体物质，对水的亲和能力和持水能力比糖类物质强。因此，含油种子吸湿性较大，容易吸收空气中的水蒸气，增加水分含量，质地变软。

含油种子被霉菌及其毒素污染后，容易引起中毒。如食用带有黄曲霉毒素的花生或花生制品，能引起人和动物中毒，甚至死亡。黄曲霉毒素也是目前发现的最强的化学致癌物质之一，主要损害肝脏并有强烈的致癌、致畸和致突变作用。此外，还能诱发胃腺癌、肾癌、直肠癌及乳腺、卵巢、小肠等部位的肿瘤。近几年的调查表明，在非洲、中国和东南亚发生的肝癌与某些食物中黄曲霉毒素含量高有直接关系。

## 四、学前儿童豆类及含油种子类食物的合理食用

不同的加工和烹调方法，对大豆蛋白质的消化率有明显的影响。整粒熟大豆的蛋白质消化率仅为 65 . 3 %，但加工成豆浆可达 90 %，豆腐可提高到 92 %~96 %。影响大豆蛋白质消化率的因素主要有两个：一个是豆皮中的纤维素，难以消化；另一个是胰蛋白酶抑制素，它能抑制胰蛋白酶的消化作用，使大豆难以分解为人体可吸收利用的各种氨基酸。而加工后的豆制品是经过水泡、磨碎、充分煮沸而成，上述两种不利因素即被破坏，消化率随之提高，所以大豆及其制品须经充分加热煮熟后方可食用。

含油种子类是一类营养价值较高的食品，其共同特点是低水分高能量，富含各种矿物质和 B 族维生素。但由于所含能量较高，虽为营养佳品，亦不可过量食用，以免肥胖。另外，含油种子的脂肪含不饱和脂肪酸的比例较高，易受氧化而酸败变质，故应保存于干燥阴凉处，并尽量隔绝空气。

# 第三节　蔬菜及水果类的选择

蔬菜和水果是我国居民膳食结构的重要组成部分。新鲜蔬菜、水果中含有大量的

水分，维生素和矿物质含量尤为丰富，含有丰富的酶类，另还含有各种有机酸、芳香物质、色素和较多的纤维素及果胶物质等成分，具有良好的感官性状，能促进人们的食欲和帮助消化。蔬菜和水果中的蛋白质和脂肪含量很低，碳水化合物含量不高，除少部分外，一般不能作为热能和蛋白质来源。

## 一、蔬菜中的营养成分及其加工品的营养价值

### (一)蔬菜的营养成分

蔬菜的含水量一般在 90 % 以上，这使得其中营养素的含量看起来较低，但营养素密度不低。

1．能量

由于大部分蔬菜含水分高，所供能量不多，平均每 100 g 鲜菜供应能量 41.84 ~ 167.36 kJ(10 ~ 40 kcal)。只有含淀粉较多的根茎类，如土豆、芋头、山药等供能量较多(每 100 g 可供能量 80 kcal 左右)。

2．蛋白质

新鲜蔬菜的蛋白质含量通常在 3 % 以下。在各种蔬菜中，以鲜豆类、菌类和深绿色叶菜的蛋白质含量较高，如鲜豇豆的蛋白质含量为 2.9 %，金针菇为 2.4 %，苋菜为 2.8 %。蔬菜蛋白质质量较佳，如菠菜、豌豆苗、豇豆、韭菜等的限制性氨基酸均为含硫氨基酸，而赖氨酸则比较丰富，可和谷类发生蛋白质营养互补。如每日摄入绿叶蔬菜 400 g，按照 2 % 的蛋白质含量计算，可从蔬菜中获得 8 g 蛋白质，达每日需要量的 13 %。由此可见，绿叶蔬菜也是不可忽视的蛋白质营养来源。

3．矿物质

蔬菜中富含矿物质，对人体调节膳食酸碱平衡十分重要。蔬菜为高钾低钠食品，也是钙和铁的重要膳食来源。在各种蔬菜中，以叶菜含矿物质为多，尤以绿叶蔬菜更为丰富，非绿叶蔬菜，如茄子、冬瓜、萝卜等含量不及叶菜多。

我国膳食中，蔬菜是供给钙的最重要来源。许多绿叶蔬菜如油菜、小白菜、芹菜、雪里蕻、荠菜等钙的含量都比较高。但钙的利用率较差，尤其是菠菜、空心菜、苋菜、茭白、葱头、冬笋等，他们都含有较多的草酸，钙与草酸结合，可形成不溶性草酸钙，影响人体对钙的吸收。绿叶菜含铁也较多，同样吸收率不高。

4．维生素

蔬菜在膳食中的重要意义是含有谷类、豆类、动物性食品中缺乏的维生素 C，以及能在体内转化为维生素 A 的胡萝卜素(表 6-8)。此外，蔬菜中含有除维生素 D 和维生素 $B_{12}$ 之外的各种维生素，包括维生素 $B_1$、维生素 $B_2$、维生素 $B_6$、尼克酸、泛酸、生物素、叶酸、维生素 E 和维生素 K，是维生素 $B_2$ 和叶酸的重要膳食来源。

### 表6-8　部分蔬菜中的维生素 C 和胡萝卜素含量

（单位：mg/100 g）

| 蔬菜名称 | 维生素 C | 胡萝卜素 | 蔬菜名称 | 维生素 C | 胡萝卜素 |
|---|---|---|---|---|---|
| 胡萝卜 | 13 | 4.13 | 菠菜 | 32 | 2.92 |
| 小红辣椒 | 144 | 1.39 | 绿芥菜 | 47 | 2.11 |
| 绿菜花 | 51 | 7.21 | 芥蓝 | 76 | 3.45 |
| 白菜花 | 61 | 0.03 | 小白菜 | 28 | 1.68 |
| 番茄 | 19 | 0.55 | 黄瓜 | 9 | 0.09 |

（1）胡萝卜素。其含量与蔬菜的颜色有关，深绿色叶菜和橙黄色蔬菜的含量最高，每 100 g 中含量达 2~4 mg；浅色蔬菜中胡萝卜素含量较低，如花菜、白萝卜、藕等，他们的胡萝卜素含量甚微。有些蔬菜的绿叶如莴苣叶、芹菜叶、萝卜缨等，虽都含有极丰富的胡萝卜素，但人们习惯上弃掉不食，甚为可惜。

（2）维生素 C。各种新鲜蔬菜都含有维生素 C，绿叶菜是维生素 C 的良好来源。有些非绿叶蔬菜如西红柿、黄瓜等，含维生素 C 不及叶菜丰富，习惯上凉拌而食，则维生素 C 损失较少。值得提出的是蔬菜中的辣椒，不论是红辣椒还是绿辣椒，不论是柿子椒还是小青椒，都含有丰富的维生素 C 和维生素 PP，并含有较多的胡萝卜素。一般瓜类蔬菜的维生素 C 含量均较低，但苦瓜富含维生素 C，每 100 g 苦瓜可供维生素 C 84 mg。

（3）核黄素。蔬菜中核黄素的含量并不算很丰富，但在我国的膳食中，绿叶蔬菜却是维生素 $B_2$ 的重要来源。营养调查发现，维生素 $B_2$ 缺乏症的发病率常与缺乏绿叶蔬菜成正比。

由于我国居民消费奶类和柑橘类水果和果汁较少，因此蔬菜是膳食中维生素 A 和维生素 C 的主要来源，也是维生素 $B_2$ 的重要来源。如每天摄入 400 g 绿叶蔬菜，约可获得 0.4 g 核黄素，相当于每日推荐供给量的 1/3 左右。

5．碳水化合物

蔬菜中的碳水化合物包括可溶性糖淀粉和膳食纤维。大部分蔬菜的碳水化合物含量较低，仅为 2%~6%，几乎不含淀粉。蔬菜中纤维素、半纤维素等膳食纤维含量较高，鲜豆类在 1.5%~4% 之间，叶菜类通常达 1.0%~2.2%，瓜类较低，在 0.2%~1.0%。在主食精制程度越来越高的现代饮食中，蔬菜中的膳食纤维在膳食中具有重要的意义。各种蔬菜都含有膳食纤维，它能促进肠道蠕动，加快粪便的形成与排出，减少有害物质与肠黏膜接触的时间，有预防便秘、痔疮、阑尾炎、结肠癌的作用。膳食纤维还能降低血胆固醇，对预防动脉粥样硬化有好处。此外，膳食中的膳食纤维能改善糖代谢，对预防和治疗糖尿病均有益。膳食中的蔬菜是膳食纤维的重要来源。

链接 6-5

## 黄 花 菜

黄花菜是一种营养丰富的蔬菜，又名金针菜，属百合科，不择地势，不择土质，耐寒耐旱。可连续采收二三十年的花，故有"长命菜"的雅称，盛产于福建戴云山下。

黄花菜清甜可口，据《本草纲目》载，有利尿化瘀的功效。民间还用黄花菜煮食，帮助产妇催乳。一般所食用的黄花菜为蒸制加工过的干制品，食用时是安全的。当食用鲜黄花菜时，如食法不当，则容易引起中毒症状。鲜黄花菜中含有秋水仙素。秋水仙素本身是无毒的，但进入人体以后，被氧化成二秋水仙素，则具有毒性作用。主要是对人体的胃肠及呼吸器官系统产生刺激，使人嗓子发干、恶心、呕吐、腹痛等，严重时可使人体有血便、血尿等症状。鲜黄花菜中所含秋水仙素易溶于水。因此，食用时先烫一下，再用凉水浸泡 2 小时后并挤去所含水分，鲜黄花菜就失去了毒性作用，再烹调食用就不会发生中毒事故了。

### (二)蔬菜加工品的营养价值

膳食中的蔬菜以新鲜蔬菜为主要食用形式，但是仍有少量蔬菜用来腌制、干制、速冻和罐藏。

脱水蔬菜的水分含量通常在 8% 以下，其中的矿物质、碳水化合物、膳食纤维等成分得到浓缩。在脱水过程中，维生素 C 有部分损失，损失程度因干制方法的不同而异。一般来说，真空冷冻干燥法的营养素损失最小，而且由于浓缩效应，干制后的营养素含量升高。长时间的晾晒或烘烤则营养素损失较大，其中维生素 C 损失率最高可达 100%，胡萝卜素大部分被氧化。

蔬菜腌制往往要经过反复的洗、晒或热烫，其水溶性维生素和矿物质损失严重。因此腌制蔬菜不是维生素 C 的良好来源。传统酱菜的盐含量可达 10% 以上，低盐酱菜的盐含量在 7% 左右。

速冻蔬菜经过清洗—热烫—包冰衣—装袋—深冻几步处理后，水溶性维生素有一定损失，但胡萝卜素损失不大，仍然可以为膳食提供矿物质和膳食纤维。

罐藏蔬菜经过热烫热排气、灭菌等工艺后，水溶性维生素和矿物质可能受热降解和随水流失。由于蔬菜的 pH 值比水果高，酸性较低，维生素 C 的加工稳定性较差。

蔬菜汁是混浊汁，通常由多种蔬菜调配而成，包含了蔬菜中的主要矿物质营养成分和胡萝卜素，但除去了蔬菜中的大部分不可溶性膳食纤维。

## 二、水果中的营养成分及其加工品的营养价值

### (一)水果中的营养成分

水果是味甜多汁的植物性食物的总称，其中以植物的带肉果实或种子为主，以木本植物的果实为多。广义的水果也包括了少数茎、根等其他植物学部位，如甘蔗等。水果的特点是富含水分，有甜味，并可以不经烹调直接食用。多数水果含水分达

85％～90％，可食部分的主要成分是水、碳水化合物和矿物质，以及少量的含氮物和微量的脂肪。此外，还含有维生素、有机酸、多酚类物质、芳香物质、天然色素等成分。表6-9列出了水果的平均化学组成。

**表6-9　水果的平均化学组成（占可食鲜重的百分比）**

| 水果 | 干物质 | 总糖 | 滴定酸度 | 不溶纤维 | 果胶 | 灰分 | pH |
|------|--------|------|----------|----------|------|------|-----|
| 苹果 | 16.0 | 11.1 | 0.6(M) | 2.1 | 0.6 | 0.3 | 3.3 |
| 梨 | 17.5 | 9.8 | 0.2(M) | 3.1 | 0.5 | 0.4 | 3.9 |
| 杏 | 12.6 | 6.1 | 1.6(M) | 1.6 | 1.0 | 0.6 | 3.7 |
| 樱桃 | 18.7 | 12.4 | 0.7(M) | 2.0 | 0.3 | 0.6 | 4.0 |
| 桃 | 12.9 | 8.5 | 0.6(M) | — | — | 0.5 | 3.7 |
| 李子 | 14.0 | 7.0 | 1.5(M) | 1.3 | 0.9 | 0.5 | 3.3 |
| 黑莓 | 19.1 | 5.0 | 0.6(C) | 9.2 | 0.7 | 0.5 | 3.4 |
| 草莓 | 10.2 | 5.7 | 0.9(C) | 2.4 | 0.5 | 0.5 | — |
| 葡萄 | 17.3 | 14.8 | 0.4(T) | — | — | 0.5 | 3.3 |
| 橙 | 13.0 | 7.0 | 0.8(C) | — | — | 0.5 | 3.3 |
| 柠檬 | 11.7 | 2.2 | 6.0(C) | — | — | 0.5 | 2.5 |
| 菠萝 | 15.4 | 12.3 | 1.1(C) | 1.5 | — | 0.4 | 3.4 |
| 香蕉 | 26.4 | 18.0 | 0.4(M) | 4.6 | 0.9 | 0.8 | 4.7 |
| 番石榴 | 19.0 | 13.0 | 0.2 | — | — | 0.9 | — |
| 杧果 | 19.0 | 14.0 | 0.5 | — | 0.5 | — | — |

注：滴定酸度按照M：苹果酸；C：柠檬酸；T：酒石酸来计算。

### 1.碳水化合物

水果中的碳水化合物包括淀粉、蔗糖、果糖和葡萄糖。鲜果中蔗糖和还原糖含量为5％～20％，多在10％左右，但柠檬可低达0.5％。水果干制品的糖含量可高达50％以上。未成熟果实中淀粉含量较高，成熟之后转化为单糖或双糖。除了香蕉之外，成熟后淀粉含量降至可忽略的水平。由于含有糖分，水果是膳食中能量的补充来源之一。

果实中的甜味来源主要是葡萄糖、果糖和蔗糖，其比例和含量则因水果种类、品种和成熟度的不同而异。水果中其他单糖和低聚糖的含量甚微。蔷薇科水果中山梨糖醇较为丰富，如苹果汁中D-山梨醇的含量达300～800 mg/100 mL。柿子等水果还含有甘露醇。除了香蕉之外，淀粉仅在未成熟水果当中存在。随着果实的成熟，其中淀粉分解，糖分含量提高，但香蕉是个例外，成熟香蕉中的淀粉含量高达3％以上。

水果中含有较丰富的膳食纤维，包括纤维素、半纤维素和果胶，其中以果胶最为突出，是膳食中纤维的重要来源。水果中果胶的含量和组分都受到成熟度的强烈影响。随着成熟度的提高，果胶含量下降，果胶当中的不溶性组分下降，而可溶性组分增加。果胶也是水果加工品中的重要成分。

### 2. 蛋白质和脂肪

水果中含有 $0.1\%\sim1.5\%$ 的含氮物质，其中 $35\%\sim75\%$ 是蛋白质，部分是游离氨基酸，有的还含有一些活性胺类，如多巴胺、去甲肾上腺素、脱氧肾上腺素等。

水果中蛋白质含量多为 $0.5\%\sim1.0\%$。因此，水果不是膳食中蛋白质的重要来源，也不宜作为主食。水果中的蛋白质主要为酶蛋白，包括果胶酶和酚氧化酶。某些水果中含有较丰富的蛋白酶类，如菠萝、木瓜、无花果、猕猴桃等。

水果的脂肪含量多在 $0.3\%$ 以下，只有鳄梨、榴莲、余甘等少数水果脂肪含量达到引起注意的程度。例如，鲜梨含脂肪达 $10\%$ 以上。但这些水果均未成为我国居民经常食用的水果。水果的种仁通常是富含油脂的。

### 3. 维生素

水果和蔬菜一样，含有除维生素 D 和维生素 $B_{12}$ 之外的所有维生素，但其 B 族维生素含量普遍较低，它是膳食中维生素 C 和胡萝卜素的较重要来源，有些水果还可以提供叶酸、维生素 K 和维生素 $B_6$。水果中硫胺素和核黄素的含量通常低于 $0.05\ mg/100\ g$。总体而言，水果中的维生素含量低于绿叶蔬菜。

在各类水果中，柑橘类是维生素 C 的良好来源，包括橘、橙、柑、柚、柠檬等，可以一年四季提供充足的鲜果和果汁。草莓、山楂、酸枣、鲜枣、猕猴桃、龙眼等也是某些季节中维生素 C 的优良来源。热带水果多含有较为丰富的维生素 C，半野生水果则维生素 C 含量普遍超过普通栽培水果。然而，苹果、梨、桃等消费量最大的温带水果在提供维生素 C 方面意义不大。

具有黄色和橙色的水果可提供类胡萝卜素。水果中常见的胡萝卜素是 α– 胡萝卜素、β– 胡萝卜素、番茄红素、玉米黄素和隐黄素等。西瓜和粉红色葡萄柚的主要类胡萝卜素是番茄红素。除了柑橘类和杏、黄桃之外，其他富含类胡萝卜素的水果包括虻果、木瓜、黄肉甜瓜、西番莲和柿子。然而，果肉颜色浅的水果所含类胡萝卜素甚少，大多数水果在胡萝卜素供应方面不及绿叶蔬菜和橙黄色蔬菜重要。

水果中维生素的含量受到种类、品种的影响，也受到成熟度、栽培地域、肥水管理、气候条件、采收成熟度、储藏时间等的影响，因此即使同一品种，也可能产生较大的差异。此外，水果不同部位的维生素 C 含量有所差异。对于苹果来说，靠近外皮的果肉部分维生素 C 含量较高，而甜瓜则以靠近种子的部位维生素 C 含量较高。

水果加工品的维生素 C 含量有所下降，但柑橘汁和山楂汁酸性较强，可保留较多的维生素 C。干制水果中的维生素 C 破坏较为严重。

### 4. 矿物质

水果中含有多种矿物质，矿物质含量在 $0.4\%$ 左右，主要是钾、镁、钙等，钠含量较低。在膳食当中，水果是钾的重要来源。水果干制品也是矿物质的重要来源。一些水果含有较为丰富的镁和铁,如草莓、大枣和山楂的铁含量较高,而且因富含维生素C和有机酸,其中铁的生物利用率较高。水果中的微量元素含量则因栽培地区的土壤微量元素含量和微肥施用情况不同而具有较大的差异。

经过脱水处理之后,水果干中的矿物质含量得到浓缩而大幅度提高。杏干、葡萄干、干枣、桂圆、无花果干等均为钾、铁、钙等矿物质的膳食补充来源之一。

5.水果中的其他有益成分

水果中有机酸含量为0.2%~3.0%。其中主要种类为柠檬酸、苹果酸、酒石酸和抗坏血酸,仁果、核果、浆果和热带水果以柠檬酸为主,蔷薇科水果则以苹果酸为主,而葡萄中含有酒石酸。一些水果中还含有少量的草酸、水杨酸、琥珀酸、奎宁酸等。

从营养上来说,多数有机酸可以提供少量热量。每克柠檬酸和苹果酸所提供的热量分别为2.47 kcal和2.39 kcal。有机酸具有开胃和促进消化的作用,还能起到螯合和还原的作用,促进多种矿物质的吸收。水果中的酚类物质对果品的色泽和风味都有很大的影响。其中包括酚酸类、类黄酮、花青素类、原花青素类、单宁类等。其中黄酮类物质的摄入量与心血管疾病的死亡率之间有着确定的负相关关系。人体所摄入的类黄酮物质约有10%来自水果,其他则来自蔬菜和茶。部分水果中的花青素也具有黄酮类的抗氧化活性。

水果类食品的涩味主要来自其中所含有的单宁物质。香蕉皮、柿子、石榴中的单宁含量最高,因此具有明显的涩味,包括(+)-儿茶素、(−)-表儿茶素、没食子儿茶素、表没食子儿茶素等。

## (二)水果加工品的营养价值

水果的加工品保存了水果的特有风味,主要的营养损失是维生素C,胡萝卜素损失不大。除柑橘类和山楂等酸味水果外,富含维生素C的水果以生食为佳。

水果罐头、果酱、果脯、果汁、果糕等的维生素C保存率与原料特点、加工工艺水平和储藏条件有很大关系。在适当的加工条件下,柑橘汁等酸性果汁中的维生素C可以得到较好的保存,成为维生素C的日常来源,但多数市售加工品中维生素C含量较低。

纯果汁分为两类:一类是带果肉的混浊汁,其中含有除部分纤维素之外的水果中的全部养分,如柑橘汁等;另一类是澄清汁,经过过滤或超滤,除去了水果中的膳食纤维、各种大分子物质和脂类物质,只留下糖分、矿物质和部分水溶性维生素,如苹果汁。市售"果汁饮料"中原果汁的含量在10%以下,有的在2.5%以下,仅能提供水分和部分能量。

果酱和果脯加工中需要加大量蔗糖长时间熬煮或浸渍,一般含糖量可达50%~70%,因此大量消费这类产品可能带来精制糖摄入过量的问题。

水果干制可导致10%~40%的维生素C损失,在酸性条件下损失减少。其中的矿物质得到浓缩,例如,杏干、葡萄干、干枣等均为多种矿物质的良好来源。

水果可以加工成多种果酒。与蒸馏酒相比,果酒中的酒精度低,含有较丰富的碳水化合物、氨基酸、矿物质和维生素,并含有水果中有益健康的一些有机酸类、多酚类物质和风味物质等。有研究认为,少量饮用果酒具有降低心脏病发病率的作用。近来发现葡萄酒中有微量防癌物质白藜芦醇。由于果酒的生产可以有效利用水果加工中的皮、渣、核等副产品,因而对农产品综合利用具有重要的义。

**链接 6-6**

### 水果不能代替蔬菜

在日常生活中,不少人认为只要每天吃足够的水果,就能满足人体所需的蔬菜中的营养物质,其实这是个误区。

水果和蔬菜虽然都含有维生素 C 和矿物质,但在含量上还是有差别的。除了含维生素 C 多的鲜枣、山楂、柑橘等外,一般水果如苹果、鸭梨、香蕉、杏等所含的维生素和矿物质都比不上蔬菜,特别是绿叶蔬菜。因此,要想获得足量的维生素还是必须吃蔬菜。

吃蔬菜时通过烹调加工,还可以从盐、植物油、酱油等调料中获得其他一些营养物质,而吃水果在这方面就会受到限制。当然,水果也有它独特的功用,比如大多数含有各种有机酸,如柠檬含有大量的柠檬酸,苹果含有大量的苹果酸,葡萄含有酒石酸,等等。

这些有机酸能刺激消化液分泌,饭后适量吃点水果对消化大有益处。另外,有些水果还含有一些蔬菜没有的药用成分。一般而论,水果与蔬菜还是各有自己的特点和功用的,水果不能代替蔬菜,蔬菜也不能代替水果。

## 三、蔬菜及水果类的卫生

蔬菜、水果以生食或急火炒熟的烹调方法为主,因此,卫生标准成为衡量其质量的重要方面。

### (一)肠道致病菌和寄生虫卵的污染

蔬菜栽培过程中若使用人畜粪便作肥料,则会被肠道致病菌和寄生虫卵污染,例如,黄瓜、西红柿在痢疾传播中占了很大比重。无论是新鲜蔬菜还是咸菜中都可以检出蛔虫卵,即使浓的盐溶液也不能杀死蛔虫卵。水生植物如红菱(菱角)和荸荠(马蹄)可能有姜片虫囊蚴,生吃可能引起姜片虫病流行。在运输过程中蔬菜和水果混运,可引起水果被肠道致病菌污染,表皮破损的水果更容易被污染。

为了防止肠道致病菌和寄生虫卵对人体造成危害,生吃瓜果、蔬菜要彻底洗净、消毒,不生吃水生植物。消毒方法有两种:一是以沸水充分浸烫 30 s,既要杀死虫卵,又要保持维生素。二是药物消毒,有些可用漂白粉或高锰酸钾溶液浸泡,其缺点是有效成分非常不稳定,消毒效果不易掌握,浸泡后还要用冷开水漂洗。制作水果拼盘、冷盘等直接入口的食品,要防止苍蝇、蟑螂等害虫接触,避免肠道致病菌和寄生虫卵的污染。

## （二）生活污水和工业废水的污染

用生活污水和工业废水灌溉菜地，不仅可以解决水源和增加肥源问题，而且使污水在土壤中进行自然净化，减少河道污染。但未经处理的生活污水中常含有大量致病细菌和寄生虫卵，可以污染蔬菜；未经处理的工业废水可能含有各种毒物，不利于蔬菜生长，而且对食用者的健康产生一定危害。为此，在使用污水灌溉菜地前，应先经贮存，微生物发酵，沉淀去除有害物质再行灌溉。对生食蔬菜、瓜果要采用高架栽培和地下灌水技术，以避免与污水直接接触。在蔬菜收获前 3～4 周应停止用污水灌溉。对于饮食业来说要彻底清洗蔬菜、水果，生食的蔬菜、水果要经过消毒。

## （三）残留农药的污染

为了使农药残留量对蔬菜、水果的污染降至最低，对农业来说要尽量选用高效、低毒、低残留的品种，注意采摘与施药之间隔有足够长的时间；对饮食业来说要彻底清洗浸泡蔬菜、水果，能削皮的一定要削去表皮。

# 四、学前儿童蔬菜及水果类食物的合理食用

## （一）学前儿童蔬菜的合理食用

### 1．合理选择

蔬菜含丰富的水溶性维生素。除维生素 C 外，一般叶部含量比根茎部高，嫩叶比枯叶高，深色的菜叶比浅色的高。因此在选择时，应多选择新鲜、色泽深的蔬菜。

### 2．合理加工与烹调

任何烹调加工方式都会造成蔬菜中营养素的损失，所以对于番茄和黄瓜等能生吃的蔬菜，可尽量采用生吃和凉拌的方式。水溶性维生素如维生素 C 和 B 族维生素以及无机盐易溶于水，所以蔬菜宜先洗后切，避免损失。洗好后的蔬菜，放置时间也不宜过长，以避免维生素被氧化破坏，尤其要避免将切碎的蔬菜长时间浸泡在水中。烹调时，应急火快炒，否则加热时间越长，维生素损失越多。有研究证明，蔬菜煮 3 min，其中维生素 C 损失 5 %，10 min 达 30 %。为了减少维生素的损失，烹调时加入少量醋和淀粉，可以保护维生素 C 不被破坏。有些蔬菜如菠菜等，为减少草酸对钙吸收的影响，在烹调时，可先将蔬菜放在开水中焯或烫一下后捞出，使其中的草酸大部分溶留在水中。

有些蔬菜本身含有有毒物质，如某些四季豆含皂苷，鲜黄花菜含秋水仙碱，食用后都会引起中毒。所以，四季豆要完全炒熟煮透才可食用，黄花菜最好选用干黄花菜，鲜黄花菜一次不要多吃，烹调前先开水焯过，并用清水充分浸泡以除去秋水仙碱。

### 3．不宜长时间保存

长时间保存的蔬菜一方面维生素容易损失，如菠菜在 20 ℃时放置 1 d，维生素 C

损失就会达到 84 %，但低温保存(5~7 ℃)维生素损失会少一些。另一方面，长时间保存的蔬菜尤其是白菜中含有大量的硝酸盐，腐烂后经细菌作用，可转变成亚硝酸盐。亚硝酸盐不仅能使血液中的低铁血红蛋白变成高铁血红蛋白，使血液失去载氧能力而引起食物中毒，同时还能与胺形成亚硝胺，亚硝胺是一种致癌物质。

**链接 6-7**

胡萝卜是一种营养价值较高的食物，但如果烹调或搭配不当，可影响对营养素的吸收。胡萝卜中含有大量的胡萝卜素，是脂溶性维生素，只有溶解在油脂中，才能在人体的肠黏膜作用下，转变为维生素 A 而被吸收。生吃胡萝卜，90 % 的胡萝卜素因不能被人体吸收而排泄掉。因此，在烹调胡萝卜时，要适量多放点油，最好同肉类一起炒。此外，烹调胡萝卜的时间不宜过长，以减少维生素 C 的损失。

### (二)学前儿童水果的合理食用

1.科学地选择水果。吃水果虽然有益于健康，但水果除含有丰富的维生素和矿物质外，还含有大量的非营养素的生物活性物质，可以防病治病，也可致病，食用时应予以注意。如梨有清热降火、润肺去燥等功能，对于肺结核、急性或慢性气管炎和上呼吸道感染患者出现的咽干、喉痛、痰多而稠等有辅助疗效，但对腹泻者不宜食用。又如红枣可增加机体抵抗力，对体虚乏力、贫血者适用，但对龋齿疼痛、下腹胀满、大便秘结者不宜食用。

2.注意水果的卫生，不要食用开始腐烂的水果，以及无防尘、防蝇设备，又没彻底洗净消毒的果品。如草莓、桑葚、剖片的西瓜等，容易发生痢疾、伤寒、急性胃肠炎等消化道传染病。

3.有些水果不宜空腹吃。如西红柿、柿子、香蕉、橘子、山楂、甘蔗、鲜荔枝等。

# 第四节　畜禽肉及水产动物类的选择

膳食中常用的肉类包括畜、禽肉及其脏器，鱼、虾和蟹等水产品及其制品。肉类食品主要提供优质的蛋白质、脂肪、无机盐、维生素及浸出物等营养成分，不但营养价值极高，消化吸收率高，而且可以烹调成各种美味佳肴。

## 一、畜禽肉的营养价值

肉类是指来源于热血动物且适合人类食用的所有部分的总称。肉类包括畜肉和禽肉。畜肉是指猪、牛、羊、兔、马等牲畜的肌肉、内脏及其制品。禽肉是指鸡、鸭、鹅、鸽、鹌鹑等的肌肉、内脏及其制品。肉类可提供优质蛋白质、脂肪、矿物质和维生素，其营养成分的分布与动物的种类、年龄、性别、部位、肥瘦程度及饲养情况等有很大关系。肥瘦比例不同的肉中蛋白质和脂肪的含量相差很大，在内脏中蛋白质、维生素、矿物质和胆固醇的含量较高,而脂肪含量相对较少。

肉类的种类虽然很多,但其组织结构特性基本相同,一般是由肌肉组织、脂肪组织和结缔组织构成。表6-10,6-11分别列出了常见畜、禽类食物营养素分布情况及蛋白质营养素密度。

**表6-10 常见畜类食物(/100 g)营养素分布情况及蛋白质营养素密度**

| 名称 | 朊营养密度/(g/4.18 MJ) | 蛋白质/g | 脂肪/g | 胆固醇/mg | 视黄醇/μg | 硫胺素/mg | 核黄素/mg | 尼克酸/mg | Ca/mg | Fe/mg | Zn/mg | Se/μg |
|------|------|------|------|------|------|------|------|------|------|------|------|------|
| 猪里脊 | 130 | 20 | 8 | 55 | 5 | 0.47 | 0.12 | 5.2 | 6 | 1.5 | 2.3 | 5.3 |
| 猪奶脯 | 22 | 8 | 35 | 98 | 39 | 0.14 | 0.06 | 2 | 5 | 0.8 | 0.7 | 2.2 |
| 猪蹄筋 | 226 | 35 | 1 | 79 | — | 0.01 | 0.09 | 2.9 | 15 | 2.2 | 2.3 | 10.3 |
| 猪脑 | 82 | 11 | 10 | 2571 | — | 0.11 | 0.19 | 2.8 | 30 | 1.9 | 1.0 | 12.7 |
| 肥牛肉 | 159 | 20 | 4 | 84 | 7 | 0.04 | 0.14 | 5.6 | 23 | 3.3 | 4.7 | 6.5 |
| 瘦牛肉 | 191 | 20 | 2 | 58 | 6 | 0.07 | 0.13 | 6.3 | 9 | 2.8 | 3.7 | 10.6 |
| 牛蹄筋 | 226 | 34 | 1 | — | | 0.07 | 0.13 | 0.7 | 5 | 3.2 | 0.8 | 1.7 |
| 肥羊肉 | 94 | 19 | 14 | 92 | 22 | 0.05 | 0.14 | 4.5 | 6 | 2.3 | 3.2 | 32.2 |
| 驴瘦肉 | 185 | 22 | 3 | 74 | 72 | 0.03 | 0.16 | 2.5 | 2 | 4.3 | 4.3 | 6.1 |
| 马肉 | 165 | 20 | 5 | 84 | 28 | 0.06 | 0.25 | 2.2 | 5 | 5.1 | 12.3 | 3.7 |
| 兔肉 | 193 | 20 | 2 | 59 | 26 | 0.11 | 0.1 | 5.8 | 12 | 2 | 1.3 | 10.9 |

**表6-11 常见家禽类食物(/100 g)营养素分布情况及蛋白质营养素密度**

| 名称 | 朊营养密度/(g/4.18 MJ) | 蛋白质/g | 脂类/g | 胆固醇/mg | 视黄醇/μg | 核黄素/mg | 尼克酸/mg | Ca/mg | Fe/mg | Zn/mg | Se/μg |
|------|------|------|------|------|------|------|------|------|------|------|------|
| 鸡胸脯肉 | 143 | 19.4 | 5 | 82 | 16 | 0.13 | 10.8 | 3 | 0.6 | 0.5 | 10.5 |
| 鸡心 | 92 | 15.9 | 11.8 | 194 | 910 | 0.26 | 11.5 | 54 | 4.7 | 1.9 | 4.1 |
| 鸡血 | 159 | 7.8 | 0.2 | 170 | 56 | 0.04 | 0.1 | 10 | 25 | 0.5 | 12.1 |
| 鸡肫 | 163 | 19.2 | 2.8 | 174 | 36 | 0.09 | 3.4 | 7 | 4.4 | 2.8 | 10.5 |
| 鸭 | 65 | 15.5 | 19.7 | 94 | 52 | 0.22 | 4.2 | 6 | 2.2 | 1.3 | 12.3 |
| 鸭胸脯肉 | 167 | 15 | 1.5 | 121 | | 0.07 | 4.2 | — | 4.1 | 1.2 | 12.6 |
| 鸭血 | 238 | 13.1 | 0.3 | 95 | 110 | 0.07 | — | 2 | 39.6 | 0.9 | — |
| 鸭肫 | 195 | 17.9 | 1.3 | 153 | 6 | 0.15 | 4.4 | 12 | 4.3 | 2.8 | 16.0 |
| 北京填鸭 | 22 | 9.3 | 41.3 | 96 | 30 | — | 4.2 | 15 | 1.6 | 1.3 | 5.8 |
| 盐水鸭 | 53 | 16.6 | 26.1 | 81 | 35 | 0.21 | 2.5 | 10 | 0.7 | 2.0 | 15.4 |
| 火鸡腿 | 220 | 20 | 1.2 | 58 | — | 0.06 | 8.3 | 12 | 5.2 | 9.3 | 15.5 |

### （一）蛋白质

肉类中的蛋白质含量约为 10%~20%，主要是肌浆蛋白（20%~30%）、肌原纤维蛋白（40%~60%）和间质蛋白（10%~20%）。肉类蛋白质含有人体所需的各种必需氨基酸，其氨基酸模式与人体比较接近，其中苯丙氨酸、蛋氨酸较人需要量低。肉类蛋白质的生物价一般都在 80% 以上，且易消化吸收，所以营养价值很高。间质蛋白又称结缔组织，主要由胶原蛋白和弹性蛋白构成，有连接和保护机体组织的作用，结缔组织为不完全蛋白质，其色氨酸、酪氨酸、蛋氨酸含量很少，营养价值低且不易消化。

肉类的蛋白质主要存在于动物的肌肉组织和结缔组织中，约占动物总重量的 10%~20%。在畜肉中，猪肉的蛋白质含量平均在 13.2% 左右，牛肉 20%，羊肉约 17%；在禽肉中，鸡肉的蛋白质含量较高，约为 20%，鸭肉为 16%，鹅肉为 18%。一般来说，心、肝、肾等内脏器官的蛋白质含量较高。

肉类中含有可溶于水的含氮浸出物，包括肌凝蛋白原、肌肽、肌酸、肌苷、嘌呤、尿素和氨基酸等非蛋白含氮浸出物，经烹调后，一些浸出物溶出，使肉汤具有鲜味。成年动物中的含氮浸出物要比幼年动物高，禽肉的质地较畜肉细嫩且含氮浸出物多，所以禽肉炖汤的味道要比畜肉鲜美。

### （二）脂肪

肉类的脂肪含量约为 10%~30%，大多蓄积于皮下、肠系膜、心、肾周围及肌肉间，其含量因动物的种类、肥瘦程度及部位不同而有很大的变化，如肥猪肉中脂肪含量高达 90%，猪五花肉中脂肪含量为 35.3%，猪里脊肉含脂肪 79%。不同的畜禽肉中脂肪含量不同，脂肪酸的种类也不同，畜肉中脂肪含量较多，以饱和脂肪酸为主，熔点高，不易被机体消化吸收；禽肉中的脂肪含量较畜肉少，熔点低，含有约 20% 左右的亚油酸等不饱和脂肪酸，易于消化吸收，所以禽肉的营养价值要高于畜肉。另外，在动物的脑、内脏和脂肪中含有较多的胆固醇，应注意避免过多摄入而影响健康。

### （三）碳水化合物

肉中的碳水化合物主要是以动物淀粉（即糖原）的形式作为储备能源存在于肌肉和肝脏中，含量极少，约占动物体重的 5%。动物宰杀后在保存过程中，糖原在酶的作用下酵解形成乳酸，糖原含量迅速下降，乳酸相应增多，pH 值降低，使肉的酸性增强，有利于肉的嫩化。

### （四）矿物质

肉中的矿物质含量约为 0.8%~1.2%，瘦肉中的含量高于肥肉，内脏高于瘦肉。肉中铁和磷的含量较高，并含有一定量的铜。磷的含量约为 159 mg/100 g，铁的含量约为 5 mg/100 g。铁主要以血红素形式存在，消化吸收率很高，以猪肝中含量最为丰富。钙的含量虽然不高，约为 79 mg/100 g，但吸收利用率很高。

## （五）维生素

肉中含有多种维生素，主要以 B 族维生素和维生素 A 为主，内脏中含量比肉中多，尤以肝脏中含量最为丰富，特别富含维生素 A 和维生素 $B_2$。禽肉中还含有较多的维生素 E。

**链接 6-8**

### 鸡肉与鸡汤

关于鸡肉与鸡汤的营养价值问题，很多人都认为，鸡汤味道鲜美，而且由于炖的时间长，肉里的精华应该都溶解到汤里了，营养价值肯定要高于鸡肉，于是经常是喝汤重于吃肉。但根据食品营养学知识，我们提醒您在喝鸡汤的同时，也不要忘记吃鸡肉。鸡肉的蛋白质含量比猪肉、羊肉、鹅肉都高，而脂肪含量则不高，是老年人、心血管疾病患者较好的蛋白质食物来源，尤以体质虚弱、病后或产后者更为适宜。鸡汤所含的营养物质只是从鸡油、鸡皮、鸡肉与鸡骨中溶解出来的水溶性小分子物质、脂肪以及一些 B 族维生素和钙、磷、铁等。鸡汤的味道之所以鲜美，主要是由于汤内含有含氮浸出物，但是鸡汤所含的蛋白质量很低，若不去掉鸡皮，鸡汤亦有大量鸡油，因此多喝鸡汤只能是摄取更多的动物性脂肪，对心血管疾病和痛风病人不利。由此可见，鸡肉的营养价值要高于鸡汤，在吃鸡肉的同时喝点美味可口的鸡汤，既能刺激胃酸分泌，又有助于消化吸收，这才是正确的饮食方法。

## 二、水产动物类的营养价值

水产动物类食物含有大量的优质蛋白质、丰富的脂肪、无机盐和维生素，具有很高的营养价值，热能亦较高，易于消化吸收，且味道鲜美，在人们的膳食结构中占有重要地位。水产类食品主要是指各种鱼类，还包括虾、蟹、贝类等。

### （一）鱼类的营养价值

鱼类是水产品的重要组成种类，在营养学上有特殊的营养意义。

1. 蛋白质

鱼类蛋白质含量为 15 %～20 %，利用率可达 85 %～90 %，其蛋氨酸、苏氨酸和赖氨酸含量较丰富，是优质蛋白质的良好来源。鱼类的肌肉组织纤维细短，间质较少，水分含量高，故组织柔软细嫩，比畜、禽肉更易消化。鱼汤中含氮浸出物较多，味道鲜美，能刺激胃液分泌，促进食欲。

2. 脂肪

鱼类的脂肪含量比较低，一般在 3 %～5 %。鱼的种类不同，脂肪含量差别也比较大，如缇鱼含量为 10.4 %，而鳕鱼含量为 0.5 %。鱼类脂肪一般多由不饱和脂肪酸组成（可达 70 %～80 %），熔点低，常温下为液态，消化吸收率为 95 % 左右。

鱼的脂肪酸以油酸为主，容易被氧化破坏而产生恶臭。鱼脂肪中还含有多不饱和脂肪酸 DHA、EPA，具有特殊的营养功能，他们大量存在于脑、精子及视网膜中，是其重要的构成物质。DHA 和 EPA 对人类脑细胞的生长、发育有着重要的功能，又称之为"脑黄金"。鱼脂肪可用来防治心脑血管疾病，但必需脂肪酸含量低。虾、蟹黄中还含有较高的胆固醇，心血管疾病患者要少食。表 6–12 给出了鱼油中的 ω–3 脂肪酸含量。

### 表 6–12  鱼油中的 ω–3 脂肪酸含量

单位：(g/100 g)

| 鱼种 | EPA(20：5) | DHA(22：6) |
| --- | --- | --- |
| 舍台鱼 | 0.65 | 1.10 |
| 鲑鱼(大西洋) | 0.18 | 0.61 |
| 鲑鱼(红) | 1.30 | 1.70 |
| 鳟鱼 | 0.22 | 0.62 |
| 金枪鱼 | 0.63 | 1.70 |
| 鳕鱼 | 0.08 | 0.15 |
| 鲽鱼 | 0.11 | 0.11 |
| 鲈鱼 | 0.17 | 0.47 |
| 黑线鳕鱼 | 0.05 | 0.10 |
| 蛇鲻 | 0.09 | 0.09 |

3．矿物质

鱼类一般矿物质含量为 1.1～2.6 g/100 g，稍高于畜禽肉。鱼、虾类的钙含量丰富，如虾皮含钙达 1 000 mg/100 g 左右。海产品中还含有丰富的碘。

4．维生素

鱼油和鱼肝油是维生素 A 和维生素 D 的重要来源，也是维生素 E 的一般来源。鱼类中维生素 $B_1$、维生素 $B_2$、烟酸等的含量也较高，而维生素 C 的含量则很低。一些生鱼中含有硫胺素酶，会使鱼中的维生素 $B_1$ 被破坏，可通过加热来破坏硫胺素酶的活性。

5．水

鱼类中含有较多的水分，约占 70％~80％，水的含量往往同脂肪的含量互为增减，两者之和约为 80％（即水的含量多则脂肪的含量少；反之，脂肪的含量多则水的含量少）。鱼中的水以结合水为主，游离水较少，但蛋白质的分解可导致结合水量的降低。

## (二)其他水产品的营养价值

其他动物性水产品营养价值特点与鱼相似，都含有丰富的完全蛋白质、矿物质和维生素。而虾皮中钙含量高，海参几乎不含胆固醇，某些海产鱼类肝脏有大量维生素 A，要防止大量食用造成中毒。牡蛎中含锌量极高，每 100 g 中含锌量高达 8 mg，在欧美及澳大利亚还把牡蛎称为"海中牛奶"。这里主要介绍甲壳类和头足类水产品的营养价值，如甲鱼、虾、蟹以及乌鱼。

**1.甲鱼**

甲鱼又称鳖或团鱼，是一种卵生两栖爬行动物，其头像龟，但背甲没有乌龟般的条纹，边缘呈柔软裙边状，颜色墨绿。在我国甲鱼自古以来就被人们视为滋补的营养保健品。每 100 g 鲜甲鱼肉含蛋白质 17.3 g，脂肪 3.5 g，碳水化合物 1.6 g，镁 3.9 mg，钙 107 mg，铁 4.3 mg，磷 0.54 mg，硫胺素 0.62 mg，核黄素 0.37 mg。甲鱼的脂肪酸以不饱和脂肪酸为主，含量高达 75.43%，铁等微量元素含量也比较丰富。

**2.虾**

虾分为淡水虾和海水虾两大类。常见的青虾、河虾、草虾、小龙虾等都是淡水虾；对虾、明虾、基围虾、琵琶虾、龙虾等都是海水虾。虾的肉质肥嫩鲜美，食之既无鱼腥味，又没有骨刺，老幼皆宜，备受青睐。虾的吃法多样，可制成多种美味佳肴。虾肉中含有非常丰富的蛋白质，含量在 18% 左右，脂肪含量一般在 1% 以下，属于代表性的高蛋白低脂肪食品。每 100 g 鲜虾肉中含蛋白质 20.6 g，脂肪 0.7 g，钙 35 mg，磷 150 mg，铁 0.1 mg，维生素 A 为 360 国际单位。虾皮的营养价值更高，每 100 g 含蛋白质 39.3 g，钙 2 000 mg，磷 1 005 mg，铁 5.6 mg，特别适宜老年人和儿童食用。

**3.蟹的营养价值**

蟹可以分为河蟹、海蟹和湖蟹等品种。蟹肉味道鲜美、质地细嫩。蟹肉蛋白质、矿物质含量比较高。每 100 g 河蟹肉含蛋白质 17.5 g，脂肪 2.6 g（胆固醇 267 mg），碳水化合物 2.3 g；矿物质中钙和硒含量高，其中钙 126 mg，硒 56.7 mg；维生素 A 含量高，为 389 国际单位。此外，还含有锌 3.68 mg，铁 2.9 mg，钙 126 mg，磷 182 mg。

**4.乌鱼的营养价值**

乌鱼又称墨鱼、墨斗鱼，我国沿海都有出产，以浙江、福建海域产量最大。乌鱼的种类较多，在我国常见的有北部海域的金乌贼，东南海域的曼氏无针乌贼。乌鱼分为头和胴体两部分。鲜乌鱼每 100 g 可食部分含蛋白质 17.4 g，脂肪 1.6 g，钙 28 mg，磷 166 mg。

## 三、畜禽肉及水产动物类的卫生

### （一）畜禽肉类的卫生

**1.畜肉的"自溶"和腐败变质**

鲜畜肉如保存不当，虽然肉组织中无细菌存在，但组织中酶的活动仍然在进行，蛋白质在酶的分解下，使肉组织"自溶"放出硫化氢和硫醇等挥发性物质。硫化氢与血红蛋白或肌红蛋白中的铁起作用，形成暗绿色的硫化血红蛋白斑点，呈现在肌肉的深层和脂肪的表层，使肌肉松弛、缺乏弹性。内脏的"自溶"比肌肉快，因为组织结构适宜于酶的活动，且酶的含量也比肌肉多。对"自溶"变化的肉食品，轻者可经高温处理后食用，重者则不可食用。

牲畜宰前不健康或过度劳累时屠宰的肉，由于宰前各组织就有细菌进入，同时这种畜肉糖原含量低，pH 值较高，起不到杀菌作用，因此肉组织迅速遭到细菌分解。随着时间的延长和细菌的大量繁殖，使肌肉中的蛋白质、脂肪、糖类分解，产生吲哚、硫化氢、硫醇、粪臭素、尸胺、醛类等强烈刺激性物质，恶臭难闻。肉组织表现松弛没有弹性、粘手、色暗无光或带有青灰色的斑点。这种变化的肉就是腐败变质的肉，也就是"自溶"的畜肉进一步遭到细菌分解作用的结果。

### 2.人畜共患传染病和寄生虫

牲畜的某些传染病对人有传染性，如炭疽、鼻疽、口蹄疫、水泡病、结核病、布氏杆菌病、囊虫病、旋毛虫病、弓形体病等，通过食用病肉使人感染发病。有的虽不能传染给人得病，但因病畜继发沙门菌传染（如猪瘟、猪败血病等）可引起人食物中毒。

### 3.农药、霉菌毒素和抗生素等污染

由于畜禽饲料中残留农药、黄曲霉毒素 $B_1$ 污染，通过食物链在畜禽肉及内脏中残留。为了给畜禽防病治病或促进其生长，在饲料中添加或直接在畜禽体上注射抗生素类、磺胺类或激素类等药物，致使在畜禽肉中残留，造成食用者潜在性危害。

### 4.有毒腺体和毒杀病死畜禽肉

牲畜的甲状腺、肾上腺混在肉内或由毒物毒死或病死的畜禽肉流入市场，可直接造成食用者的食物中毒。

## （二）水产动物类的卫生

### 1.腐败变质

水产动物虽营养丰富，但污染的微生物也较多，且酶的活性高，流通环节复杂，比肉类更易发生腐败变质。当鱼类离开水面后很快死亡，鱼死后的变化与畜肉相似，其僵直先从背部肌肉开始，僵直的鱼具有新鲜鱼的良好特征：手持僵直的鱼身时尾不下垂，按压肌肉不凹陷，鳃紧闭，口不张，体表有光泽，眼球光亮等。随后由于鱼体内酶的作用，鱼体蛋白质分解，肌肉逐渐变软失去弹性，出现自溶。自溶时微生物易侵入鱼体。由于鱼体酶和微生物的作用，鱼体出现腐败，表现为鱼鳞脱落，眼球凹陷，鳃呈暗褐色，伴有臭味，腹部膨胀，肛门肛管突出，鱼肌肉碎裂并与鱼骨分离，发生严重腐败变质。

### 2.寄生虫的污染

对人体健康危害严重的食源性寄生虫有肝吸虫、肺吸虫、姜片虫、广州管圆线虫等，而很多生鲜水产品体内，都可能携带这些寄生虫。如螺类中通常携带一种人畜共

患的寄生虫——广州管圆线虫，近年来随着螺类的大范围食用，由该寄生虫导致的发病趋势逐渐由我国的南方发展到北方。

3．有害化学物质污染

工业"三废"和生活污水对水体的污染可引起水产品体内含有较多的重金属、农药等。水产动物受有毒有害物质污染后，因生物富集作用，其体内的有毒物质可以远高于环境。有时水产动物还可将化学物质转变成毒性更强的物质，如无机汞转变成甲基汞后，其危害更大。近年来由于水产品在人工养殖过程中，滥用饲料添加剂和违禁药物，其在水产动物体内残留较高时，也会对人体健康造成危害。

4．水产动物体内含有的天然毒素

在众多的水产动物中，有的水产动物体内本身即含有有毒毒素，如果处理不当，误食后可引起食物中毒，如河豚中毒、贝类中毒等。

## 四、学前儿童畜禽肉及水产动物类食物的合理食用

畜禽肉类蛋白质属优质蛋白质，且含谷类食物中含量较少的赖氨酸，因此畜禽肉类食品宜和谷类食品搭配食用。但是学前儿童的肠胃对于畜禽肉的消化和吸收总体来讲不是十分顺利，因此在食用时需要进行精细加工，尤其是精肉，尽量加工得软烂一些，易为学前儿童消化和吸收。在婴幼儿期可以食用肉松，或者肉馅类加工食品。含胆固醇较高的肥肉和脂肪类食品要与精肉或者蔬菜进行搭配，且不宜多食。选取畜禽肉，尤其是禽类时要注意避免激素含量过高的产品。另外，根据季节和儿童身体状态选取不同的肉类。补钙或者肉类不易消化时可以通过喝汤的方式进行处理，骨头汤或者肉汤鸡汤等，也是学前儿童食用畜禽肉的较好方式。

水产品蛋白质多属优质蛋白，蛋白质结构松软，肉质细嫩，易被人体消化吸收，比较适合学前儿童食用。鱼类脂肪大部分为不饱和脂肪酸，尤其是深海鱼体内有两种不饱和脂肪酸，即二十二碳六烯酸（DHA）和二十碳五烯酸（EPA）。这两种不饱和脂肪酸具有健脑、促进视力发育的作用。DHA 和 EPA 在鱼油中的含量要高于鱼肉，而鱼油又相对集中在鱼头内。在此意义上讲，多吃鱼头对学前儿童的健康的确有益。但由于近年来整体环境恶化导致水域和生态植物链被污染，加之有的养殖者在饲料里添加化学物质，在一定程度上会使鱼体内的有害物质增加，可能会蓄积到鱼头中去。为保证食用安全，应尽量从正规的、有监管的集贸市场购买鲜鱼和其他水产品。

# 第五节　蛋类的选择

日常食用的蛋类主要有鸡蛋、鸭蛋、鹅蛋、鹌鹑蛋等。各种蛋的结构和营养价值基本相似，其中食用最普通、销量最大的是鸡蛋，其营养价值高，且适合各种人群，包

括成人、儿童、孕妇、哺乳妇女及病人等。

# 一、蛋类的营养价值

蛋类具有很高的营养价值和特殊的物理性质，被广泛应用于食品加工和烹调上。各种禽蛋的结构都相似，主要由蛋壳、蛋清、蛋黄三部分组成（见图6-2），蛋壳约占11%，蛋清约占55%~65%，蛋黄约占30%~35%。蛋壳不能食用，蛋的可食部分为蛋清和蛋黄，他们在营养成分上有显著的不同，蛋黄内营养成分的种类和含量比蛋清要多，相对而言，蛋黄的营养价值比蛋清高。

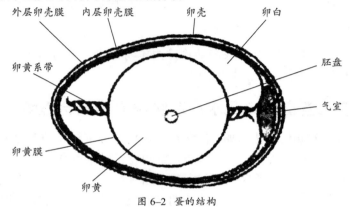

图6-2 蛋的结构

## （一）蛋白质

蛋类含蛋白质一般在10%以上，为完全蛋白，含有人体所需的各种氨基酸，而且氨基酸的模式与人体组织蛋白的模式基本相似，几乎能被人体全部吸收利用，是天然食品中最理想的优质蛋白质。在评价食物蛋白质营养质量时，常以鸡蛋蛋白质作为参考蛋白。蛋清中主要是卵白蛋白质、黏蛋白、卵胶蛋白以及少量的卵球蛋白，蛋白质含量为11%~13%，水分含量为85%~89%。蛋黄中主要是卵黄球蛋白、卵黄磷蛋白，水分含量仅为50%，其余大部分为蛋白质，蛋白质含量要高于蛋清。

## （二）脂肪

蛋类脂肪中有大量的中性脂肪、磷脂和胆固醇，绝大部分集中在蛋黄中，蛋清几乎不含脂肪。蛋黄的脂肪主要由不饱和脂肪酸所构成，常温下呈乳融状，易于消化吸收，对人体的脑及神经组织的发育有重大作用。蛋黄中富含胆固醇，一枚鸡蛋含胆固醇约200 mg，是胆固醇含量较高的食品。

## （三）矿物质

蛋中的矿物质主要存在于蛋黄部分，蛋清部分含量较低。蛋黄中含矿物质10%~15%，蛋清中只有约0.6%。蛋中的矿物质主要有磷、钙、铁等，其中磷最为丰富。蛋中所含铁的量较高，但以非血红素铁形式存在，而且由于卵黄高磷蛋白对铁的吸收具有干扰作用,铁的吸收率比较低。蛋中的矿物质含量受饲料因素影响较大,可通过调整饲料的成分来改善蛋中矿物质的组成。

链接 6-9

### 为什么蛋黄和菠菜不是补血佳品?

按照传统的习惯,家长们总希望孩子能多吃一点蛋黄和菠菜来"补补血"。实践表明这两种食物的补血效果并不理想,这是什么缘故呢?

原来,尽管蛋黄的营养比较丰富,含铁量也不少,每个蛋黄大约含有 3 mg 铁,但它常常和含磷的有机物紧紧地结合在一起,故吸收率仅 3%。而猪肝和鱼、虾不仅含铁量丰富(每 100 g 中分别含铁 22.6 mg 和 3~4 mg)而且吸收率达 22%,鸡鸭血的含铁量更高达 25~40 mg/100 g,吸收率也在 20% 左右,这是蛋黄所望尘莫及的。

菠菜的含铁量也不算少(每 100 g 中约有 3 mg),但仍然低于其他植物性食物如大豆、首蓿、苋菜(每 100 g 含铁分别为:8.2 mg,9.7 mg,5.4 mg)。由于菠菜中含有大量的草酸(每 100 g 中含 606 mg),容易与铁结合成难溶于水的草酸铁,故其吸收率仅1.3%,因此菠菜也不是补血佳品。

在实际生活中,若要采用食补的方法来纠正贫血,应鼓励吃动物血、肝泥、瘦肉末、大豆粉、去骨的鱼肉等辅食品,而不应寄希望于蛋黄和菠菜。

## (四)维生素

蛋中的维生素含量十分丰富,且品种较为完全,包括所有的 B 族维生素、维生素 A、维生素 D、维生素 E、维生素 K 以及微量的维生素 C,其中大部分的维生素 A、维生素 D、维生素 E、维生素 $B_1$ 都集中于蛋黄中。维生素 D 的含量受环境因素的影响较大,如季节、饲料组成及光照等因素都能影响维生素 D 的含量。在生鸡蛋的蛋清中,含有抗生物素蛋白和抗胰蛋白酶。抗生物素蛋白能与生物素在肠道内结合,影响生物素的吸收;抗胰蛋白酶能抑制蛋白酶的活力,造成蛋白质吸收障碍。通过烹调加热可破坏这两种物质,而且加热不仅可以去除有害物质,还可使蛋白质结构变得疏松易于消化,所以,蛋类需加工成熟后方可食用。但加热过度会使蛋白质过分凝固,甚至形成硬块,反而会影响消化吸收。

### 表 6-13　蛋的营养素含量

单位:(/100 g)

| 名称 | 水/g | 蛋白质/g | 脂肪/g | 糖/g | 能量/kJ | 灰分/g | 钙/mg | 磷/mg | 铁/mg | 视黄醇/IU | 硫胺素/mg | 核黄素/mg | 烟酸/mg | 胆固醇/mg |
|---|---|---|---|---|---|---|---|---|---|---|---|---|---|---|
| 全鸡蛋 | 72.6 | 13.3 | 11.6 | 1.3 | 711 | 1.1 | 55 | 210 | 2.7 | 1 440 | 0.16 | 0.31 | 0.1 | 373.0 |
| 鸡蛋白 | 88.0 | 10.0 | 0.1 | 1.3 | 192 | 0.6 | 19 | 16 | 0.3 | 0 | 0 | 0.26 | 0.1 | |
| 鸡蛋黄 | 49.0 | 16.7 | 31.6 | 1.3 | 137 | 1.6 | 134 | 532 | 7.0 | 3 500 | 0.27 | 0.35 | 0.01 | 1163 |
| 鹌鹑蛋 | 72.9 | 12.3 | 12.3 | 1.5 | 694 | 1.0 | 72 | 238 | 2.9 | 1 000 | 0.11 | 0.86 | 0.3 | |
| 鸭蛋 | 70.0 | 8.7 | 9.8 | 10.3 | 685 | 1.2 | 71 | 210 | 3.2 | 1 380 | 0.15 | 0.37 | 0.1 | |

蛋的营养价值虽然较高，但食用也应有度，不宜过量。大量摄食蛋类不但会给消化系统增加负担，而且过多摄入的蛋白质可在肠道内异常分解，产生大量有毒的氨，一旦氨溶于血液中，就会对人体造成危害。留在肠道中未消化的蛋白质，会腐败产生羟、酚、吲哚等物质，对人体的危害也很大，这些就是造成"蛋白质中毒"的原因。一般每人每日吃 1~2 个鸡蛋就足够了。

## 二、蛋类加工品的营养价值

蛋类制成的蛋制品有皮蛋、咸蛋、冰蛋和蛋粉等。

### （一）皮蛋

又称松花蛋，是用混合的烧碱、泥土和糠壳敷在蛋壳表面储存一定时间而制成。制作中加碱可使蛋白凝固，呈暗褐色的透明体，蛋黄呈褐绿色。但也使蛋中的 B 族维生素受到破坏，皮蛋的其他营养成分与鲜蛋接近。

**链接 6-10**

#### 幼儿不宜吃皮蛋

皮蛋的腌制原料中含有一氧化铅或盐铅，因而腌好的皮蛋内含有少许铅。铅是对人体有害的金属之一，长期吸入微量铅，对神经系统、造血系统和消化系统会造成明显的危害。儿童对铅毒尤为敏感，吸收率高达 50%，加上儿童的脑部和神经系统还没有成熟，更易受铅毒损害，影响智力发育，所以应避免给孩子吃皮蛋。

### （二）咸蛋

是将蛋浸泡在饱和盐水中或用混合食盐黏土裹在蛋壳表面，腌制 1 个月左右而制成。其营养成分与鲜蛋相似，易于消化吸收，味道鲜美，具有独特风味。

### （三）冰蛋和蛋粉

鲜蛋经搅打均匀后在低温下冻结即成冰蛋。若将均匀的蛋液经真空喷雾、急速脱水干燥后即为蛋粉。冰蛋和蛋粉能保持蛋中的绝大部分营养成分，蛋粉中维生素 A 会略有破坏。冰蛋和蛋粉只宜在食品工业生产中使用（如生产含蛋食品以及糕点、面包、冰棒、冰糕等），不适于直接食用。

## 三、蛋类的卫生

### （一）微生物污染

鲜蛋被微生物污染的途径有两个：一是来自卵巢，禽类感染了沙门氏菌等致病菌，致病菌经过血液进入卵巢，使在卵巢中形成的蛋黄带有致病菌；二是生殖腔、不洁的产蛋场所，捡蛋人员的手及运输、贮藏等环节使蛋壳表面受到细菌污染，通过蛋孔或蛋缝侵入蛋内，在适宜条件下，禽蛋腐败变质。

## （二）化学污染

饲料含有的重金属汞和铅，以及激素、抗生素、霉菌毒素、农药等有害物质造成蛋的污染。如棉饼中的棉酚可向蛋内转移。

## （三）异常

如异物蛋、寄生虫蛋、血斑蛋、肉斑蛋、双黄蛋、无黄蛋等异常蛋中多数有卫生问题，应该注意区别对待。

## 四、学前儿童蛋类食物的合理食用

蛋类的营养特点较全面而均衡，人体需要的营养素几乎都有，而且易于消化吸收，是理想的天然食品。

### （一）采用科学的烹制方法

蛋类食物的营养价值在一定程度上受烹制方法的影响，以鸡蛋为例，保留营养价值的最佳烹制方法就是用清水煮熟鸡蛋，煮鸡蛋中的维生素、矿物质和蛋白质等几乎不会有所损失，而煎鸡蛋和烤鸡蛋中维生素 $B_1$、维生素 $B_2$ 损失率分别为 15 %，20 %，损失最高的是叶酸，损失率可高达 65 %。因此在烹制蛋类时，尽量采用煮熟的方法。当儿童不喜欢，或者厌烦煮鸡蛋的时候，可以适当采用其他烹制方法。

### （二）正确保存蛋类

在需要对鲜蛋进行保存的时候，要注意时间、温度和湿度的控制。首先尽量不要长时间保存蛋类，应当采取少量保存，不要一次购买大量的鲜鸡蛋，因为在保存过程中，随着时间的延长，维生素会有所损失，并且容易变质。其次，要注意温度的控制，通常在低温条件下保存鸡蛋。在 0 ℃ 条件下，保存 1 个月的鸡蛋其中所含的维生素 D、维生素 $B_1$ 基本不受影响，不过维生素 $B_2$、烟酸和叶酸会受到影响，分别减少14 %，17 %，16 %，因此即使在低温条件下，也不要长时间保存鸡蛋，最长不要超过 5个月，不要食用变质的鸡蛋，变质鸡蛋是由于霉菌侵入蛋内而变质的，且带有强烈的恶臭味，有时还会形成黑斑。部分人喜欢食用黑斑蛋，但这种蛋不仅没有什么营养价值，而且还可能对身体造成损害，尤其处于发育中的学前儿童，家长更应当注意避免其食用变质蛋。

### （三）避免生食鸡蛋

许多家长认为生鸡蛋由于没有经过加工，所以其中的营养物质不会受到影响，因此具有更高的营养价值。还有部分家长习惯用偏方治病，在儿童身体不适时让其食用生鸡蛋来达到治疗的目的。实际上生食鸡蛋并没有更高的营养价值，而且会造成很多不利甚至伤害。生蛋清中含有抗生物素和抗胰蛋白酶，分别会影响生物素的吸收和胰蛋白酶的活力，而当蛋煮熟后，这种现象就不会出现了，因此食用生鸡蛋或不熟的鸡蛋其消化率要比熟鸡蛋低一些。另外，鸡蛋的壳上有许多细微的小孔，通过小孔有些病原体可以侵入，如食用了这种被病原体感染的鸡蛋，人体就可能出现畏寒、发热、恶心、呕吐、腹痛、腹泻等症状，对身体健康的威胁很大。鸡蛋必须煮熟后吃，以免发生疾病。

**链接6-11**

### 儿童一天应该吃几个鸡蛋

鸡蛋是儿童重要的营养食品，一杯奶一个蛋，通常是儿童早餐的基本组成。

众所周知，鸡蛋的营养价值很高，是天然的补品。有的家长盼自己的孩子快快长大，超过别的孩子，每天都给儿童补充很多高营养的食物，有时早上一个鸡蛋还不够，要两个鸡蛋，更有甚者用一根油条两个鸡蛋表示每天得100分。如果家长做了儿童喜爱吃的五香茶叶蛋，也任由儿童自行食用，殊不知，过多食用鸡蛋也会影响儿童的健康。

鸡蛋营养价值的确高，蛋清中的蛋白质是营养学上用来作为实验参考标准用的"参考蛋白"，任何蛋白质的营养价值高与低，都要与鸡蛋的蛋白质进行比较。但人体对蛋白质的消化能力是一定的，蛋白质过多，可影响机体对蛋白质的消化与吸收，使得蛋白质被机体利用的程度减少。另外体内蛋白质要经过代谢才能排出体外，蛋白质主要是在肝脏进行代谢，通过肾脏排出，如体内蛋白质过多，肝脏对蛋白质代谢跟不上的话，就会影响肝脏的功能。肾脏对所代谢的蛋白质不能及时排出的话，蛋白质的代谢产物在肾脏就可被转变为尿素甚至氨类，这种氨可随血管进入大脑，对大脑细胞产生毒性作用，导致人体出现昏迷，所以大量吃鸡蛋就不是享受而是残害自己的身体了。

体内蛋白质增多，为了能对大量的蛋白质进行代谢，需要消耗大量的水分，所以摄取大量蛋白质后，也会导致机体脱水。

此外，鸡蛋中胆固醇含量较高，摄取过多的鸡蛋，超出了人体代谢能力，就会使胆固醇在体内积聚起来，导致机体出现高胆固醇血症，长期处于高胆固醇状态，可导致动脉粥样硬化，进而引起高血压等。

所以鸡蛋再好，也不能多吃，对于儿童来说，每天1~2个鸡蛋就足够了。

# 第六节　奶类的选择

乳类为哺乳动物哺育其幼仔最理想的天然食物。所含营养素种类齐全，比例适宜，容易消化吸收，能适应和满足初生幼仔迅速生长发育的全部需要。各种动物乳的营养成分有所差别。一般来说，生长发育越快的动物乳中蛋白质和矿物质含量越丰富。在动物乳中以牛乳的食用最为普遍，被称为"最接近理想的食品"。除牛乳外，还有羊乳和马乳也是较普遍食用的品种。对新生儿来说，母乳是最理想的天然食物，母乳不足可用其他动物乳经调制后替代。在以牛乳代替母乳时，应将其适当调整使其接近母乳的组成，有利于婴儿的生长发育。此外，乳类食品也是青少年、孕妇、病人和老年人的滋补品。乳类及其制品含有丰富的优质蛋白，其中的钙不仅含量高并且容易吸收。因此，发展乳品工业，增加乳类食品生产，对改善我国人民的膳食结构，加强优质蛋白质和钙的供应具有重要意义。

## 一、奶类的营养价值

一般情况下牛乳中各种营养成分比较稳定，但也会受季节、牛的品种、饲料、产乳期等因素的影响而发生变化。

### （一）蛋白质

牛乳中的蛋白质含量比较稳定，平均为 3 %，主要有酪蛋白、乳白蛋白和乳球蛋白。其中，酪蛋白的含量最多，占蛋白质总量的 81 % 左右。酪蛋白为结合蛋白，与钙、磷等结合而形成酪蛋白胶粒存在于乳中，使乳具有不透明性。酪蛋白在皱胃酶的作用下生成副酪蛋白，加入过量的钙可形成不溶性的副酪蛋白盐凝胶块，可利用此性质来生产乳酪。乳中的乳白蛋白为热敏性蛋白，受热时发生凝固从而对酪蛋白有保护作用。乳球蛋白与机体的免疫有关，一般在初乳中的含量高于正常乳。牛乳蛋白质为优质蛋白质，容易被人体消化吸收。牛乳中还含有谷类食品的限制性氨基酸，可作为谷类食品的互补食品。

### （二）脂肪

牛乳含脂肪约 2.8 %~4.0 %，以微细的脂肪球状分散于牛乳。每毫升牛乳中约有脂肪球 20 亿至 40 亿个，平均直径为 3 μm，牛乳脂肪的熔点要低于体温，因此极易消化，消化吸收率一般可达 95 % 左右。牛乳脂肪中脂肪酸的种类要远比其他动植物中的多，组成复杂，一些短链脂肪酸（如丁酸、己酸、辛酸等）含量较高，约占 9 %，是牛乳风味良好及易

消化的原因。牛乳中油酸占 30 %，亚油酸和亚麻酸分别占 5.3 % 和 2.1 %，硬脂酸和软脂酸约占 40 %，此外还含有少量的卵磷脂、脑磷脂和胆固醇等。

### （三）碳水化合物

牛乳中的碳水化合物主要为乳糖，其余为少量的葡萄糖、果糖和半乳糖。乳糖是哺乳动物乳汁中所特有的糖，在牛乳中含量约为 4.6 %。乳糖具有调节胃酸，促进钙的吸收，促进胃肠蠕动和消化腺分泌的作用，也为婴儿肠道内双歧杆菌的生长所必需。在肠道中乳糖可以为乳糖酶作用，分解为葡萄糖和半乳糖供人体吸收利用。婴儿刚出生时，消化道内含有较多的乳糖酶，但随着年龄的增长，乳类食品食用量减少，乳糖酶的活性和含量也逐渐下降。当食用乳及乳制品时，由于体内乳糖酶含量和活性过低，使乳中的乳糖不能被分解成葡萄糖和半乳糖为人体吸收，而被肠道细菌分解，转

化为乳酸，并伴有胀气腹泻等症状，称之为乳糖不耐症。另外，乳糖的甜度很低，仅为蔗糖的 1/6，而且牛乳中乳糖含量要比人乳中少，因而在生产乳制品时可事先添加乳糖酶使乳糖分解，这样既可增加牛乳制品的甜度又可防止乳糖不耐症的发生。此外，还可通过在一定时期内坚持食用乳制品以促进机体产生乳糖酶的方法，来克服乳糖不耐症。

### (四)矿物质

牛乳中含有丰富的矿物质，是动物性食品中唯一的碱性食品。牛乳中的钙 20% 以酪蛋白酸钙复合物的形式存在，其他矿物质也主要是以与蛋白质结合的形式存在的。牛乳中的钙、磷不仅含量高而且比例合适，并有维生素 D、乳糖等促进吸收因子，吸收利用效率高，特别有利于骨骼的形成。因此，牛乳是膳食中钙的最佳来源。如果不常食用乳类，平日膳食中的钙很难达到推荐的摄入量。此外，牛乳中的钾、钠、镁等元素含量也较多。

牛乳中的矿物质虽然含量丰富，但是铁、铜等元素的含量较少，因此必须从其他食物中获取足够的铁。婴儿在 4 个月后需要补充铁，以弥补乳中铁的不足。

我国人民食用牛乳较少，是膳食中的重要缺陷之一，也直接造成了钙摄入量的不足。

美国营养学家建议，每个成年人应该每天喝 2 杯牛乳（约 500 mL），或相应数量的乳粉、炼乳或乳酪。学龄儿童和孕妇应当喝 3 杯牛乳，哺乳母亲应当喝 4 杯。我国营养学家也建议，发育中的青少年儿童应当"早一杯，晚一杯"，争取每天饮用 400~500 mL 牛乳。

表 6-14　牛乳中的矿物质组分

| 成分 | 含量/(mg/L) | 成分 | 含量/(μg/L) |
| --- | --- | --- | --- |
| 钾 | 1 500 | 锌 | 4 000 |
| 钙 | 1 200 | 铝 | 500 |
| 钠 | 500 | 铁 | 400 |
| 镁 | 120 | 铜 | 120 |
| 磷 | 3 000 | 钼 | 60 |
| 氯 | 1 000 | 猛 | 30 |
| 硫 | 100 | 镍 | 25 |
|  |  | 硅 | 1 500 |
|  |  | 溴 | 1 000 |
|  |  | 硼 | 200 |
|  |  | 氟 | 150 |
|  |  | 碘 | 6 |

## （五）维生素

牛乳中含有人体所需的各种维生素，但其含量却因季节、饲养条件及加工方式的不同而变化较大。在放牧期牛乳中维生素 A、胡萝卜素、维生素 C 的含量明显高于冬春季的棚内饲养，而且由于日照时间长，维生素 D 的含量也相应增加。另外，牛乳也是 B 族维生素的良好来源，特别是维生素 $B_2$，但瓶装牛乳在光线下较长时间存放可使牛乳中的维生素 $B_2$ 被分解破坏。维生素 A、维生素 D 等脂溶性维生素存在于牛乳的脂肪部分中，因此，脱脂乳中的脂溶性维生素含量会有显著下降，需要进行营养强化。在鲜乳中仅含少量的维生素 C，但经消毒处理后所剩无几。

# 二、奶制品的营养价值

## （一）炼乳

炼乳为浓缩乳的一种，分为淡炼乳和甜炼乳。淡炼乳是新鲜牛乳在低温真空条件下浓缩，除去约 2/3 的水分，再经加热灭菌而成，为无糖炼乳。由于进行均质操作，使脂肪球被击破与蛋白质结合，而且食用后在胃酸和凝乳酶的作用下可形成柔软的凝块，所以淡炼乳比牛乳更易消化，按适当的比例稀释后，营养价值基本与鲜乳相同，适于婴儿食用。另外，因蛋白质在加工时发生了改变，也适于对鲜乳过敏的人食用。但工艺过程中的高温灭菌，可导致赖氨酸有一定损失，维生素遭受部分破坏，可补充维生素进行强化。

甜炼乳是在鲜乳中加入约 16 % 的蔗糖后按上述工艺制成。利用蔗糖渗透压的作用以抑制微生物的生长繁殖，使成品保质期较长。甜炼乳中蔗糖浓度可达 45 % 左右，由于糖分高，使用前需加大量水冲淡，造成其他营养素浓度下降，不宜供婴儿食用。

## （二）乳粉

乳粉是由鲜乳经脱水、喷雾、干燥而制成。成品溶解性能好，营养成分保存较好，蛋白质的消化性有所改善，但对热敏感的营养素如维生素 C、维生素 $B_1$ 等会有损失。根据食用目的不同，可分为全脂乳粉、脱脂乳粉、调制乳粉。由于加工方法不同，其营养成分也有一定的差异。

脱脂乳粉与全脂乳粉的区别在于脱脂乳粉将鲜乳中的脂肪经离心而脱去，因而脱脂乳粉中脂溶性维生素损失较大，但适于供腹泻婴儿及需要少油膳食的人食用。

调制乳粉又称母乳化乳粉，是以牛乳为基础，参照母乳的营养组成模式和特点，在营养素组成上加以调制和改善，使之更适合于婴幼儿的生理特点和需要。调制乳粉主要是减少了乳粉中酪蛋白、甘油三酯、钙、磷和钠的含量，添加了乳清蛋白、亚油酸和乳糖，并强化了维生素 A、维生素 D、维生素 $B_1$、维生素 $B_2$、维生素 C、叶酸以及铁、铜、锌、锰等微量元素。

## （三）酸乳

酸奶是发酵奶制品，是以新鲜奶、脱脂奶、全脂奶粉、脱脂奶粉或炼乳等为原料接种乳酸菌，经过不同工艺发酵而成，其中以酸牛奶最为普遍。

普通酸奶为牛奶经保加利亚乳酸杆菌和嗜热链球菌发酵而成，通常每毫升酸奶中含有活乳酸菌 108 个左右。特殊保健酸奶中含有某些特殊有益菌，如各种双歧杆菌、嗜酸乳杆菌、干酪乳杆菌鼠李糖亚种等，他们具有在人体肠道内定植的能力，具有更强的保健效果。一些特殊品种的酸奶还可能添加酵母菌、乳球菌属、明串珠菌属和片球菌属的微生物。

普通酸奶的原料为牛奶、蔗糖和乳酸菌发酵剂，其中不添加任何水分，因此几乎保存了牛奶中的所有营养成分，而且因为发酵作用使营养素的消化率和吸收利用率均有所提高，促进生长、改善营养方面的作用优于牛奶。市场上销售的酸奶中蛋白质含量为 2.3%~2.9%，略低于牛奶。经过乳酸菌发酵，蛋白质被部分分解为肽、游离氨基酸和非蛋白氮，进一步提高了消化吸收率。普通甜味酸奶的蔗糖含量为 7%，无糖酸奶中往往添加非糖甜味剂。酸奶原料中的乳糖有 20%~40% 被发酵成为乳酸和其他有机酸。我国市售酸奶中的总酸含量通常为 0.9%~1.1%，主要是乳酸菌发酵乳糖产生的乳酸。乳酸具有多方面的健康作用，可以赋予产品爽口的酸味，使酪蛋白形成细微的凝乳，抑制有害微生物的繁殖，促进胃肠蠕动和消化液的分泌，还可提高多种矿物质的吸收率。此外，发酵使得某些 B 族维生素含量有所提高。发酵导致钙的完全溶解化，磷和其他微量元素的部分溶解化，因此有效地提高了钙的吸收率。

## （四）干酪

干酪也称乳酪，为一种营养价值很高的发酵乳制品，是在原料乳中加入适当量的乳酸菌发酵剂或凝乳酶，使蛋白质发生凝固，并加盐、压榨排除乳清之后的产品，为高蛋白、高脂肪、高矿物质的食品。在干酪生产过程中，除了维生素 D 和维生素 C 被破坏和流失外，其他维生素大部分保留。由于发酵作用，乳糖含量降低，蛋白质被分解成肽和氨基酸等，消化吸收率增加，干酪蛋白质的消化率可高达 98%。

## （五）黄油

黄油由牛乳中的乳脂肪分离制成，其中脂肪含量在 80% 以上。牛乳中的脂溶性营养成分基本上保留在黄油中，因此其中含有丰富的维生素 A 维生素 D 等，也含有少量矿物质，但是水溶性营养成分含量较低。黄油中以饱和脂肪酸为主，并含有一定量的胆固醇。

**链接 6-12**

### "奶茶"中有奶吗？

市场上出售的奶茶等产品为了降低成本，大部分并不是用鲜牛奶和奶粉制作的，其实是用"奶精"勾兑出奶香味，配上糖精或甜味剂、色素、果粉、"珍珠"（即木薯粉），再加上冰块和水，摇匀就成了奶茶。这种"奶精"和喝咖啡加的"咖啡伴侣"是同一类产品。奶精虽然有一个"奶"字，其实和牛奶无关。它又称植脂末、粉末油脂、脂肪粉，是以精炼氢化植物油和多种食品辅料为原料制造的主要成分包括氢化植物油、糊精（淀粉水解物）、酪蛋白酸钠、奶油香精、乳化剂、抗结剂等。其中氢化植物油含量达20 %～75 %。氢化植物油属于反式脂肪酸，反式脂肪酸对健康的可能危害是增加患心血管疾病的概率，还可能增加患癌症、老年痴呆、糖尿病、肝功能损害、肥胖、不育等风险。据研究，饼干、糕点、炸薯条、炸鸡块等快餐食品、烘烤食品也都含有反式脂肪酸，因此不宜多食。

## 三、奶类的卫生

微生物污染是奶的主要卫生问题，奶及奶制品一方面是受乳酸杆菌中的革兰氏阴性杆菌、大肠杆菌、酵母菌和霉菌等腐败微生物的污染而发生腐败变质，另一方面是被结核菌、布氏杆菌，或口蹄疫、乳腺炎、炭疽等病原菌通过乳腺而进入奶中，再通过奶使人感染。所以奶类是人畜共患传染病的重要途径之一。因此，必须加强各个环节的卫生管理，严防污染。

奶的运输和贮存均应在低温隔热条件下进行，并应尽量缩短运输和贮存的时间。初挤出的奶中含有溶菌酶能抑制微生物的生长，这种抑制作用的时间与奶中细菌数和温度有关。细菌少，温度低，抑菌维持时间就长，奶的新鲜度保持时间也较长，如在0 ℃可保持48 h，10 ℃时保持24 h，30 ℃仅3 h。因此，挤出的奶应立即冷却，否则微生物就会大量繁殖，从而加速奶的腐败变质。奶贮存的最佳温度是4.4 ℃的低温，10 ℃下保存稍差，超过15 ℃时就会使奶的质量发生变化。

现将几种奶制品贮藏温度、湿度的一般要求及保藏期限（生产日起）叙述于下：

奶粉：冷库温度应在25 ℃以下，相对湿度在75 %以下。其保质期限为：聚乙烯塑料袋装3个月，瓶装9个月，马口铁罐装为1年。

炼乳类：炼乳类多以罐头形式保藏。淡炼乳应在凉爽、干燥、恒温，不高于20 ℃，相对湿度不高于85 %的仓库内保藏，保藏期限不超过1年；甜炼乳在上述同样条件下保藏，但每月还需进行1～2次翻罐，以防乳糖沉淀，保藏期限不超过6个月。

奶油：一般在−10 ℃以下保藏。在−15 ℃时可保藏6个月，−6 ℃保藏不得超过7天。

酸牛奶：酸牛奶成品应存放于10 ℃冷库中保存，为了保证质量，罐装酸牛奶用的容器，事前应严格清洗消毒（蒸汽消毒5～10 min），方可使用。

## 四、学前儿童奶类食物的合理食用

学前儿童的肠胃消化能力较弱，并且从出生起一直食用奶粉或乳汁等，因此比较容易接受奶类食品。在选取奶类制品时要进行适当的加工，尤其是鲜奶，由于其水分含量高且营养素种类齐全，非常容易滋生微生物和细菌，食用前一定要经过严格的消毒灭菌过程。通常所采用的消毒方法有煮沸消毒法和巴氏消毒法。巴氏消毒对奶的组成和性质均无明显影响，但维生素 C 损失 20 %~25 %。另外，食用奶类食品应尽量减少糖分的含量，并且每日饮用量也不是越多越好，过度食用奶类制品可能导致腹泻、溢奶等情况。

**链接 6 – 13**

#### 牛奶都是早晨喝？

多数人都认为牛奶应该在早餐时饮用，其实喝牛奶的最佳时间应该在晚上临睡前半小时，这是因为：

#### 调节夜间钙平衡

人体内血钙的含量水平是动态的，总的来说，白天高夜间低。这是因为人体有自动调节血钙水平的功能。白天，当体内通过钙的调节机制从尿液排出钙时，血液会自动用摄取的食物或钙制剂中的钙来补充，维持血钙水平；当夜间不再进食时，体内形成的尿液照样会带走一部分钙。于是，为了维持血钙的正常水平，人体就不得不动用"钙库"——骨骼中的钙。另外，人体内调节血钙水平的各种激素也是在白天分泌的多，夜间分泌的少，造成血钙水平在白天较高，夜间较低。夜间的低钙水平，反过来又会刺激甲状腺分泌，使骨钙加速分解。因此，应该在每天晚上临睡前喝牛奶，用牛奶中的钙为夜间的这种低钙调节提供钙源，这样身体就不会去动用体内的钙库。

#### 帮助孩子长个子

对于正在长身体的孩子来说，睡前补钙就更重要。因为孩子长个子需要的激素是在夜间分泌的，如果正在长个子时骨密度不够，骨头就不够"结实"。所以应在睡前让孩子喝奶，为夜间长个子准备充足的钙源。

#### 帮助睡眠

钙和牛奶中的某些物质有镇静、催眠作用，有助于睡眠，因此，应在睡前半小时喝牛奶。

# 第七节　菌藻类的选择

食用菌类和食用藻类是两个不同的类别，因两者都含有丰富的蛋白质，习惯上将他们放在一起讨论。

## 一、菌藻类的营养价值

### （一）菌类的营养价值

食用菌又称真菌食物，属真菌类的担子菌纲，主要有香菇、草菇、平菇、黑木耳、银耳、金针菇、猴头菇、牛肝菌、羊肝菌、鸡油菌及口蘑等。食用菌的共同特点是高蛋白质和低脂肪，味道鲜美、有特殊的保健作用等，这也是人们选择食用菌的主要原因之一。我国食用菌种类很多，可分为野生和人工栽培两大类，仅野生食用菌就有 200 多种。

### 1. 蛋白质

食用菌的蛋白质营养素密度都比较高，尤其是地衣，尽管含量并不高，但地衣蛋白质的营养素密度却高达 250 g/4.18 MJ(1 000 kcal)。

### 2. 脂肪

食用菌的脂类含量低于 5 g/100 g，其脂类主要由必需脂肪酸组成，易吸收。大多数食用菌有降血脂作用。木耳含有卵磷脂、脑磷脂和鞘磷脂等，对心血管和神经系统有益。

### 3. 碳水化合物

食用菌鲜品中的碳水化合物含量不高(小于 10 g/100 g)。以多糖为主，香菇多糖对小鼠肉瘤抑制率很高，并可增强放化疗对胃癌、肺癌的疗效。银耳多糖可增强巨噬细胞的吞噬能力，提高人体免疫能力。

### 4. 维生素和矿物质

蘑菇等菌类含丰富的 B 族维生素，特别是尼克酸，还有丰富的钙、镁、铜、铁、锌等多种矿物元素。近年来还发现蘑菇提取液对治疗白细胞降低、病毒性肝炎等有显著疗效，很多蘑菇都存在类似抗菌毒素类物质。此外，蘑菇还有降胆固醇和防止便秘的作用。

表 6-15 为常见食用菌类营养素的含量。

### 表 6-15 常见食用菌类(/100 g)营养素含量

| 食物名称 | 蛋白质/g | 蛋白质密度 | 碳水化合物/g | 核黄素/mg | 尼克酸/mg | Ca/mg | K/mg | Fe/mg |
|---|---|---|---|---|---|---|---|---|
| 香菇 | 2.7 | 117 | 5.9 | 0.34 | 8 | 17 | 179 | 1.3 |
| 大红菇(干) | 24.4 | 122 | 52.5 | 6.9 | 19.5 | 1 | 228 | 7.5 |
| 地衣 | 1.5 | 250 | 3.6 | 0.28 | 0.5 | 14 | 102 | 21.1 |
| 冬菇(干) | 17.8 | 84 | 66.9 | 1.4 | 24.4 | 55 | 1 155 | 10.5 |
| 猴头菇 | 2 | 154 | 9.1 | 0.04 | 0.2 | 19 | 8 | 2.8 |
| 黄蘑 | 4.3 | 205 | 9.6 | 0.26 | 1.5 | 3 | 512 | 5.9 |
| 金针菇 | 2.4 | 92 | 8.7 | 0.19 | 4.1 | | 195 | 1.4 |
| 口蘑(干) | 38.7 | 160 | 48.8 | 0.08 | 44.3 | 169 | 3 106 | 19.4 |
| 洋蘑菇 | 4.2 | 183 | 4.2 | 0.27 | 3.2 | 2 | 307 | 0.9 |
| 松蘑(干) | 20.3 | 181 | 66 | 1.48 | | 14 | 93 | 86 |
| 香菇 | 2.2 | 116 | 8.5 | 0.08 | 2 | 2 | 20 | 0.3 |

## (二)藻类的营养价值

海藻类指海洋生或海边生植物,其营养特点是含有丰富的蛋白质和 B 族维生素。可食用的海洋藻类约有 100 多种。人们常按藻类的生活习性将海藻类分成两类:一是浮游藻类,它由单个细胞组成,故又称为海洋单细胞藻类,他们具有叶绿素,是可进行光合作用的自养型生物,如我们常见的螺旋藻;另一类是底栖藻类,根据颜色将其分为绿藻类、褐藻类和红藻类等 3 类,如裙带菜(即俗称的海木耳)、紫菜和海带菜。

藻类含有丰富的蛋白质和糖类,脂肪含量很低,还含有多种维生素,包括胡萝卜素、核黄素、叶酸等,无机盐中钾、钙、氯、钠、镁常量元素和铁、锌、碘等微量元素含量都很高,特别是铁、碘、钙等相当高。藻类还富含膳食纤维 3 %~9 %,有防止便秘的作用。藻类营养素含量见表 6-16。

### 表 6-16 常见藻类(/100 g)营养素含量

| 名称 | 蛋白质/g | 蛋白质密度/(g/4.18 MJ) | 脂肪/g | 碳水化合物/g | 膳食纤维/g | 胡萝卜素/μg | 硫胺素/mg |
|---|---|---|---|---|---|---|---|
| 螺旋藻(干) | 64.7 | 182 | 3.1 | 18.2 | — | 38 810 | 0.28 |
| 裙带菜(干) | 25.0 | 210 | 1.7 | 41.5 | 40.6 | 2 230 | 0.02 |
| 海带菜(鲜) | 1.4 | 16 | 7.5 | 15.3 | 11.3 | 402 | 0.04 |

| 名称 | 核黄素/mg | 叶酸/μg | 钙/mg | 钾/mg | 钠/mg | 锌/mg | 碘/μg |
|---|---|---|---|---|---|---|---|
| 螺旋藻(干) | 64.7 | — | 137 | 1 506 | 1 624 | 2.62 | — |
| 裙带菜(干) | 25.0 | 29.6 | 947 | 335 | 4 412 | 2.62 | 15878 |
| 海带菜(鲜) | 1.4 | 1.6 | 201 | 44 | 2 512 | 4.93 | 923 |

## (三)常见菌藻类食物

中国是最早栽培食用菌的国家之一,食用菌资源非常丰富。目前已知的食用菌有 350 多种,常见的有香菇、蘑菇、草菇、平菇、金针菇、猴头菇、鸡枞、竹荪、松茸、口蘑、黑木耳、银耳、灵芝、石耳和牛肝菌等。藻类大多生活在水中,常见的有海带、紫菜、裙带菜、鹿角菜、发菜、石莼、地耳等。

### 1.香菇

香菇,又名香蕈、冬菇等,是侧耳科植物香蕈的子实体,被誉为"山珍"之一。我国是香菇的故乡,已有 4000 多年的食用历史。干菇呈半球形,菇边向里卷,呈霜白色或茶色,肉质丰厚,伞面花纹明显,呈菊花形,香气宜人。

香菇味道鲜美,营养丰富。每 100 g 干品中含水分 12.3 g,蛋白质 20 g,脂肪 1.2 g,膳食纤维 31.6 g,碳水化合物 30.9 g,胡萝卜素 20 μg,维生素 $B_1$ 0.19 mg,维生素 $B_2$ 1.26 mg,烟酸 20.5 mg,维生素 C 5 mg,维生素 E 0.66 mg,钙 83 mg,磷

258 mg，铁 10.5 mg，锌 8.75 mg，硒 6.42 mg。

香菇还含有 30 多种酶及 18 种氨基酸，人体必需的 8 种氨基酸中，香菇中就有 7种。香菇可作为人体酶缺乏症和补充氨基酸的首选食品。香菇中所含的多糖类物质，可以提高人体的免疫力，有增强机体抗癌能力的作用。香菇富含生物碱——香菇嘌呤，具有降低血液中胆固醇的作用，能有效预防动脉血管硬化。香菇中含有麦角固醇，经人体吸收后可转化为维生素 D，可以防治佝偻病、软骨病和骨质疏松症，有利于儿童骨骼和牙齿的发育。

### 2.草菇

草菇又名兰花菇、秆菇、麻菇、南华菇等。草菇肉质细腻，营养丰富。每 100 g 鲜品中含水分 92.3 g，蛋白质 2.7 g，脂肪 0.2 g，膳食纤维 1.6 g，碳水化合物 2.7 g，维生素 $B_1$ 0.08 mg，维生素 $B_2$ 0.34 mg，维生素 E 0.4 mg，烟酸 8 mg，钙 17 mg，磷 33 mg，铁 1.3 mg，锌 0.6 mg。

草菇营养价值很高。它富含蛋白质，且脂肪含量低，草菇含有 18 种氨基酸，其中人体必需的 8 种氨基酸含量都很高，占氨基酸总量的 38.2%，其中赖氨酸含量几乎是平菇的 2 倍和香菇的 3 倍。赖氨酸是生长发育不可缺少的物质，在膳食中适当添加草菇，对少年儿童生长发育大有益处。

多食用草菇，可促进人体新陈代谢，提高机体对传染病的抵抗力，加速伤口愈合。草菇中的异蛋白可抑制癌细胞生长，具有降低胆固醇、抗癌、解毒的功效。

### 3.黑木耳

黑木耳又称云耳、木耳，是木耳科植物木耳的子实体。我国人工栽种黑木耳已有1000 多年的历史。干燥的黑木耳呈不规则块片，多蜷缩，表面平滑呈黑褐色，反面色较浅，水浸泡后膨胀，色泽转淡，柔润而微透明，表面有滑润的黏液。

黑木耳质嫩味美，每 100 g 干品含有水分 15.5 g，蛋白质 12.1 g，脂肪 1.5 g，膳食纤维 29.9 g，碳水化合物 35.7 g，胡萝卜素 0.1 g，维生素 $B_1$ 0.17 mg，维生素 $B_2$ 0.44 mg，维生素 E 11.34 mg，烟酸 2.5 mg，钙 247 mg，磷 292 mg 铁 97.4 mg，钾 757 mg。此外，黑木耳中还含有丰富的胶质。

黑木耳营养价值很高，除含有大量蛋白质、糖类、钙、铁、钾、钠、少量脂肪、粗纤维、维生素 $B_1$、维生素 $B_2$、维生素 C、胡萝卜素等营养成分外，还含有卵磷脂、脑磷脂、鞘磷脂及麦角甾醇等营养素。黑木耳里的多糖，能提高人体免疫力，具有抗癌作用。各种磷脂成分对脑细胞和神经细胞具有营养作用，是青少年和脑力劳动者的补脑佳品。黑木耳中的胶质还可以将残留在人体消化系统内的灰尘杂质吸附聚集，排出体外，起到清理肠胃的作用。

### 4.金针菇

金针菇，又名朴菇、冬菇，是毛柄金钱菌科植物金针菇的子实体。菌柄细长，色泽和食性似金针菜。

金针菇营养丰富，美味可口。每 100 g 鲜品中含水分 90.2 g，膳食纤维 2.7 g，碳水化合物 3.3 g，蛋白质 2.4 g，脂肪 0.4 g，铁 1.4 mg，镁 17 mg，锌 0.39 mg，钾 195 mg，磷 97 mg，钠 4.3 mg，维生素 $B_1$ 0.15 mg，维生素 $B_2$ 0.19 mg，维生素 C 2 mg，维生素 E 1.14 mg，胡萝卜素 30 μg，烟酸 4.1 mg。

金针菇中的蛋白质含有 8 种人体必需氨基酸，其中精氨酸和赖氨酸含量特别丰富，锌含量也较高，具有促进儿童生长发育、增强记忆、提高智力等作用，因而有"益智菇"的美称。

金针菇还含有一种蛋白质，可以预防哮喘、鼻炎、湿疹等过敏症，也可提高抗病毒感染及癌症免疫力。金针菇还含有多糖体朴菇素，亦具有抗癌作用，经常食用可防治胃肠溃疡和肝脏系统疾病。

5．海带

海带，又称海草昆布，大叶藻科。褐色长带状、革质，一般长 2～6 m，宽 20～30 cm。海带营养价值很高，每 100 g 干海带中含粗蛋白 8.2 g，脂肪 0.1 g，糖 57 g，粗纤维 9.8 g，无机盐 12.9 g，钙 2.25 g，铁 0.15 g，胡萝卜素 0.57 mg，维生素 $B_1$ 0.69 mg，维生素 $B_2$ 0.36 mg，尼克酸 16 mg。还含有藻胶酸、昆布素、甘露醇、半聚乳糖、海带聚糖、谷氨酸、胡萝卜素、碘等特殊营养成分，以及多种微量元素。

海带含有丰富的碘，可以促进甲状腺素的合成，预防因缺碘引起的甲状腺功能不足。海带中褐藻酸钠盐有预防白血病和骨痛病的作用，对动脉出血也有止血作用，还可以减少放射性元素在肠道内的吸收。海带中的多糖类物质淀粉硫酸酯具有降低血脂的作用，近年来还发现海带的一种提取物具有抗癌作用。海带甘露醇对治疗急性肾衰退、脑水肿、乙型脑炎、急性青光眼都有效果。海带胶质能促使体内的放射性物质排出体外，从而减少放射性物质在人体内的积聚，也可减少放射性疾病的发生率。海带含有大量的不饱和脂肪酸和食物纤维，能清除附着在血管壁上的胆固醇，调理肠胃，促进胆固醇排泄。海带富含钙，能促进骨骼和牙齿的生长，预防骨质疏松，有利于儿童生长发育。

6．紫菜

紫菜又名紫英、子英，是红毛菜科植物，生长在海湾内的岩石上。紫菜含有丰富的营养成分。每 100 g 可食部分含水分 10.3 g，蛋白质 28.2 g，脂肪 0.2 g，碳水化合物 48.5 g，胡萝卜素 1.23 mg，维生素 $B_1$ 0.44 mg，维生素 $B_2$ 2.07 mg，尼克酸 5.1 mg，维生素 C 1 mg，钙 343 mg，磷 457 mg，铁 33.2 mg，碘 1.8 mg。

紫菜中含有的蛋白质约占 30%，不仅量大，氨基酸种类也很均衡，17 种氨基酸中包含了 8 种人体必需的氨基酸，其中人体必需氨基酸的比率超过鸡蛋、牛奶等食品。由于含谷氨酸、丙氨酸、甘氨酸等呈味氨基酸成分，味道鲜美。维生素 A 和其他维生素及叶酸的含量也很丰富，维生素 U 能使人体内的各种酶更好地发挥作用。紫菜还含有甲基戊糖、葡萄糖及果糖，脂肪含量低。除了钙、磷、铁的含量丰富，碘的含量更高，既可预防地方性甲状腺肿大，又可去除人体血管壁上的胆固醇，预防血管硬化。所含的胆碱成分是神经细胞传递信息不可缺少的化学物质，具有帮助增强记忆力的作用。

紫菜中的膳食纤维丰富，可以保持肠道健康，将致癌物质排出体外，特别有利于预防大肠癌。它所含的微量多糖类也具有抑制癌症的功效。

## 二、学前儿童菌藻类食物的合理食用

菌类味道鲜美，还可以提供多种儿童成长所需的营养素，是儿童饮食中重要的组成部分。食用人工栽培的菌类通常比较安全，早在1400多年前，我国就有人工栽培黑木耳的记载，现在人工栽培的菌类有30多种。对于采摘的野生蘑菇，食用前一定要认真鉴别，不可以随便食用。我国已发现毒蘑菇80多种，有些与食用菌类外形近似，误食后会引起中毒，严重者会休克甚至死亡。

海带虽然营养丰富，但海带中含有一定量的砷，如果摄入量过多，容易引起慢性中毒，所以海带食用前需要用水浸泡漂洗，使砷溶于水中。通常浸泡6 h左右，换水1~2次，可使其中含砷量达到食品卫生标准。浸泡时间过长，海带中的营养物质如水溶性维生素、无机盐等也会溶解于水，营养价值会降低。

紫菜生长在海洋中，常与蓝紫菜、甲藻类植物伴生，蓝紫菜、甲藻类植物能分泌有毒物质，使紫菜受到污染而变成蓝色，其中含有的毒素在高温下也很难被破坏分解。在购买紫菜时，不要买蓝色的紫菜，买回来的紫菜一旦变成蓝紫色或发霉变质，绝不能食用，否则容易引起中毒，危害健康。

海带和紫菜中的碘很丰富，是预防地方性甲状腺肿大的理想食品，但如果摄入太多反而会引起甲状腺功能亢进，医学上称碘甲亢，因此儿童要控制海带和紫菜的摄入量。

## 第八节 调味品的选择

调味品是指能调节食品香味等感官性状的食品，包括鲜味剂、咸味剂、酸味剂等。从调味品的来源看，有的来源于天然的植物花蕾、种子、皮、茎、叶等，有的来自天然的矿物性物质，还有的是人工酿造和提炼的产品。表6-17列出了常见调味品的营养素和含量。

表6-17 常见调味品(/100 g)的营养素含量

| 名称 | 碳水化合物/g | 膳食纤维/g | 胡萝卜素/μg | Ca/mg | P/mg | K/mg | Na/mg | Mg/mg | Fe/mg | Zn/mg | Se/μg |
|---|---|---|---|---|---|---|---|---|---|---|---|
| 八角 | 75 | 43 | 40 | 41 | 64 | 202 | 14.7 | 68 | 6.3 | 0.6 | 3.1 |
| 胡椒粉 | 77 | 2 | 60 | 2 | 172 | 154 | 4.9 | 128 | 9.1 | 1.2 | 7.6 |
| 花椒 | 67 | 29 | 140 | 639 | 69 | 204 | 47.4 | 111 | 8.4 | 1.9 | 2.0 |
| 芥末 | 35 | 7 | 190 | 656 | 530 | 366 | 7.8 | 321 | 17.2 | 3.6 | 69.0 |

续表

| 名称 | 碳水化合物/g | 膳食纤维/g | 胡萝卜素/μg | Ca/mg | P/mg | K/mg | Na/mg | Mg/mg | Fe/mg | Zn/mg | Se/μg |
|---|---|---|---|---|---|---|---|---|---|---|---|
| 辣椒粉 | 58 | 44 | 18 740 | 146 | 374 | 1 358 | 100.0 | 223 | 20.7 | 1.7 | 8.0 |
| 五香粉 | 73 | 5 | — | 181 | 66 | 1 138 | 27.2 | 88 | 34.4 | 2.8 | 5.7 |
| 小茴香 | 56 | 34 | 320 | 751 | 336 | 1 104 | 79.6 | 336 | 0.9 | 3.5 | 2.0 |
| 味精 | 27 | — | — | 100 | 4 | 4 | 8 160.0 | 7 | 1.2 | 0.3 | 1.0 |
| 酵母（鲜） | 24 | — | — | 9 | 409 | 448 | 13.6 | 54 | 7.1 | 3.1 | 2.8 |
| 白芷 | 74 | 5 | — | 3 | 118 | 100 | 27.4 | 19 | 4.4 | 0.8 | 3.4 |
| 薄荷（鲜） | 1 | 5 | 1 277 | 341 | 99 | 677 | 4.5 | 133 | 4.2 | 0.9 | — |
| 五味子叶 | 15 | 2 | 5 080 | 363 | 22 | — | | | 6.6 | | |
| 陈皮 | 79 | 21 | 408 | 82 | 85 | 186 | 21.0 | 113 | 9.3 | 1.0 | 4.4 |
| 丁香 | 67 | 17 | — | 137 | 10 | 47 | 122.1 | | 0.2 | 1.0 | 12.6 |
| 甘草 | 75 | 39 | — | 832 | 38 | 28 | 154.7 | 337 | 21.2 | 5.9 | 4.7 |
| 高良姜 | 62 | 43 | — | 75 | 8 | 87 | 7.5 | | 0.5 | 5.0 | 12.6 |
| 肉豆蔻 | 43 | 14 | — | 42 | 26 | 61 | 25.6 | | 1.3 | 1.5 | 0.5 |
| 肉桂 | 72 | 40 | — | 88 | 1 | 167 | 0.6 | | 0.4 | 0.2 | 0.8 |

# 一、调味品的营养价值

## （一）食用油

有动物体脂的烹调油和植物种子袖。食用油脂的主要成分为甘油三酯，是高能食品，提供丰富能量并延长食物在胃中的停留时间，产生饱腹感。植物油提供人体必需脂肪酸并有助于脂溶性维生素的吸收，植物油较动物油脂易消化吸收。黄油是来自牛奶的脂肪，含有脂溶性维生素，为其他植物油所缺少。人造黄油则是植物油通过氢化还原反应生产而来。现在研究发现，利用当今的生产技术制成的人造黄油，会产生较多的反式脂肪酸。这种反式脂肪酸与心血管病可能具有较大的相关性。

## （二）食盐

食盐的主要成分是氯化钠，粗盐中除氯化钠外还有少量的碘、钙、镁、钾等。在酸、甜、苦、辣、咸五味当中，咸为"百味之主"，是绝大多数菜肴复合味形成的基础味。食盐是咸味的主要来源。食盐中氯离子和钠离子能够调节机体溶液的渗透压，氯离子还是唾液淀粉酶的激活物质。如果长期摄入过量的食盐，会造成高血压等心血管疾病。正常人每日食盐的需要量为 5 g 左右。虽然口味咸淡因人而异，但都要注意不宜过咸。夏季炎热，人体出汗多，盐类物质损失的也比较多，应常补充一些生理盐水。

对于大量体力活动的人也应该注意补充食盐的摄入量。当患如心脏病、肾脏病、肝脏病时应该限制食盐摄入量，以防病情加重。

链接 6-14

### 为什么食盐要加碘

碘是合成甲状腺素的重要原料，缺碘会影响甲状腺素的合成，从而引起甲状腺代偿性肿大（俗称为"大脖子病"），甚至会由于甲状腺功能不足导致体格和智能发育落后。如果 1 岁以后再补充甲状腺素或碘，也不能使这种不良影响得以消除。

海洋是最大的碘库，海风中的碘会随着降雨撒落在沿海的土壤中，而山区由于缺少补碘的来源，再加上雨水的自然冲刷以及人类活动所造成的植被破坏，使土壤中的含碘量越来越少，由此长出来的庄稼也几乎不含碘。生活在这些地区的居民，便长期处于缺碘的威胁之中。

据报道，世界上除了挪威、冰岛等少数几个国家以外，几乎所有的国家和地区都不同程度地受到缺碘的威胁。我国幅员辽阔，各地的自然条件相差很大。据调查，我国有 4 亿人口生活在缺碘地区，山区尤其严重。

为了提高广大人民的健康水平，防止碘的缺乏，在借鉴国外数十年经验的基础上，国家规定在食用盐中进行加碘强化。这是因为人人要吃盐，但又不可能吃得太多，这样便具有覆盖面广但又不会过量的特点。由于碘酸钾比较稳定，因此目前主要采用碘酸钾进行强化。

## （三）酱油

酱油是我国传统的调味品，在我国，酱油的生产加工和食用已经有几千年的历史。粗制酱油是用脱脂大豆加面粉为原料酿造而成的浅褐色的液体，营养价值较高。在酿造发酵过程中，原料中的蛋白质分解成蛋白胨、肽和氨基酸等产物；淀粉分解成麦芽糖、单糖和有机酸等产物，有机酸进而发生反应生成酯类，赋予酱油独有的味道。粗制的酱油中含有丰富的蛋白质、氨基酸、碳水化合物、钙、磷和维生素 $B_1$ 等营养成分。粗制酱油为了利于存储而加入食盐（一般在 15 %～20 % 左右），为提高感官性状而加入焦糖色素，所以市售酱油是黑褐色的。由于酱油中添加了较多的盐，所以高血压、心脏病患者应尽量少食酱油。

## （四）食醋

食醋是以粮食、糖、酒等为原料经发酵配制而成。食醋按生产原料不同可分为米醋、糖醋和水果醋等。食醋中主要含有 3 %～5 % 的醋酸，少量的苹果酸、柠檬酸、琥珀酸等有机酸，还含有少量的矿物质和微量的维生素。食醋也是烹饪中的重要调味品之一，以酸味为主，且有芳香味，主要呈味物质是某些芳香酯类，原料蛋白质分解产生的氨基酸又使食醋带有鲜味。食醋能去腥解腻，增进鲜味和香味，能在食物加热过程中保护维生素 C 不被破坏，还可以使烹饪原料中的钙质溶解而有利于人体消化吸收。另外，食醋对细菌也有一定的杀灭和消毒作用，所以经常使用在凉拌菜以及生食海鲜当中。

## （五）糖

糖也是一种重要的调味品。作为调味品使用的糖主要有白糖、红糖、麦芽糖等，有时也使用蜂蜜。白糖属于精制糖，主要的营养素为碳水化合物，以蔗糖为主，占99％，其他的营养素种类很少；红糖未经精制，碳水化合物的含量低于白糖，但钙、铁的含量高于白糖；麦芽糖的水分含量比较高，因而相对来说，营养素的密度小于白糖和红糖。糖的甜度与糖的分子结构有关，蔗糖的甜度高于麦芽糖，果糖的甜度高于葡萄糖。

## （六）味精

味精是一种常用的增加鲜味的调味品，广泛用于食品菜肴中，其主要的呈鲜成分是谷氨酸钠。谷氨酸钠具有很强的肉类鲜味，特别是在微酸性溶液中味道更鲜美，用水稀释至3 000倍，仍能感觉出其鲜味。

市售味精按谷氨酸钠含量不同，一般可分为99％，98％，95％，90％，80％等5种，其中含量为99％的呈颗粒状结晶，而含量为80％的呈粉末状或微小晶体状。味精一般使用浓度为0.2％~0.5％。试验表明，当谷氨酸钠质量占食品质量的0.2％~0.8％时，能最大程度增进食品的天然风味。

# 二、调味品的卫生

## （一）食用油脂的卫生

食用油脂包括动物性油脂和植物性油脂两大类。油脂酸败是由于脂肪中残留的动植物组织残渣和微生物中的酶所引起的分解油脂的过程；或在空气、阳光、水等作用下发生的水解过程与不饱和脂肪酸自身氧化的化学变化。脂肪的酶解首先是中性脂肪分解成脂肪酸和甘油，然后是脂肪经一系列的酶促进作用，生成酮酸，形成不愉快的气味，使油脂的酸价增高。脂肪的化学变化，一条途径是脂肪水解为脂肪酸和甘油；另一条途径是脂肪自身氧化，一般多发生于不饱和脂肪酸在空气、光线的影响下，由铜、铁离子或叶绿素等催化分解成低分子物质，而发生"油哈"的感官变化。油脂酶解作用和化学变化往往同时发生，而脂肪酸的自身氧化主要发生在油脂及含油脂较高的食品中。

酸败油脂常产生不愉快的气味和滋味，营养物质遭破坏，从而降低了食用价值。长期食用氧化了的高度不饱和脂肪酸的油脂，机体可因缺乏必需脂肪酸而引起中毒现象。酸败油脂中的维生素因氧化而遭到破坏，烹调时还可使食物中对氧不稳定的维生素遭到破坏。油脂酸败的产物对人体酶系统有损害作用。

### （二）酱油、酱、食醋的卫生

在生产、销售、贮存和烹调过程中，对酱油酱、食醋应避免受微生物和有害物质的污染。不卫生条件下生产的酱油中，能检出伤寒、痢疾杆菌及沙门氏杆菌等致病菌。由于酱油、食醋等调料有时不经加热而生食，所以，要特别注意采取卫生措施。在气温较高季节，酱油、酱、食醋的表面还容易污染酵母菌形成一层"白醭"，甚至产生不良气味和味道。食醋还可遭醋虱、醋鳗的污染而严重影响食醋的质量。

### （三）味精的卫生

味精的学名叫谷氨酸钠，易溶于水，无吸湿性，对光稳定。在微酸溶液中，谷氨酸钠几乎全部电离，呈鲜度最高；但在碱性溶液中（如食碱、小苏打），不仅没有鲜味，反而有不良气味。在 120 ℃ 以上，可变成焦谷氨酸钠，不但没有鲜味，而且有毒。

味精进入人体后很快分解出谷氨酸，它是氨基酸的一种，在人体中进行正常的代谢。一般情况下味精对人体有益，但 3 个月以内的婴儿不要食用。

### （四）食盐的卫生

食盐含氯化钠约为 95 %，由于来源不同，也会含一些碘及氟等化合物。氯化钠的主要功能是维持人体内水、渗透压及酸碱的平衡。氯化钠缺乏时，肌肉软弱无力，容易疲劳，但膳食中钠摄取量过多造成的危害却更为突出。钠离子过多致使细胞外的渗透压增高，细胞内的液体渗透到细胞外，造成血管内的血浆容量增加，机体反应性地使小动脉收缩，血管阻力加大，引起高血压。成年人每天每人平均摄入食盐 5~6 g 为好，最高不要超过 10 g（包括酱油、咸菜中的食盐）。

## 三、学前儿童调味品的合理食用

WHO 规定，成人每日钠盐摄入量不应超过 5 g。但盐的摄入量常由味觉、风味和饮食习惯决定，正常人每日摄入 35~40 g 食盐就会引起急性中毒，出现水肿，过量食盐对儿童的伤害更大。在日常生活中，应帮助儿童养成良好的饮食习惯，多吃清淡饮食，不吃或少吃盐腌食品。同时可以改变烹调方法，减少食盐调味食物的摄入，将摄盐量控制在每日 5 g 以下。也可根据具体情况选用低钠、高钾、富硒、加碘保健盐。

儿童吃糖过多，容易产生饱腹感，食欲不佳，影响食物的摄入量，进而导致多种营养素的缺乏。长期高糖饮食，会直接影响儿童骨骼的生长发育，导致佝偻病等。吃糖后如果不注意口腔卫生，就会给口腔细菌创造生长繁殖的良好条件，容易引起龋齿和口腔溃疡。WHO 曾呼吁不要让孩子吃太多的甜食。

在烹调时提倡后放酱油，这样能够保留酱油中的有效氨基酸和营养成分。烹调时要酌量加入，每次 10~30 mL。在烹饪绿色蔬菜时不必放酱油，因为酱油会使这些蔬菜的色泽变得黑褐暗淡，失去了蔬菜原有的清香。酱油易霉变，一定要注意密闭，低温保存，发霉变质的酱油不能吃。酱油不经过加热也可以食用，但是由于酱油在生产、储存、运输、销售的过程中容易因卫生条件不良而造成污染，甚至混入肠道传染病菌，因此食用生酱油对健康很不利。

食醋存放时不宜与金属容器接触。在生产和储存中要注意清洁卫生，防止被细菌污染生霉，影响品质。

过量摄入味精会影响身体健康。摄入味精过多时，常常感到口渴，这是因为味精中含有钠，过多摄入可导致高血压。当摄入味精过多、超过机体的代谢能力时，还会导致血液中谷氨酸含量增高，限制人体对钙、镁、铜等必需矿物质的利用。尤其是谷氨酸可以与血液中的锌结合，生成不能被利用的谷氨酸锌而被排出体外，导致人体缺锌。锌是婴幼儿身体和智力发育的重要营养素，因此，婴幼儿和正在哺乳期的母亲应禁食或少食味精。专家建议，每道菜不应超过 0.5 g，成人每日 2~3 g 以下。

食用味精时要避免高温，也不能在含碱或小苏打的食物中使用，因为在碱性溶液中，谷氨酸钠会生成有不良气味的谷氨酸二钠，失去调味作用。

味精需要合理存放，避免受潮分解变质，失去食用价值。

**链接 6-15**

### 为什么儿童不要多吃味精

味精是一种常见的调味品，可以说几乎所有的美味佳肴都离不开味精。味精的化学成分是谷氨酸钠。市售味精其纯度为 95%~99%，它进入人体以后便分解出谷氨酸。谷氨酸是一种常见的氨基酸，可在血液中与过多的氨结合而起解毒作用，也可以参加新陈代谢提供能量或合成人体的蛋白质。尽管它有那么多的好处，但物极必反，味精吃得过多，反而对身体不利。

味精的浓度在万分之一时便能产生诱人的鲜味，浓度过高反而会使味觉敏感度降低，引起麻木感。味精吃得稍多就会因钠离子增多而使人感到口渴。长期吃味精会使血液中的锌元素与谷氨酸结合从尿中排泄，造成缺锌。缺锌则会降低食欲，影响生长速度并削弱机体的免疫功能。据 1971 年国外报道，一次吃入 5 g 以上的味精，便会在 30 分钟后出现面色潮红、心慌、出汗、头晕等症状，严重的还会有咀嚼肌僵硬、胸闷、乏力、四肢麻木等不适，持续两三个小时才会逐步好转。据研究，这主要是由于谷氨酸与血中钙离子结合，造成一过性游离钙降低所致。故儿童不宜多吃味精。

动物实验发现，给幼鼠按每克体重灌入 0.5~4 mg 的味精，可引起幼鼠脑发育障碍、骨骼发育不良并影响其甲状腺的功能，但在人类中尚未见到类似的报道。

在碱性的环境中，味精会转变成谷氨酸二钠，其鲜味大大降低。在 210 ℃ 高温中，味精会变成焦谷氨酸钠，甚至热解产生杂环胺类化合物，这时非但没有鲜味，而且会损害肝脏功能，因此应在菜肴已经离火，即将装盘时加入少量味精。油炸食品的温度可达 230 ℃，故以不加味精为妥。

## 思考题

1. 粮谷类食品加工精度是否越高越好？

2．豆类食品中抗营养因素有哪些？

3．酸乳的营养价值特点有哪些？

4．试述大豆及豆制品的营养价值。

5．为什么提倡多吃薯类作为主食的补充？

6．为什么不能仅吃精制主食，还要多吃粗粮？

7．鱼、肉、蛋、奶4类动物性食品的营养价值有何异同？为什么说适当地"多吃鱼、少吃肉"对健康更有益处？

8．为什么学前儿童要适当地摄入动物性食品，不宜完全素食也不能养成肉食为主的习惯？

9．为什么每日应食用一定量的蔬菜、水果类食物？

10．依据谷类食物的蛋白质构成特点，分析提高谷类食物营养价值的途径有哪些？

11．含油种子类的主要卫生问题是什么？

12．学前儿童应如何合理食用调味品？

# 第七章　学前儿童的合理膳食

## 第一节　合理膳食概述

### 一、合理膳食的概念

合理膳食主要包含两方面：一是指食物种类齐全、数量充足的膳食。营养科学发展到今天还没有发现有哪一种天然食物能含有人体所需要的全部营养素，实际上，各种食物中所含的营养成分不完全相同，各有侧重。只有食物多样、数量充足才能满足人体的各种营养需求；二是指合理调配各营养素比例的膳食。科学、合理、营养、健康的膳食，不仅在于食物种类的丰富和烹调方法的巧妙，而且关键在于膳食的搭配合理、各营养素比例均衡符合人体需要。合理膳食的根本遵循是《中国居民膳食指南》。

对于学前儿童来说，合理膳食是指根据学前儿童对热能和营养素的需要及各类食物的营养价值，通过合理的食物调配，供给食物种类且营养素齐全、数量充足且比例适当的膳食，从而使人体的营养需要与膳食供给之间建立平衡关系，达到合理营养。简言之，学前儿童的合理膳食是指能够为学前儿童提供全面、均衡营养的膳食。

### 二、合理膳食的结构

合理膳食是由多种食物构成的，这种膳食不但要提供给儿童足够的热能和所需的各种营养，还要保持各种营养素之间的比例平衡和食物来源的多样化，它是学前儿童身体健康的基础。

(1)不可缺少的五大类食物。粮谷类，包括谷物、薯类和干豆类，主要提供碳水化合物、蛋白质、B族维生素等；动物性食物，包括肉、禽、蛋、鱼、奶等，主要提供蛋白质、脂肪、矿物质、维生素A和B族维生素等；大豆及其制品，主要提供蛋白质、脂肪、膳食纤维、矿物质等；蔬菜、水果类，主要提供膳食纤维、矿物质、维生素C和胡萝卜素等；热能性食物，包括烹调油、食糖等，主要供给热能。在各种食物中应尽可能选择不同的食物品种，因为所吃食物越多样化，越有利于营养供给的平衡。

(2)保证七大类营养素齐全。膳食中蛋白质、脂肪、碳水化合物、无机盐、维生素、水和膳食纤维齐全，而且比例合适，不过多地摄入某一种营养素。七大类中无论缺乏哪一种营养素都会影响机体健康。

（3）食物要合理搭配。膳食中食物要合理搭配，一般要做到主副食、荤素菜、粗细粮、干稀、酸碱等合理搭配，以利于营养物质发挥应有的作用。同时，还应做到食物种类越多越好，种系越远越好，从而充分发挥蛋白质的互补作用。

## 三、合理膳食的特点

（1）数量充足。合理膳食提供足量的营养素和能量。

（2）营养均衡。合理膳食不会过分强调某种营养素的摄入而忽略了另一种营养素，要求各种营养素平衡。

（3）能量控制。合理膳食提供的能量恰到好处，摄入的热能和消耗的热能基本相等。

（4）适度性。合理膳食中不含有过剩的脂肪、盐、糖或其他不必要的或对身体有害的成分。

（5）多样性。合理膳食富有变化，花样不断翻新，不是一成不变。

## 四、学前儿童合理膳食的要求

### （一）供给充足的能量和优质蛋白质

蛋白质是生命的物质基础，人体一切生命活动都需要能量。能量和蛋白质对孩子的大脑以及身体各个系统的发育具有重要意义。

幼儿通过母乳获得充足的优质蛋白和能量。乳母的膳食营养除满足自身需要外，还应满足泌乳的营养素消耗的需要，为此，膳食配制应根据其特殊需求合理安排。烹调方法应多用烧、煮、炖，少用油炸，食用时多喝汤，这样既可以增加营养，还可以促进乳汁分泌。每日除三餐外，可适当加餐2～3次，餐间可多次饮水，因乳汁分泌与乳母饮水量有关。

哺乳过后（指断奶后），应该为孩子选择与母乳成分相近的配方奶粉，人工喂养的孩子更应选择优质的婴儿配方奶粉。因为配方奶粉是依据母乳成分而调整了蛋白质和脂肪结构、钙磷比例，又添加了一些维生素、微量元素、核苷酸、多不饱和脂肪酸等婴幼儿生长发育必需的成分。一般来说，1岁以内的婴儿不能喝鲜奶，2岁以内的孩子最好也不要喝，因为鲜奶中的一些营养成分不利于孩子消化和吸收，对健康不利。

从6个月开始给孩子添加辅食，制作成泥糊状软食，使婴儿爱吃，易咀嚼、且易消化吸收。首先做到及时添加，其次遵循辅食添加的原则，循序渐进地添加每一种食物，做到营养全面以弥补母乳的不足，不能顾此失彼。如断奶后只给幼儿喝小米粥或软白米饭加菜汤，则蛋白质、脂肪供应不足，孩子生长发育增长迟缓，抗病力降低；若只注意多给蛋、乳、肉类高蛋白食物，粮谷类较少，则糖类供应不足，不能满足孩子对能量的需要。

对于大一些的孩子,必须保证充足的优质蛋白供应,学前儿童每日饮奶或相应的奶制品不少于 350 mL,还要注意吃蛋和蛋制品、半肥瘦的禽畜肉、肝类、加工好的豆制品等。另外,能量供应方面应多选用碳水化合物,因为碳水化合物燃烧快而完全,又是脑组织所需要的热源。

### (二)膳食搭配合理,做到营养均衡

学前儿童的膳食中营养素应均衡,五大类食物要种类齐全、数量充足、比例合适,以满足生长发育的需要。同时,还要注意主副食、荤素菜、粗细粮、干稀、色彩、性状、酸碱等合理搭配才能引起孩子的食欲,促进消化吸收,保证充足营养。

### (三)食物的色香味形等感官性状要讲究美感

色、香、味、形等感官性状是食物对人体感官刺激的影响因素,可形成条件反射影响食欲。所以,学前儿童的饭菜要色彩调和,香气扑鼻,滋味鲜美,形状诱人,器物美观,达到色、香、味、形、器的和谐统一,给人以精神和物质高度统一的特殊享受。还应不断变换烹调方式,以保持学前儿童大脑皮质的适度兴奋来增进食欲,促进消化液的分泌,增进消化吸收功能。

### (四)餐次安排上要一日多餐

1 岁以前应每日 3~4 餐奶,3 次辅食;2 岁前应每日 3 餐,2 次奶,1 次点心;3 岁前应每日 3 餐,1~2 次奶,1~2 次点心;3~6 岁应每日 3 餐,2 次点心。应保证吃好早餐,少吃零食,饮用清淡饮料。

### (五)科学合理地选择零食

零食是可以吃的,关键是如何选择。一般我们把零食分为可经常食用的零食、适当食用的零食和限制食用的零食 3 类。水果、坚果等富含维生素和纤维素,可经常食用,是健康零食;鱼片、肉干、巧克力、乳酪、酸奶等可适当食用;糖果、膨化食物、蜜饯、糕点、卤制熟食等因含有色素、香精、防腐剂等添加剂,对健康有害,所以尽量不要食用。零食是一把双刃剑,既可以丰富食物的种类,补充营养,又可以成为健康的杀手,所以要正确选择。

### (六)口味上少盐、不甜、不腻

高盐、高糖、高脂食物对人体的危害已引起社会各界的高度重视。孩子生下来后对食物和味道并没有天生的嗜好,爱吃咸的、甜的或油腻的食物都是后天形成的饮食习惯,所以儿童膳食从一开始就应当少盐、不甜、避免油腻,以有利于其身体健康,避免龋齿、肥胖以及心血管等疾病的发生。

# 第二节　孕妇、乳母的合理膳食

女性是社会和家庭的重要组成部分。成熟女性承载着孕育新生命哺育下一代的重要职责。女性身体的健康和营养状况与成功孕育新生命,获得良好妊娠结局及哺育下一代健康成长密切相关。因此,育龄女性应在计划怀孕前开始做好身体(健康状况)、营养(碘、铁、叶酸等)和心理准备,以获得孕育新生命的成功。

妊娠是个复杂的生理过程,是 1 000 天机遇窗口期的第一个阶段。为了妊娠的成功,孕期妇女的生理状态及代谢发生了较大的适应性改变,以满足孕期母体生殖器官和胎儿的生长发育,并为产后泌乳进行营养储备。孕期营养状况的优劣对胎儿生长发育直至成年后的健康可产生至关重要的影响。分娩后的哺乳期妇女要分泌乳汁,哺育婴儿,还要逐步补偿妊娠、分娩时营养的消耗,恢复各器官、系统功能。对能量及营养素的需要甚至超过妊娠期。乳母营养的好坏还直接关系到母乳喂养的效果和婴儿的生长发育。

无论是孕妇还是乳母的膳食构成都应该是由多种多样食物组成的平衡膳食,只有多样化的平衡膳食才能获得丰富而适量的营养。

## 一、备孕妇女的合理膳食

备孕是指育龄妇女有计划地怀孕并对优孕进行必要的前期准备,是优孕与优生优育的重要前提。备孕妇女的营养状况直接关系着孕育和哺育新生命的质量,并对妇女及其下一代的健康产生长期影响。为保证成功妊娠,提高生育质量,预防不良妊娠结局,夫妻双方都应做好充分的孕前准备。

健康的身体状况、合理膳食、均衡营养是孕育新生命必需的基础。准备怀孕的妇女应接受健康体检及膳食和生活方式指导,使健康与营养状况尽可能达到最佳后再怀孕。健康体检应特别关注感染性疾病(如牙周病)以及血红蛋白、血浆叶酸、尿碘等反映营养状况的检测,目的是避免相关炎症及营养素缺乏对受孕成功和妊娠结局的不良影响。备孕妇女膳食指南在一般人群膳食指南(见附录二)基础上补充以下 3 条关键推荐。

**【关键推荐】**

» 调整孕前体重至适宜水平。

» 常吃含铁丰富的食物,选用碘盐,孕前 3 个月开始补充叶酸。

» 禁烟酒,保持健康生活方式。

孕前体重与新生儿出生体重、婴儿死亡率以及孕期并发症等妊娠结局有密切关系。肥胖或低体重的育龄妇女是发生不良妊娠结局的高危人群,备孕妇女宜通过平衡膳食和适量运动来调整体重，使体质指数（BMI）达到 18.5～23.9 kg/m 范围。

育龄妇女是铁缺乏和缺铁性贫血患病率较高的人群，怀孕前如果缺铁，可导致早产、胎儿生长受限、新生儿低出生体重以及妊娠期缺铁性贫血。因此，备孕妇女应经常摄入含铁丰富、利用率高的动物性食物，铁缺乏或缺铁性贫血者应纠正贫血后再怀孕。碘是合成甲状腺激素不可缺少的微量元素，为避免孕期碘缺乏对胎儿智力和体格发育产生的不良影响，备孕妇女除选用碘盐外，还应每周摄入 1 次富含碘的海产品。叶酸缺乏可影响胚胎细胞增殖、分化，增加神经管畸形及流产的风险，备孕妇女应从准备怀孕前 3 个月开始每天补充 400 μg 叶酸，并持续整个孕期。

良好的身体状况和营养是成功孕育新生命最重要的条件，而良好的身体状况和营养要通过健康生活方式来维持。均衡的营养、有规律的运动和锻炼、充足的睡眠、愉悦的心情等，均有利于健康的孕育。计划怀孕的妇女如果有健康和营养问题，应积极治疗相关疾病（如牙周病），解决可能存在的营养缺乏问题，保持良好的卫生习惯。此外，吸烟、饮酒会影响精子和卵子质量及受精卵着床与胚胎发育，在怀孕前 6 个月夫妻双方均应停止吸烟、饮酒，并远离吸烟环境。

## 二、孕期妇女的合理膳食

妊娠期是生命早期 1 000 天机遇窗口的起始阶段，营养作为最重要的环境因素，对母子双方的近期和远期健康都将产生至关重要的影响。孕期胎儿的生长发育、母体乳腺和子宫等生殖器官的发育，以及为分娩后乳汁分泌进行必要的营养储备，都需要额外的营养。因此，妊娠期妇女膳食应在非孕妇女膳食的基础上，根据胎儿生长速率及母体生理和代谢的变化进行适当的调整。孕早期胎儿生长发育速度相对缓慢，所需营养与孕前无太大差别。孕中期开始，胎儿生长发育逐渐加速，母体生殖器官的发育也相应加快，对营养的需要增大，应合理增加食物的摄入量，孕期妇女的膳食仍是由多样化食物组成的营养均衡的膳食，除保证孕期的营养需要外，还潜移默化地影响较大婴儿对辅食的接受和后续多样化膳食结构的建立。

孕育生命是一个奇妙的历程，要以积极的心态去适应孕期变化，愉快享受这一过程。母乳喂养对孩子和母亲都是最好的选择，孕期应了解相关的知识，为产后尽早开奶和成功母乳喂养做好各项准备。孕期妇女膳食指南在一般人群膳食指南的基础上补充 5 条关键推荐。

**【关键推荐】**

» 补充叶酸，常吃含铁丰富的食物，选用碘盐。

» 孕吐严重者，可少量多餐，保证摄入含必要量碳水化合物的食物。

» 孕中晚期适量增加奶、鱼、禽、蛋、瘦肉的摄入。

» 适量身体活动，维持孕期适宜增重。

» 禁烟酒，愉快孕育新生命，积极准备母乳喂养。

叶酸对预防神经管畸形和高同型半胱氨酸血症，促进红细胞成熟和血红蛋白合成极为重要。孕期叶酸应达到 600 μgDFE/d，除常吃含叶酸丰富的食物外，还应补充叶酸 400 μgDFE/d。为预防早产、流产，满足孕期血红蛋白合成增加和胎儿铁储备的需要，孕期应常吃含铁丰富的食物，铁缺乏严重者可在医师指导下适量补铁。碘是合成甲状腺素的原料，是调节新陈代谢和促进蛋白质合成的必需微量元素，除选用碘盐外，每周还应摄入 1~2 次含碘丰富的海产品。

孕早期应维持孕前平衡膳食。如果早孕反应严重，可少食多餐，选择清淡或适口的膳食，保证摄入含必要量碳水化合物的食物，以预防酮血症对胎儿神经系统的损害。

自孕中期开始，胎儿生长速率加快，应在孕前膳食的基础上，增加奶类 200 g/d。动物性食物（鱼、禽、蛋、瘦肉）孕中期增加 50 g/d、孕晚期增加 125 g/d，以满足胎儿对优质蛋白质、维生素 A、钙、铁等营养素和能量增加的需要。建议每周食用 2~3 次鱼类，以提供对胎儿脑发育有重要作用的 n-3 长链多不饱和脂肪酸。

体重增长是反映孕妇营养状况的最实用的直观指标，与胎儿出生体重、妊娠并发症等妊娠结局密切相关。为保证胎儿正常生长发育，应使孕期体重增长保持在适宜的范围。身体活动有利于愉悦心情和自然分娩，健康的孕妇每天应进行不少于 30 分钟的中等强度身体活动。

烟草、酒精对胚胎发育的各个阶段都有明显的毒性作用，容易引起流产、早产和胎儿畸形。有吸烟、饮酒习惯的妇女必须戒烟禁酒，远离吸烟环境，避免二手烟。

## 三、哺乳期妇女的合理膳食

哺乳期是母体用乳汁哺育新生子代，使其获得最佳生长发育，并奠定一生健康基础的特殊生理阶段。哺乳期妇女（乳母）既要分泌乳汁哺育婴儿，还需要逐步补偿妊娠、分娩时的营养素损耗并促进各器官、系统功能的恢复，因此比非哺乳妇女需要更多的营养。哺乳期妇女的膳食仍是由多样化食物组成的营养均衡的膳食，除保证哺乳期的营养需要外，还通过乳汁的口感和气味，潜移默化地影响较大婴儿对辅食的接受和后续多样化膳食结构的建立。

基于母乳喂养对母亲和子代诸多的益处，世界卫生组织建议婴儿 6 个月内应纯母乳喂养，并在添加辅食的基础上持续母乳喂养到 2 岁甚至更长时间。乳母的营养状况是泌乳的基础，如果哺乳期营养不足，将会减少乳汁分泌量，降低乳汁质量，并影响母体健康。此外，产后情绪、心理、睡眠等也会影响乳汁分泌。有鉴于此，哺乳期妇女膳食指南在一般人群膳食指南基础上增加 5 条关键推荐。

【关键推荐】

» 增加富含优质蛋白质及维生素 A 的动物性食物和海产品，选用碘盐。

» 产褥期食物多样但不过量，重视整个哺乳期营养。

» 愉悦心情，充足睡眠，促进乳汁分泌。

» 坚持哺乳，适度运动，逐步恢复适宜体重。

» 忌烟酒，避免浓茶和咖啡。

乳母的营养是泌乳的基础，尤其蛋白质营养状况对泌乳有明显影响。动物性食物如鱼、禽、蛋、瘦肉等可提供丰富的优质蛋白质和一些重要的矿物质和维生素，乳母每天应比孕前增加约 80 g 的鱼、禽、蛋、瘦肉。如条件限制，可用富含优质蛋白质的大豆及其制品替代。为保证乳汁中碘、$n-3$ 长链多不饱和脂肪酸（如 DHA）和维生素 A 的含量，乳母应选用碘盐烹调食物，适当摄入海带、紫菜、鱼、贝类等富含碘或 DHA 的海产品，适量增加富含维生素 A 的动物性食物，如动物肝脏、蛋黄等的摄入。奶类是钙的最好食物来源，乳母每天应增饮 200 mL 的牛奶，使总奶量达到400~500 mL，以满足其对钙的需要。

"坐月子"是中国的传统习俗，其间常过量摄入动物性食物，致能量和宏量营养素摄入过剩。重视整个哺乳阶段的营养，食不过量且营养充足，以保证乳汁的质与量以持续地进行母乳喂养。

乳母的心理及精神状态也可影响乳汁分泌，保持愉悦心情，以确保母乳喂养的成功。孕期体重过度增加及产后体重滞留，是女性肥胖发生的重要原因之一。坚持哺乳、科学活动和锻炼，有利于机体复原和体重恢复。吸烟、饮酒会影响乳汁分泌，烟草中的尼古丁和酒精也可通过乳汁进入婴儿体内，影响婴儿睡眠及神经系统发育。此外，茶和咖啡中的咖啡因有可能造成婴儿兴奋，乳母应避免饮用浓茶和大量咖啡。

# 第三节 婴幼儿的合理膳食

中国婴幼儿喂养指南是与一般人群膳食指南并行的喂养指导。出生后至满 2 周岁阶段，构成生命早期 1 000 天关键窗口期中三分之二的时长，该阶段的良好营养和科学喂养是儿童近期和远期健康最重要的保障。生命早期的营养和喂养对体格生长、智力发育、免疫功能等近期及后续健康持续产生至关重要的影响。

中国婴幼儿喂养指南分为两部分：针对出生后 180 天内的婴儿提出了 6 月龄内婴儿母乳喂养指南，主要内容以纯母乳喂养为目标，鼓励尽早开奶，以获得成功纯母乳喂养；针对 7~24 月龄婴幼儿提出喂养指南，主要内容是以补充营养和满足饮食行为正常发育为目标的辅食添加，包括方法、方式、食物选择和喂养效果评价等，强调顺应性喂养模式，以助于幼儿健康饮食习惯的形成。正确对待和解决纯母乳喂养中遇到的问题，追求婴儿健康生长。

## 一、0~6 月龄婴儿母乳喂养

6 月龄内是人一生中生长发育的第一个高峰期，对能量和营养素的需要高于其他任何时期。但婴儿消化器官和排泄器官发育尚未成熟，功能不健全，对食物的消化吸收能力及代谢废物的排泄能力仍较低。母乳既可提供优质、全面、充足和结构适宜的营养素，满足婴儿生长发育的需要，又能完美地适应其尚未成熟的消化能力，并促进其器官发育和功能成熟。此外，6月龄内婴儿需要完成从宫内依赖母体营养到宫外依赖食物营养的过渡，来自母体的乳汁是完成这一过渡最好的食物，基于任何其他食物的喂养方式都不能与母乳喂养相媲美。母乳喂养能满足婴儿6月龄内全部液体、能量和营养素的需要，母乳中的营养素和多种生物活性物质构成一个特殊的生物系统，为婴儿提供全方位呵护，助其在离开母体保护后，能顺利地适应日常生活环境，健康成长。

6月龄内婴儿处于1 000天机遇窗口期的第二个阶段，营养作为最主要的环境因素对其生长发育和后续健康持续产生至关重要的影响。母乳中适宜水平的营养既能提供婴儿充足而适量的能量，又能避免过度喂养，使婴儿获得最佳的、健康的生长速率，为一生的健康奠定基础。因此，对6月龄内的婴儿应给予纯母乳喂养。中国营养学会提出6月龄内婴儿母乳喂养6条关键推荐。

**【关键推荐】**

» 产后尽早开奶，坚持新生儿第一口食物是母乳。

» 坚持6月龄内纯母乳喂养。

» 顺应喂养，建立良好的生活规律。

» 出生后数日开始补充维生素D，不需补钙。

» 婴儿配方奶是不能纯母乳喂养时的无奈选择。

» 监测体格指标，保持健康生长。

初乳富含营养和免疫活性物质，有助于肠道功能发展，并提供免疫保护。母亲分娩后，应尽早开奶，让婴儿开始吸乳头，获得初乳并进一步刺激泌乳、增加乳汁分泌。婴儿出生后第一口食物应是母乳，有利于预防婴儿过敏，并减轻新生儿黄疸、体重下降和低血糖的发生。此外，让婴儿尽早反复吮吸乳头，是确保成功纯母乳喂养的关键。婴儿出生时，体内具有一定的能量储备，可满足至少3天的代谢需求；开奶过程中不用担心新生儿饥饿，可密切关注婴儿体重，体重下降只要不超过出生体重的7%就应坚持纯母乳喂养。温馨环境、愉悦心情、精神鼓励、乳腺按摩等辅助因素，有助于顺利成功开奶。准备母乳喂养应从孕期开始。

母乳是婴儿最理想的食物，纯母乳喂养能满足婴儿6月龄以内所需要的全部液体、能量和营养素，应坚持纯母乳喂养6个月。此外，母乳有利于肠道健康微生态环境建立和肠道功能成熟，降低感染性疾病和过敏发生的风险。母乳喂养能够营造母子情感交流的环境，给婴儿最大的安全感，有利于婴儿心理行为和情感发展；母乳是最佳的营养支持，母乳喂养的婴儿最聪明。母乳喂养经济、安全又方便，同时有利于避免母体产后体重滞留，并降低母体乳腺癌、卵巢癌和2型糖尿病的风险。母乳喂养需要全社会的努力，专业人员的技术指导，家庭、社区和工作单位应积极支持，充分利用政策和法律保护母乳喂养。

母乳喂养应顺应婴儿胃肠道成熟和生长发育过程，从按需喂养模式向规律喂养模式递进。婴儿饥饿是按需喂养的基础，饥饿引起哭闹时应及时喂哺，不要强求喂奶次数和时间，特别是 3 月龄内的婴儿。婴儿出生后 24 周就基本形成了自己的进食规律，家长应明确感知其进食规律的时间信息。随着月龄增加，婴儿胃容量逐渐增加，单次摄乳量也随之增加，哺喂间隔则会相应延长，喂奶次数减少，应逐渐建立起规律哺喂的良好饮食习惯。如果婴儿哭闹明显不符合平日进食规律，应该首先排除非饥饿原因，如胃肠不适等。非饥饿原因哭闹时，增加哺喂次数只能缓解婴儿的焦躁心理，并不能解决根本问题，应及时就医。

人乳中维生素 D 含量低，母乳喂养儿不能通过母乳获得足量的维生素 D。适宜的阳光照射会促进皮肤中维生素 D 的合成，但鉴于养育方式及居住地域的限制，阳光照射可能不是 6 月龄内婴儿获得维生素 D 的最方便途径。婴儿出生后数日就应开始每日补充维生素 D 10 μg（4001 U）。纯母乳喂养能满足婴儿骨骼生长对钙的需求，不需额外补钙。推荐新生儿出生后补充维生素 K，特别是剖宫产的新生儿。

由于婴儿患有某些代谢性疾病、乳母患有某些传染性或精神性疾病，乳汁分泌不足或无乳汁分泌等原因，不能用纯母乳喂养婴儿时，建议首选适合于 6 月龄内婴儿的配方奶喂养，不宜直接用普通液态奶、成人奶粉、蛋白粉、豆奶粉等喂养婴儿。任何婴儿配方奶都不能与母乳相媲美，只能作为纯母乳喂养失败后无奈的选择，或者 6 月龄后对母乳的补充。6 月龄内放弃母乳喂养而选择婴儿配方奶，对婴儿健康是不利的。

身长和体重是反映婴儿喂养和营养状况的直观指标。疾病或喂养不当、营养不足会使婴儿生长缓慢或停滞。6 月龄内婴儿应每半月测一次身长和体重，病后恢复期可增加测量次数，并选用世界卫生组织的"儿童生长曲线"判断婴儿是否得到正确、合理喂养。婴儿生长有自身规律，过快、过慢生长都不利于儿童远期健康。婴儿生长存在个体差异，也有阶段性波动，不必相互攀比生长指标。母乳喂养儿体重增长可能低于配方奶喂养儿，只要处于正常的生长曲线轨迹，即是健康的生长状态。

## 二、7~24 月龄婴幼儿喂养

对于 7~24 月龄婴幼儿，母乳仍然是重要的营养来源，但单一的母乳喂养已经不能完全满足其对能量以及营养素的需求，必须引入其他营养丰富的食物。与此同时，7~24 月龄婴幼儿胃肠道等消化器官的发育，感知觉以及认知行为能力的发展，也需要其有机会通过接触、感受和尝试，逐步体验和适应多样化的食物，从被动接受喂养转变到自主进食。这一过程从婴儿 7 月龄开始，到 24 月龄时结束。这一年龄段婴幼儿的特殊性，还在于父母及喂养者的喂养行为对其营养和饮食行为有显著的影响。顺应婴幼儿需求喂养，有助于健康饮食习惯的形成，并具有长期而深远的影响。

7~24 月龄婴幼儿处于 1 000 天机遇窗口期的第三阶段，适宜的营养和喂养不仅关系到近期的生长发育，也关系到长期的健康。中国营养学会提出 7~24 月龄婴幼儿喂养 6 条关键推荐。

**【关键推荐】**

» 继续母乳喂养，满 6 月龄起添加辅食。

» 从富含铁的泥糊状食物开始，逐步添加达到食物多样。

» 提倡顺应喂养，鼓励但不强迫进食。

» 辅食不加调味品，尽量减少糖和盐的摄入。

» 注重饮食卫生和进食安全。

» 定期监测体格指标，追求健康生长。

母乳仍然可以为满6月龄（出生180天）后婴幼儿提供部分能量、优质蛋白质、钙等重要营养素，以及各种免疫保护因子等。继续母乳喂养也仍然有助于促进母子间的亲密接触，促进婴幼儿发育。因此7~24月龄婴幼儿应继续母乳喂养。不能母乳喂养或母乳不足时，需要以配方奶作为母乳的补充；婴儿满6月龄时，胃肠道等消化器官已相对发育完善，可消化母乳以外的多样化食物。同时，婴儿的口腔运动功能，味觉、嗅觉、触觉等感知觉，以及心理、认知和行为能力也已准备好接受新的食物。此时开始添加辅食，不仅能满足婴儿的营养需求，也能满足其心理需求，并促进其感知觉心理及认知和行为能力的发展。

7~12月龄婴儿所需能量约1/3~1/2来自辅食，13~24月龄幼儿所需能量约1/2~2/3的能量来自辅食，而婴幼儿所需的铁高达99%来自辅食。因而婴儿最先添加的辅食应该是富铁的高能量食物，如强化铁的婴儿米粉、肉泥等。在此基础上逐渐引入其他不同种类的食物以提供不同的营养素；辅食添加的原则：每次只添加一种新食物，由少到多、由稀到稠、由细到粗，循序渐进。从一种富铁泥糊状食物开始，如强化铁的婴儿米粉、肉泥等，逐渐增加食物种类，逐渐过渡到半固体或固体食物，如烂面、肉末、碎菜、水果粒等。每引入一种新的食物应适应2~3天，密切观察是否出现呕吐、腹泻、皮疹等不良反应，适应一种食物后再添加其他新的食物。

随着婴幼儿生长发育，父母及喂养者应根据其营养需求的变化，感知觉以及认知、行为和运动能力的发展，顺应婴幼儿的需要进行喂养，帮助婴幼儿逐步达到与家人一致的规律进餐模式，并学会自主进食，遵守必要的进餐礼仪；父母及喂养者有责任为婴幼儿提供多样化，且与其发育水平相适应的食物，在喂养过程中应及时感知婴幼儿所发出的饥饿或饱足的信号，并作出恰当的回应。尊重婴幼儿对食物的选择，耐心鼓励和协助婴幼儿进食，但绝不强迫进食；父母及喂养者还有责任为婴幼儿营造良好的进餐环境，保持进餐环境安静、愉悦，避免电视、玩具等对婴幼儿注意力的干扰。控制每餐时间不超过20分钟。父母及喂养者也应该是婴幼儿进食的好榜样。

辅食应保持原味，不加盐、糖以及刺激性调味品，保持淡口味。淡口味食物有利于提高婴幼儿对不同天然食物口味的接受度，减少偏食挑食的风险。淡口味食物也可减少婴幼儿盐和糖的摄入量，降低儿童期及成人期肥胖、糖尿病、高血压、心血管疾病的风险；强调婴幼儿辅食不额外添加盐、糖及刺激性调味品，也是为了提醒父母在准备家庭食物时应保持淡口味，既为适应婴幼儿的需要，也为保护全家人的健康。

选择新鲜、优质、无污染的食物和清洁水制作辅食。制作辅食前须洗手。制作辅食的餐具、场所应保持清洁。辅食应煮熟、煮透。制作的辅食应及时食用或妥善保存。进餐前洗手，保持餐具和进餐环境清洁、安全；婴幼儿进食时一定要有成人看护，以防进食意外。整粒花生、坚果、果冻等食物不适合婴幼儿食用。

适度、平稳生长是最佳的生长模式。每3个月一次定期监测并评估7~24月龄婴幼儿的体格生长指标有助于判断其营养状况，并可根据体格生长指标的变化，及时调整营养和喂养方式。对于生长发育不良、超重肥胖，以及处于急慢性疾病期间的婴幼儿应增加监测次数，达到健康生长的需要。

# 第四节　学龄前儿童的合理膳食

2~5岁儿童生长发育速率与婴幼儿相比略有下降，但仍处于较高水平，这个阶段的生长发育状况也直接关系到青少年和成人期发生肥胖的风险。经过7~24月龄期间膳食模式的过渡和转变，2~5岁儿童摄入的食物种类和膳食结构已开始接近成人，是饮食行为和生活方式形成的关键时期。与成人相比，2~5岁儿童对各种营养素需求量较高，消化系统尚未完全成熟，咀嚼能力仍较差，因此其食物的加工烹调应与成人有一定的差异。与此同时，2~5岁儿童生活自理能力不断提高，自主性、好奇心、学习能力和模仿能力增强，此时也是培养良好饮食习惯的重要阶段。

## 一、学龄前儿童合理膳食

2~5岁是儿童生长发育的关键时期，也是良好饮食习惯培养的关键时期。足量食物、平衡膳食、规律就餐、不偏食、不挑食，每天饮奶，多饮水，避免含糖饮料是学龄前儿童获得全面营养，健康生长，构建良好饮食行为的保障。要有意识地培养孩子规律就餐、自主进食不挑食的饮食习惯，鼓励每天饮奶，选择健康有营养的零食，避免含糖饮料和高脂肪的油炸食物。为适应学龄前儿童心理发育，鼓励儿童参加家庭食物选择或制作过程，增加儿童对食物的认识和喜爱。学龄前儿童膳食指南在一般人群膳食指南基础上补充以下5条关键推荐。

**【关键推荐】**

》规律就餐，自主进食不挑食，培养良好饮食习惯。

》每天饮奶，足量饮水，正确选择零食。

》食物应合理烹调，易于消化，少调料、少油炸。

》参与食物选择与制作，增进对食物的认知与喜爱。

》经常户外活动，保障健康生长。

足量食物、平衡膳食、规律就餐是2~5岁儿童获得全面营养和良好消化吸收的保障。因此要注意引导儿童自主、有规律地进餐，保证每天不少于三次正餐和两次加餐，不随意改变进餐时间、环境和进食量；纠正挑食、偏食等不良饮食行为；培养儿童摄入多样化食物的良好饮食习惯。

目前，我国儿童钙摄入量普遍偏低，对于快速生长发育的儿童，应鼓励多饮奶，建议每天饮奶 300 ~ 400 mL 或相当量的奶制品。儿童新陈代谢旺盛，活动量大，水分需要量相对较多，建议 2 ~ 5 岁儿童每天水的总摄入量（即饮水和膳食中汤水、牛奶等总合）1 300 ~ 1 600 mL。饮水时以白开水为主。零食应尽可能与加餐相结合，以不影响正餐为前提，多选用营养密度高的食物如乳制品、水果、蛋类及坚果类等食物。

鼓励儿童体验和认识各种食物的天然味道和质地，了解食物特性，增进对食物的喜爱。建议多采用蒸、煮、炖、焖等方式烹制儿童膳食，从小培养儿童清淡口味，少放调料，少用油炸。

鼓励儿童经常参加户外游戏与活动，实现对其体能、智能的锻炼培养，维持能量平衡，促进皮肤中维生素 D 的合成和钙的吸收利用。此外，增加户外活动时间，可有效减少儿童近视眼的发生。2 ~ 5 岁儿童生长发育速度较快，身高、体重可反映儿童膳食营养摄入状况，家长可通过定期监测儿童的身高、体重，及时调整其膳食和身体活动，以保证正常的健康生长。

## 二、学龄前儿童食谱编制

### （一）食谱编制原则

#### 1．满足儿童膳食营养需要

膳食应满足儿童需要的能量、蛋白质、脂肪以及各种矿物质和维生素。不仅品种要多样，而且数量也要充足。膳食要满足儿童需要，又要防止过量，并注意易缺营养素如钙、铁、锌等的供给。

#### 2．各营养素之间的比例要合理

膳食中的能量来源及其在各餐中的分配比例要合理。要保证膳食蛋白质中优质蛋白质占适当的比例。要以植物油作为油脂的主要来源，同时还要保证碳水化合物的摄入，各矿物质之间也要配比适当。

#### 3．食物的搭配要合理

注意主食与副食、杂粮与精粮、荤与素等食物的平衡搭配。食物的品种宜丰富多彩，一周内菜式、点心尽可能不重复。每日膳食应由适宜数量的谷类、乳类、肉类（或蛋类、鱼类）、蔬菜和水果类四大类食物组成，在各类食物的数量相对恒定的前提下，同类中的各种食物可轮流选用，做到膳食多样化，从而发挥出各种食物在营养上的互补作用，使其营养全面平衡。主食做到粗细搭配、粗粮细作，副食荤素搭配，色彩搭配，食物尽可能自然、清淡少盐。

#### 4．三餐分配要合理

学龄前儿童以 3 餐 2 点制为宜。食物及营养素分配原则如下：早上活动多，早餐、早点共 30 %；午餐宜丰盛，午点低能量，以避免影响晚餐，午餐加午点 40 % 左右；晚餐较清淡,以避免影响睡眠,晚餐30%左右。

5.注意制作和烹调方法

学龄前儿童咀嚼和消化能力仍低于成人,他们不能进食一般家庭膳食和成人膳食。此外,家庭膳食中的过多调味品,也不宜儿童使用。因此,食物要专门制作,软饭逐渐转变成普通米饭、面条及包点。肉类食物加工成肉糜后制作成肉糕和肉饼,或加工成细小的肉丁使用;蔬菜要切碎、煮软;尽量减少食盐和调味品品种,烹调方法一周内不应重复,并尽量注意色香味的搭配。将牛奶(或奶粉)加入馒头、面包或其他点心中,增加食物的种类和数量,烹调向成人膳食过渡。

## (二)食谱编制的方法

1.儿童个体食谱编制程序

以5岁男童为例介绍如下:

程序1 确定全日能量需要

根据儿童性别、年龄查《中国居民膳食营养素参考摄入量》,6岁男童能量的参考摄入量为1 600 kcal。

程序2 确定宏量营养素需要

膳食中蛋白质需要:根据儿童性别、年龄查《中国居民膳食营养素参考摄入量》,6岁男童蛋白质的参考摄入量为蛋白质55 g,供能比为14%。

膳食中脂肪需要量(g)

= 全日能量参考摄入量(kcal) × 脂肪占总能量比重(30%~35%) ÷ 脂肪的产能系数9(kcal/g)

= 全日能量参考摄入量 × 30% ÷ 9

= 1600 × 30% ÷ 9

≈ 53 g

膳食中碳水化合物参考摄入量(g)

= 全日能量参考摄入量(kcal) × 碳水化合物占总能量比重(56%) ÷ 碳水化合物的产能系数4(kcal/g)

= 全日能量参考摄入量 × 56% ÷ 4

= 1600 × 56% ÷ 4

= 224 g

程序3 根据餐次比计算每餐宏量营养素目标

学龄前儿童餐次比以早餐加早点占总能量的30%,午餐加午点占总能量的40%,晚餐加晚点占总能量的30%计算。

(1)早餐、早点

能量 = 全日能量参考摄入量 × 30% = 1600 × 30% = 480 kcal

蛋白质参考摄入量 = 全日蛋白质参考摄入量 × 30% = 55 × 30% = 16.5 g

脂肪参考摄入量 = 全日脂肪参考摄入量 ×30 % =53 ×30 % =15 .9 g

碳水化合物参考摄入量 = 全日碳水化合物参考摄入量 ×30 %

$$=224 ×30 \%$$

$$=67 .2 g$$

(2)午餐、午点

能量 = 全日能量参考摄入量 ×40 % =1600 ×40 % =640 kcal

蛋白质参考摄入量 = 全日蛋白质参考摄入量 ×40 % =55 ×40 % =22 .0 g

脂肪参考摄入量 = 全日脂肪参考摄入量 ×40 % =53 ×40 % =21 .2 g

碳水化合物参考摄入量 = 全日碳水化合物参考摄入量 ×40 %

$$=224 ×40 \%$$

$$=89 .6 g$$

(3)晚餐、晚点

能量 = 全日能量参考摄入量 ×30 % =1600 ×30 % =480 kcal

蛋白质参考摄入量 = 全日蛋白质参考摄入量 ×30 % =55 ×30 % =16 .5 g

脂肪参考摄入量 = 全日脂肪参考摄入量 ×30 % =53 ×30 % =15 .9 g

碳水化合物参考摄入量 = 全日碳水化合物参考摄入量 ×30 %

$$=224 ×30 \%$$

$$=67 .2 g$$

程序 4　主食品种、数量的确定

已知能量和三种宏量营养素的膳食目标,根据食物成分表食物含量的多少,就可以确定主食的品种和数量了。

主食的品种主要根据用餐者的饮食习惯来确定,北方习惯以面食为主,南方则以大米居多。由于粮谷类是碳水化合物的主要来源,因此主食的数量主要根据各类主食原料中碳水化合物的含量确定。

假如,主食只吃一种,根据《食物成分表(2002)》查出所选食物含碳水化合物的百分含量。

主食数量 = 膳食中碳水化合物目标量 ÷ 某种食物碳水化合物的百分含量

根据上一步的计算,早餐、早点中应含有碳水化合物 67 .2 g,若以小米粥和馒头为主食,并分别提供 20 % 和 80 % 的碳水化合物。查食物成分表得知,每 100 g 小米含碳水化合物 73 .5 g,每 100 g 富强粉含碳水化合物 74 .6 g,则

所需小米质量 =67 .2 g× 20 % ÷73 .5 ×100 ≈18 g

所需富强粉质量 =67 .2 g× 80 % ÷74 .6 ×100 ≈72 g

程序 5　副食品种、数量的确定

蛋白质广泛存在于动植物性食物中,除了谷类食物能提供的蛋白质,各类动物性食物和豆制品是优质蛋白质的主要来源。因此副食品种和数量的确定应在已确定主食用量的基础上,依据副食应提供的蛋白质数量确定。

计算程序如下：

(1)计算主食中提供的蛋白质数量。

(2)蛋白质摄入目标量减去主食中蛋白质数量，即为副食应提供的蛋白质数量。即副食应提供蛋白质数量＝摄入目标量 55 g－主食提供量。

(3)设定副食中蛋白质的 2/3 由动物性食物供给，1/3 由豆制品供给，据此可求出各自的蛋白质供应量的食物。

(4)查表并计算各类动物性食物及豆制品的数量。

(5)设计蔬菜的品种和数量。要考虑重要微量营养素的含量。

(6)确定纯能量食物的量。油脂的摄入应以植物油为主，并有一定量动物脂肪的摄入。以植物油作为纯能量食物的来源，由食物成分表可知每日摄入各类食物提供的脂肪量，将需要的总脂肪量减去主、副食物提供的脂肪数量即为每日植物油数量。

实例计算：

仍以上一步的计算结果为例，已知该 6 岁男童午餐午点含蛋白质 22.0 g，脂肪 21.2 g，碳水化合物 89.6 g。

(1)主食

假设以米饭（大米）为主食，查食物成分表得知，每 100 g 粳米含碳水化合物 77.7 g，按上一步的方法，可算得米饭所需粳米数量为 115 g。

(2)副食

计算主食中含有的蛋白质参考摄入量。查食物成分表得知，100 g 粳米含蛋白质 8.0 g。

主食中蛋白质提供量 ＝115 g×8.0÷100＝9.2 g

副食应提供的蛋白质量

＝蛋白质摄入目标量－主食中蛋白质含量

＝22.0 g－9.2 g

＝12.8 g

设定副食中蛋白质的 2/3 由动物性食物供给，1/3 由豆制品供给，因此：

动物性食物应含蛋白质数量 ＝12.8 g×66.7％＝8.54 g.

如动物性食品由瘦猪肉供给，查食物成分表可知，100 g 瘦猪肉含蛋白质 20.3 g，每 100 g 豆腐含蛋白质 8.1 g，则

瘦猪肉数量 ＝8.54÷20.3×100＝42 g

豆制品应含蛋白质数量 ＝12.8 g×33.3％＝4.26 g

如豆制品由豆腐提供，查食物成分表得知，100 g 豆腐含蛋白质 8.1 g，则

豆腐数量 ＝4.26÷8.1×100＝53 g

程序 6 蔬菜量确定

确定了动物性食物和豆制品的数量，就可以保证蛋白质的摄入。最后微量营养素和纤维的量选择蔬菜补齐。蔬菜的品种和数量可根据不同季节市场的蔬菜供应情况，以及考虑与动物性食物和豆制品配菜的需要来确定。

**程序 7 油和盐**

首先要考虑以上食物已经含有多少油和盐,如查食物成分表得知 100 g 瘦猪肉含脂肪 6.2 g,100 g 豆腐含脂肪 3.7 g,100 g 小米含脂肪 3.1 g,100 g 粳米(标二)含脂肪 0.6 g。

植物油 = 21.2 − 115 × 0.6 ÷ 100 − 42 × 6.2 ÷ 100 − 52 × 3.7 ÷ 100 = 16 g

晚餐以此类推。

**程序 8 食谱编制**

根据计算的每日每餐的饭菜用量,编制一日食谱,早餐、午餐、晚餐的能量分配在 30%,40%,30% 左右即可,见表 7-1。

表 7-1 某男童一日食谱

| 餐次 | 食物名称 | 可食部用量 | 市品 |
|---|---|---|---|
| 早餐 | 小米粥 | 小米 20 g | 小米 20 g |
| | 面包 | 面包 40 g | 面包 40 g |
| | 菠菜炒蛋 | 菠菜 50 g | 菠菜 56 g |
| | | 鸡蛋 30 g | 鸡蛋 34 g |
| | | 植物油 5 mL | 植物油 5 mL |
| 加餐 | 牛奶 | 牛奶 200 mL | 牛奶 200 mL |
| | 饼干 | 白糖 5 g | 白糖 5 g |
| | | 饼干 15 g | 饼干 15 g |
| 午餐 | 米饭 | 粳米 75 g | 粳米 75 g |
| | 番茄豆腐 | 番茄 50 g | 番茄 52 g |
| | | 豆腐 30 g | 豆腐 30 g |
| | | 植物油 7 mL | 植物油 7 mL |
| | 肉片炒鲜蘑菇油菜 | 瘦猪肉 30 g | 瘦猪肉 30 g |
| | | 鲜蘑菇 50 g | 鲜蘑菇 51 g |
| | | 油菜 50 g | 油菜 57 g |
| | | 植物油 5 mL | 植物油 5 mL |
| 加点 | 橘子 | 橘子 100 g | 橘子 128 g |
| | 面包 | 面包 50 g | 面包 50 g |
| 晚餐 | 馒头 | 特一粉 75 g | 特一粉 75 g |
| | 红烧带鱼 | 带鱼 50 g | 带鱼 68 g |
| | 蚝油西兰花 | 西兰花 75 g | 西兰花 90 g |
| | 炒莴苣丝 | 莴苣丝 50 g | 莴苣丝 50 g |
| | | 植物油 10 mL | 植物油 10 mL |

程序 9 食谱能量和营养素计算

从食物成分表中查出每 100 g 食物所含营养素的量，计算出每种食物所含营养素的量，计算公式为：

食物中某营养素含量 = 食物量（g）× 可食部分比例 × 100 g 食物营养素含量 ÷ 100

将所用食物中的各种营养素分别累计相加，计算出一日食谱中各种营养素的量，结果见表 7－2 和表 7－3。

表 7－2 膳食能量及宏量营养素计算

| 名称 | 可食部用量 /g | 市品 /g | 能量 /kcal | 蛋白质 /g | 脂肪 /g | 碳水化合物 /g |
|---|---|---|---|---|---|---|
| 大米（粳米、标二） | 75 | 75 | 261 | 6 | 0.5 | 58.3 |
| 小麦粉（特一） | 75 | 76 | 262.5 | 7.7 | 0.8 | 56 |
| 小米 | 20 | 20 | 71.6 | 1.8 | 0.6 | 14.7 |
| 豆腐 | 30 | 30 | 24.3 | 2.4 | 1.1 | 1.1 |
| 菠菜 | 50 | 56 | 12 | 1.3 | 0.2 | 1.4 |
| 莴苣 | 50 | 80.6 | 7 | 0.5 | 0.1 | 1.1 |
| 西兰花 | 75 | 90.4 | 24.8 | 3.1 | 0.5 | 2 |
| 油菜 | 50 | 57 | 11.5 | 0.9 | 0.3 | 1.4 |
| 西红柿 | 50 | 52 | 9.5 | 0.5 | 0.1 | 1.8 |
| 蘑菇 | 50 | 51 | 10 | 1.4 | 0.1 | 1 |
| 橘子 | 100 | 128 | 43 | 0.8 | 0.1 | 9.7 |
| 瘦猪肉 | 30 | 30 | 42.9 | 6.1 | 1.9 | 0.4 |
| 牛奶 | 200 | 200 | 108 | 6 | 6.4 | 6.8 |
| 鸡蛋 | 30 | 34 | 46.8 | 3.8 | 3.3 | 0.4 |
| 带鱼 | 50 | 67.6 | 63.5 | 8.9 | 2.5 | 1.6 |
| 植物油 | 27 | 27 | 242.8 | 0 | 27 | 0 |
| 饼干 | 15 | 15 | 65 | 1.3 | 1.9 | 10.6 |
| 面包 | 90 | 90 | 280.8 | 7.5 | 4.5 | 52.3 |
| 白糖 | 5 | 5 | 19.8 | 0 | 0 | 4.9 |
| 食盐 | 6 | 6 | 0 | 0 | 0 | 0 |
| 合计 | 1 078 | 1 190 | 1 607 | 60 | 51.9 | 225.5 |
| RNI | — | — | 1 600 | 55 | 53 | 224 |
| % | — | — | 100 | 109 | 98 | 101 |

### 表 7-3　餐次能量比例和宏量营养素供能比

| 餐别 | 能量 /kcal | 蛋白质 /g | 脂肪 /g | 碳水化合物 /g |
|---|---|---|---|---|
| 早餐、早点 | 493 | 17.5 | 19.4 | 62.0 |
| 午餐、午点 | 648.1 | 22.3 | 16.6 | 102.8 |
| 晚餐 | 465.7 | 20.2 | 15.9 | 60.7 |
| 合计 | 1 606.8 | 60 | 51.9 | 225.5 |
| 餐别 | 能量 /% | 蛋白质 /% | 脂肪 /% | 碳水化合物 /% |
| 早餐、早点 | 30.7 | 29.2 | 37.4 | 27.5 |
| 午餐、午点 | 40.3 | 37.2 | 32 | 45.6 |
| 晚餐 | 29 | 33.7 | 30.6 | 26.9 |
| 合计 | 100 | 14.9 | 29.1 | 56.0 |

**程序 10　检查差距和调整**

根据以上程序设计出营养食谱后,还应对食谱进行核对,确定编制的食谱是否科学合理。参照食物成分表初步核算该食谱提供的能量和各种营养素的含量;参照《中国居民膳食营养素参考摄入量(2013)》RNI 或 AI 数值,按允许的变化范围增减或更换食品的种类或数量。值得注意的是,制定食谱时,不必严格要求每份营养餐食谱的能量和各类营养素均与营养目标保持严格一致,保持一段时间平衡,并检查体重变化等评价即可。

一日食谱确定以后,可根据食用者饮食习惯、市场供应情况等因素在同一类食物中更换品种和烹调方法,编排成一周食谱。

**2.幼儿园食谱编制程序**

幼儿园食谱与个体儿童食谱有许多相同之处,其食谱制定除了要考虑食物的细软和多样化,还要注意的是能量密度和营养指数,以满足该年龄段儿童生长发育需要。

幼儿园一周食谱应做到不重复。每周的食谱应在上一周周末公布,以便于家长了解,这对日托制幼儿极为重要。家长可根据幼儿园内的食谱做到幼儿园膳食和家庭膳食互补,使幼儿获得最好的营养。

幼儿园食谱的编制程序

(1)工作准备

①食物成分表,计算器(有条件的可以利用营养计算软件)。

②了解幼儿园规模、人数和年龄等。

③了解幼儿园饮食费用情况,目的是保证食谱的经济性。

(2)工作程序

**程序 1　确定儿童膳食能量目标**

集体用餐对象的能量目标首先从总体人群中区分为性别年龄亚组,然后分别加和不同亚组人群的能量需要，计算能量需要平均数值。

群体能量需要目标 = ∑ 不同（亚组能量 RNI × 人数 / 组）÷ 总人数

幼儿园一班共 16 人，包括：3 岁女生 1 人，男生 2 人；4 岁女生 3 人，男生 5 人；5 岁女生 2 人，男生 3 人。能量平均需要量为（1 kcal = 4.186 kJ）：

$$[(5.43 + 5.64 \times 2) + (5.83 \times 3 + 6.06 \times 5) + (6.27 \times 2 + 6.70 \times 3)] \div 16$$

$$= 6.07 \text{ MJ}$$

$$= 1\,450 \text{ kcal}$$

程序 2　确定宏量营养素膳食目标

儿童宏量营养素的供给比例：蛋白质占 14%，脂肪占 30%，碳水化合物占 56%。

膳食蛋白质摄入量目标（g）= 1 450 kcal × 14% ÷ 4 kcal/g = 51 g

膳食脂肪摄入量目标（g）= 1 450 kcal × 30% ÷ 9 kcal/g = 48 g

膳食中碳水化合物摄入量目标（g）= 1450 kcal × 56% ÷ 4 kcal/g = 203 g

程序 3　根据餐次比计算每餐营养素参考摄入量

早餐、早点占总能量的 30%，午餐加午点占总能量的 40%，晚餐占总能量的 30%。

（1）早餐、早点营养素摄入量目标

能量（kcal）= 1 450 kcal × 30% = 435 kcal

蛋白质摄入量（g）= 51 g × 30% = 15.3 g

脂肪摄入量（g）= 48 g × 30% = 14.4 g

碳水化合物摄入量（g）= 203 g × 30% = 60.9 g

（2）午餐午点营养素摄入量目标

能量（kcal）= 1 450 kcal × 40% = 580 kcal

蛋白质摄入量（g）= 51 g × 40% = 20.4 g

脂肪摄入量（g）= 48 g × 40% = 19.2 g

碳水化合物摄入量（g）= 203 g × 40% = 81.2 g

（3）晚餐、晚点营养素摄入量目标

能量（kcal）= 1450 kcal × 30% = 435 kcal

蛋白质摄入量（g）= 51 g × 30% = 15.3 g

脂肪摄入量（g）= 48 g × 30% = 14.4 g

碳水化合物摄入量（g）= 203 g × 30% = 60.9 g

程序 4　食物品种和数量的确定

方法同儿童个体食谱编制，但应乘以 16 人，作为整体幼儿园食物采购的参考。

程序 5　设计出一日食谱

以计算的每日每餐的饭菜用量为基础，再根据核定的每日每餐饭菜用量以及就餐人数，可以计算出每日每餐食物用料的品种和数量，从而设计出每日食物用料计划，见表 7 - 4。

### 表 7－4 幼儿园一日食谱

| 餐次 | 食物名称 | 可食部用量 | 市品 |
|---|---|---|---|
| 早餐 | 金银卷 | 玉米面 20 g | 玉米面 20 g |
| | | 特一粉 30 g | 特一粉 30 g |
| | 茶蛋 | 鸡蛋 50 g | 鸡蛋 56 g |
| | 拌青椒丝 | 青椒 50 g | 青椒 61 g |
| | | 香油 3 mL | 香油 3 mL |
| 加餐 | 牛奶 | 牛奶 200 mL | 牛奶 200 mL |
| | 饼干 | 饼干 10 g | 饼干 10 g |
| 午餐 | 馒头 | 特一粉 60 g | 特一粉 60 g |
| | 番茄豆腐 | 番茄 50 g | 番茄 52 g |
| | | 豆腐 30 g | 豆腐 30 g |
| | | 植物油 6 mL | 植物油 6 mL |
| | 肉片炒青椒胡萝卜 | 瘦猪肉 25 g | 瘦猪肉 25 g |
| | | 青椒 100 g | 青椒 122 g |
| | | 胡萝卜 25 g | 胡萝卜 26 g |
| | | 植物油 6 mL | 植物油 6 mL |
| 加点 | 橘子 | 橘子 80 g | 橘子 103 g |
| | 面包 | 面包 50 g | 面包 50 g |
| 晚餐 | 米饭 | 特一粉 75 g | 特一粉 75 g |
| | 红烧带鱼 | 带鱼 40 g | 带鱼 54 g |
| | 香菇油菜 | 香菇 10 g | 香菇 10 g |
| | | 油菜 100 g | 油菜 115 g |
| | | 植物油 6 mL | 植物油 6 mL |
| | 炒芸豆丝 | 芸豆丝 50 g | 芸豆丝 52 g |
| | | 植物油 6 mL | 植物油 6 mL |

**程序 6 食谱营养分析计算**

利用食物成分表，把以上食物质量和营养素的含量进行计算加合，结果见表 7－5 和表 7－6。

### 表 7－5 食谱营养素分析评价表

| | 能量 /kcal | 蛋白质 /g | 脂肪 /% | 维生素 A /μgRE | 维生素 B₁ /mg | 维生素 C /mg | 钙 /mg | 铁 /mg | 锌 /mg |
|---|---|---|---|---|---|---|---|---|---|
| 供给量 | 1 434 | 53 .4 | 30 .1 | 660 | 0.9 | 193 | 558 | 13 .4 | 9 .2 |
| RNI | 1 450 | 50 | 30 ~ 35 | 600 | 0.7 | 70 | 800 | 12 | 12 |
| RNI% | 99 | 107 | 30 ~ 35 | 110 | 129 | 275 | 70 | 112 | 77 |

表7-6　餐次能量比例和宏量营养素供能比分析

| 餐别 | 能量（kcal） | 蛋白质（g） | 脂肪（g） | 碳水化合物（g） |
| --- | --- | --- | --- | --- |
| 早餐、早点 | 440.2 | 18.5 | 17.4 | 52.9 |
| 午餐、午点 | 572.3 | 19 | 17.6 | 84.9 |
| 晚餐 | 421.1 | 15.9 | 15.1 | 55.7 |
| 合计 | 1 433.6 | 53.4 | 50.1 | 193.5 |
| 餐别 | 能量（%） | 蛋白质（%） | 脂肪（%） | 碳水化合物（%） |
| 早餐、早点 | 30.7 | 34.6 | 34.7 | 27.3 |
| 午餐、午点 | 39.9 | 35.6 | 35.1 | 43.9 |
| 晚餐 | 29.4 | 29.9 | 30.1 | 28.8 |
| 热能比 | 100 | 14.9 | 31.5 | 53.6 |

程序7　食谱的评价与调整

参照食物成分表初步核算该食谱提供的能量、宏量营养素的含量与 RNIs 标准进行比较。从以上营养素计算可以看出，钙和锌的摄入量稍差，应加以调整；餐次比例分配合理，可认为符合要求。

一日食谱确定以后，可根据食用者饮食习惯、市场供应情况等因素在同一类食物中更换品种和烹调方法，制备一周食谱。

## 三、幼儿园膳食管理

幼儿园是学龄前儿童尤其是城镇学龄前儿童生活的主要场所，儿童膳食的 60%~70% 由幼儿园供给。因此，幼儿园对学龄前儿童营养以及体格发育负有最主要的责任。幼儿园膳食管理可从以下几方面进行：

1.成立膳食管理委员会。管理委员会由园长任主任，成员包括营养师或监管儿童营养的卫生保健人员，膳食管理员、炊事班长、保健人员、教师代表、家长代表以及财务人员共同组成。儿童膳食管理委员会每月应进行一次会议，对幼儿膳食计划、食谱制订、食物购买渠道等进行管理、监督、评价，商讨幼儿伙食中出现的一些问题，不断改进，提高膳食质量。定期向家长汇报儿童膳食状况。

2.食物营养与安全的培训。儿童膳食管理委员会授权营养师或卫生保健医生对炊管人员、保教人员定期进行食物营养和安全培训，并对炊管人员、保教人员的食物营养和安全知识掌握与执行情况进行考核，将考核成绩纳入奖金分配计划。

3.制订膳食计划。在营养师或卫生保健医生指导下按照儿童年龄、生理特点、幼儿园性质，根据《中国居民膳食营养参考摄入量（2013）》确定其营养需要的目标，制订膳食计划。

4.按周编制食谱。营养师或保健医生每周制定幼儿带量食谱，食物的调配力求做到平衡，主副食品种多样，每月做一次营养计算和分析，并定期计算幼儿进食量和营养素摄取量。食品采购员负责购买，炊事班长按营养要求和儿童心理特点进行烹煮。一周食谱应做到不重复。每周的食谱应在上一周周末公布，以使家长了解，家长可根据幼儿园内的食谱进行食物安排，做到幼儿园膳食和家庭膳食互补，使幼儿获得最好的营养。

5．食品卫生监督管理。儿童膳食管理委员会授权营养师或卫生保健人员对幼儿膳食实施过程的卫生进行全程监督和指导，包括食物购买渠道、食物储存、食物烹调前的处理、烹调过程、炊具餐具消毒、幼儿进餐环境等，以保证食品安全。

6．幼儿膳食营养监测。膳食管理员应详细登记所购买食物的种类和数量，建立入库和出库登记制度，财务人员亦每日记录入院、园儿童进餐人数，儿童膳食管理委员会授权营养师或卫生保健人员按季度统计该季度的食物消耗及进餐人数，其目的是以记账法进行膳食调查，对该季度幼儿的膳食营养进行粗略评估。

7．伙食费专款专用，计划开支，合理使用，每月向家长公布伙食费开支情况。工作人员（包括炊事员）伙食和幼儿伙食要严格分开，做到公私分明。

8．严格执行幼儿的作息制度，按时准备好幼儿的饭菜及点心，两餐间隔不少于三个半小时。

9．保教人员注意做好餐前餐后管理工作，进餐前后不处理非幼儿发生的问题，保证幼儿吃好，饭后要散步。按时开饭，幼儿进餐时间应控制在 20－30 分钟，保证幼儿吃好每餐饭。

## 四、幼儿园的营养调查与评价

通过幼儿园的营养评价，可及时发现幼儿园存在的营养问题，及时处理和调整膳食，膳食评价的基础是膳食调查。通过膳食调查获得调查对象每日通过膳食所摄入食物种类和数量，再借助于食物成分表，获得每日人均摄入的能量和各种营养素的数量。将该摄入量结果与该人群推荐的目标值比较，评定该膳食满足调查对象能量以及各种营养素需要的程度，以进行针对性膳食改进，满足儿童的营养需要，促进健康。一般可采用幼儿园膳食调查、幼儿体格检查和实验室检查等方法进行。

### （一）膳食调查

膳食调查是通过对群体或个体儿童每天进餐次数、摄入食物的种类和数量等进行调查，再根据食物成分表计算出每人每日摄入的能量和其他各种营养素，然后与推荐供给标准进行比较，评价出膳食质量能否满足儿童生长所需，并了解膳食计划、食物分配和烹调加工过程中存在的问题，提出改进措施。

1．膳食调查方法

（1）称重法

通过称量每餐各种食物的食用量，计算出每人每日各种营养素的平均摄入量。通常按季节、食物供给的不同，每季度测一次，调查时间以一周为宜，最短不少于 3 天。优点是准确，但实际操作较繁杂，多用于集体儿童膳食调查。

称重法的步骤包括：

①记录每餐各种食物和调味品的名称；

②逐日逐餐称取各种食物烹调前的生食物重量（即毛重），去除废弃部分后的重量（生重），烹调后的熟重以及吃剩饭菜（食余）的重量；

③换算生熟比例，计算公式为：生食物重量/熟食物重量＝生熟比；

④精确统计每餐用餐人数；

⑤将调查期间所消耗的食物按品种分类综合，求得每人每日的食物消耗量；

⑥按食物成分计算出每人每日各种营养素的摄入量。

（2）询问法

通过问答方式了解儿童膳食摄入的情况。询问内容包括被调查儿童在某一段时间（最近 1–3 天）内每日进餐次数、食物的种类（包括点心、水果和零食）具体数量等。然后算出一日内平均能量和其他各种营养素的摄入量。优点是操作方便简单，易于临床使用，但准确性较差，多用于个人膳食调查。

（3）记账法：

逐日登记所消耗各类食物量以及每日每餐用餐实际儿童数，计算出每个儿童每天各种营养素及能量摄入量。多用于集体儿童机构。

2.膳食调查结果评价

评定膳食的营养质量，主要从托幼园所平均每人每日营养素摄入量占推荐的平均每日膳食营养素参考摄入量（过去称膳食营养素推荐供给量标准）的比例摄入能量的食物来源和分布、能量的营养素来源和分布、蛋白质的来源与分布等方面进行综合评价。评定托幼园所儿童膳食中平均每人每日各种营养素摄入量充足与否，要与中国营养学会推荐的平均摄入量进行比较。评价时充分考虑到在园内的进餐制度。全日托制，日均能量及营养素摄入量应占平均参考摄入量的 80%~90%，早餐午餐加午点制，各种营养素摄入量要占平均推荐摄入量的 65%~75%，全托制儿童要占 90% 以上。由蛋白质、脂肪、碳水化合物提供能量的比例分别为 12%~15%，30%~35%，55%~65%。动物性食物和豆类所提供的蛋白质占总蛋白质的 50%，条件许可时，动物性食品提供的蛋白质应达到 50%。

如果对膳食质量进行更详细的分析，还可以进一步计算微量营养素钙、铁、锌和视黄醇等的食物来源和分布，钙、磷比值等。由于膳食钙、铁的食物来源不同，其吸收利用率会有很大差异，一般要求要有 10% 以上的钙和 10% 的铁来自动物性食物。视黄醇的来源包括动物性食物中的维生素 A 和植物性食物中的类胡萝卜素，一般要求要有 1/3 以上的视黄醇来源于动物性食物中的维生素 A。根据结果提出改进意见，进一步调整膳食计划。

### (二)幼儿体格检查

儿童的生长发育情况最能反映儿童的营养状况，营养紊乱和缺乏时也最先表现为生长发育异常。可通过对儿童生长发育指标(如身高、体重、坐高、头围、胸围等)的测量和与相关标准对照，对儿童的营养状况进行评价。其中以身高和体重两项指标最为重要。体重可以反映近期的营养状况，而身高则可反映长期的营养状况。体格发育状况的评定可采用中国九市城郊 7 岁以下儿童体格发育的衡量数字(1995 年)作为参考依据。

### (三)实验室检查

实验室检查是指通过生物化学方法分析小儿的体液、排泄物、血液和组织中的各种营养素或营养代谢产物及其他有关成分、血液中酶活性测定等，了解膳食中的营养素被吸收和利用的情况，对儿童的营养状况进行评价的一种方法。如测定血清中总蛋白、白蛋白的含量，低于正常则表示长期蛋白质摄入不足或大量丢失；血清中维生素 A、B 族维生素、维生素 C、维生素 D 和微量元素铁、锌含量等的测定，反映体内微量营养素的营养状况；测定血红蛋白、血清铁或血清铁蛋白和红细胞游离原卟啉的含量，反映体内铁的营养状态。一次给予大剂量维生素 $B_1$ 维生素 $B_2$、维生素 C，然后收集 4 h 尿，测定尿中这些维生素的排出量，如排出量降低，表明体内缺乏这些维生素。

## 五、学龄前儿童健康饮食行为

(一)学龄前儿童不良饮食行为常见的原因

培养儿童定时、定点、定量、细嚼慢咽、专心进餐的习惯；做到不挑食、不偏食、少吃零食、不贪食，是儿童营养和健康的双重需要。不良饮食行为出现的原因有如下方面：

(1)婴幼儿期喂养不科学。如婴儿期未能及时、循序渐进地添加辅食，进行学习吃食物的尝试和训练；3 岁以前过多地依赖液体和半固体食物，如果汁和牛奶，对固体食物没有兴趣，也没有咀嚼技巧；婴幼儿期食物品种单调，孩子对新的食物缺乏认识和兴趣等。

(2)家长不良饮食行为的影响。多数家长早上赶着上班，孩子的早餐随便了事，下午把孩子从幼儿园接回来，不断给孩子吃各种各样的东西，到吃正餐时已全无食欲，久而久之形成不良饮食习惯，造成营养不良。一些家长让孩子过早进食成人膳食，如整条的蔬菜、烹炒的肉丝和肉片，超出了学龄儿童咀嚼和吞咽能力，使其反感或拒食。学前儿童的不良饮食习惯还受父母偏食和挑食不良饮食习惯的影响；食物烹调不得法，家庭饮食单调等因素。

(3)学龄前期儿童心理及个性发展的影响。3～6 岁的儿童活泼好动、兴趣增加、好奇心增强，注意力易于分散，常不能好好进餐，易导致饮食无规律，因饥饿或食物过量影响消化系统的正常功能和营养素的消化和吸收，引起营养不良。有些儿童受心理因素的影响，对食物的颜色、气味产生反感，拒绝食用。

## （二）学龄前儿童健康饮食行为的培养

良好饮食习惯的培养始于胎儿期，在婴儿期母乳喂养、辅食添加过程中得到发展。有研究证实，孕期不挑食、不偏食，有良好饮食习惯的母体，其婴儿在6月龄后容易添加辅食；母乳喂养6月龄后能成功添加辅食的婴儿成年后多数都有良好的饮食习惯，且成年后慢性病的发病率也比较低。因此，胎儿期、婴儿期都是良好饮食习惯培养的关键时期。学龄前期儿童良好饮食习惯有赖于父母及幼儿园老师的培养。可采用如下的多种措施诱导孩子建立良好的饮食习惯。

（1）良好的进餐环境。将吃饭的环境整理得清洁、安静，让孩子一起参加开饭前的准备工作，使孩子逐渐产生进食的兴趣；让孩子与家庭成员或其他孩子一起进餐；让孩子自己吃。吃饭时间充裕，但不要超过30分钟。

（2）精心制作和烹调食物。专门制作和烹调，经常改变食物的制作方式，更换食物的品种，并注意食物的色彩搭配和造型，以增加孩子对食物的兴趣。用小份的食物容器，提供小份的食物；限制糖、含糖饮料、高脂肪食物的摄入；果汁、汤水吃饭前只能喝少量，太多影响进食量，睡前不能喝。

（3）家长以身作则，耐心地诱导。进餐时父母及其他成人正面诱导孩子对食物的兴趣，决不要在孩子面前对食物挑肥拣瘦。进餐时不要责骂孩子，避免因责骂孩子而产生逆反心理。如果孩子暂时不吃某些食物，不必过分强求，可尝试改变食物的制作方法，隔一段时间再作尝试，不要放弃，新食物的尝试次数可达10~15次。忌在孩子拒食后以零食喂孩子。允许进餐时孩子的脏乱，以维持和培养他对食物的兴趣。

（4）通过食物知识的学习培养幼儿的兴趣。从杂志上剪下食物图片做成拼图或悬挂装饰品，形成营养教育的环境。用食物，如通心粉、豆、果做成图画，让儿童认识食物。制作纸型的水果和蔬菜，强化水果和蔬菜的重要性。种菜、模拟购买食物、模拟烹饪、唱与食物有关的歌，训练对食物的感性认识。通过上述活动，将食物种类、来源、食物营养、食物季节、食物选择等知识传授给学龄前儿童，可以为健康的饮食行为打下基础。

## （三）挑食、偏食对健康的影响

拒食、偏食和挑食在学龄前儿童中非常普遍，是一定要纠正的。

（1）挑食对健康的影响。人体需要全面的营养，然而自然界所有的单一食物都不能满足人体的需要。在人类漫长的数十亿年的进化过程中，养成了吃多种多样食物的习惯，利用食物营养素互补原理达到全面营养的目的。膳食必须由谷类、动物肉类、奶类、豆类、蔬菜、水果类共同组成，如猪肝是维生素A和优质铁的主要来源，不吃猪肝可能会引起维生素A的缺乏和缺铁性贫血。蔬菜是维生素、矿物质、膳食纤维的主要来源，不吃蔬菜会导致维生素、矿物质、膳食纤维的缺乏；牛奶是蛋白质和钙的最好来源，我国居民和儿童钙的营养较差，其主要原因是膳食中缺乏牛奶。因挑食而引起的营养素缺乏，在儿童身上的反映是其生长发育受到影响。

（2）偏食对健康的影响。火腿肠、腊肠、煎炸、烤食物，汉堡包以及咸鱼、咸蛋等均是高脂肪、高能量、高钠的不健康食物，偶尔吃、少量吃不致对健康造成影响，而偏食，即过多的吃，可能因高脂肪、高能量和高钠摄入而引起肥胖、高血压等慢性病。因此，除挑食外、偏食也是值得关注和必须努力加以改善的问题。

尽管看起来挑食和偏食只是饮食行为，但长期下去会对儿童的心理和行为产生影响，因为无论是挑食还是偏食，都是一种较绝对的行为，都会在心理上和行为上产生反应，这种反应可能是对事物过分绝对的认识、绝对的态度以及绝对的行为，表现出"喜欢的就没个够，不喜欢的就不沾边"。

### （四）挑食和偏食的纠正

纠正儿童挑食和偏食的坏习惯，家长和老师不可操之过急，要循循善诱，要有决心、耐心。

（1）强化健康的食物。经常给孩子吃健康食物，以不断地强化，少给孩子吃不希望他吃的不健康食物，以尽量淡化。

（2）给儿童吃食物的自由。孩子对新食物的初次反应可能是不吃，不必着急，更不可强迫。拿走未吃的食物，不要做评论，下次耐心地再尝试，对新的食物而言，吃不吃、吃多少均由孩子决定。

（3）给微小进步以鼓励。当孩子不吃希望他吃的健康食物，可变换烹调方法耐心地尝试。这是众多心理医生的经验，对孩子的微小进步应给予鼓励。

（4）相信儿童对食物摄入量的调节能力。在生理上，儿童可能饿一顿，但决不会饿一天。生理学家研究证实，儿童的摄食量在餐与餐之间可能有 40% 的误差，但天与天之间摄取食物数量的误差不到 10%。也就是说，儿童能够调节 24 小时内食物的摄入量，孩子一顿不吃不必担心，更不要追着喂饭。

（5）以理服人，以身作则。学龄前期儿童已有独立意识和思维的发展，应耐心地告诉孩子什么是健康的食物和不健康的食物，挑食和偏食对健康的危害。在儿童心目中建立起健康膳食模式的概念，预防挑食、偏食的坏习惯。

学龄前儿童心理发育的另一特点是好模仿，因此，家长、老师均应以身作则，言教不如身教，以自己的行为影响孩子，让其逐渐纠正不良饮食习惯。

（6）精心烹调食物。孩子不吃，又担心他营养不够，可动脑筋在烹调上下功夫。如孩子不吃肉，最多的原因是瘦肉嚼不烂，因此可把肉加工成肉糜，制成肉饼、肉包、饺子等给孩子吃；孩子不吃蔬菜，将蔬菜切碎，煮饭、煮粥，与瘦肉一起加工成肉馅做饺、做包；孩子不吃鸡蛋，可将鸡蛋与面粉一起加工成面条、面包、面饼等。

### （五）对学龄前儿童零食的认识

对零食不可一刀切，要科学合理地给予孩子零食，根据学龄前儿童消化生理特点设计的三正餐两点心的三餐两点制，两次点心也可被看成零食，用以补充三正餐之间的能量和营养。随着儿童消化道逐渐发育成熟，逐渐取消两次点心，这有利于儿童良好饮食习惯的培养。如果让学龄前儿童与成人一样，只用三正餐提供营养，显然是不够的。而在三餐两点制基础之上再增加零食可能有不良影响。

### （六）对学龄前儿童零食种类的选择

零食的品种也是需要考虑的问题。高脂肪、高能量食物，如奶油、巧克力和冰激凌，煎、炸、烤的小吃以及含糖过多的饮料要限制，一般情况下，不宜作为儿童的零食。而适量的粗麦饼干、水果、奶制品等可以作为儿童的零食选用。儿童的零食宜用小分量包装，在满足儿童食欲、好奇心的同时补充适量的能量和营养素，不可影响正餐。

滥用零食会对儿童造成以下诸多危害：

（1）胃肠功能紊乱。不定时、无规律的零食可能增加胃肠道负担，影响其正常功能，甚至造成胃肠功能的紊乱。儿童与成人一样，经生理调节，消化器官间歇性的有规律的工作，而不定时地、无规律地吃零食可能破坏胃肠道这种有规律的工作和休息，增加胃肠道的负担，甚至导致消化功能的紊乱。久之，引起食物消化的障碍和营养素吸收不良，并因此影响到儿童的生长。

（2）能量摄入过多。不定时、无规律的零食可能导致能量摄入过多，引起肥胖。

（3）影响儿童的胃口和食欲。甜、咸、鲜的零食和小吃可能会影响儿童的胃口，煎、炸、烤的小吃除有能量过高的危险外，也可能损伤儿童口腔和咽部娇嫩的黏膜，为以后口腔和咽部的慢性病埋下隐患。

（4）睡前零食影响儿童的睡眠。睡前的零食迫使本该休息的消化道继续工作，有研究显示，儿童夜间磨牙多由睡前零食引起，由食物引起的消化道血液循环增加以及消化道的运动影响儿童的睡眠。此外，睡前零食也增加了口腔和肠道细菌对食物的酵解，产生口臭。

## 思考题

1. 如何理解合理膳食的概念及要求？

2. 合理膳食的食物构成有哪几类？各提供哪些营养素？

3. 孕期妇女膳食营养的重要性有哪些？

4. 婴儿从什么时候开始添加辅食？辅食添加的原则和注意事项有哪些？

5. 为什么要提倡母乳喂养？

6. 学龄前儿童合理膳食的基本要求是什么？

7. 掌握学龄前儿童食谱编制和评价的方法。

8. 掌握幼儿园膳食营养调查的方法。

9. 掌握幼儿园膳食管理的内容。

10. 如何培养学龄前儿童良好的饮食行为？

# 第八章　学前儿童营养不良及其防治

营养不良包括营养缺乏和营养过剩，两者对儿童健康都十分有害。营养缺乏可引起营养缺乏病，如铁缺乏可引起缺铁性贫血，维生素 A 缺乏可引起眼干燥症，维生素 B₁ 缺乏可引起脚气病，维生素 C 缺乏可引起坏血病等。而营养过剩，如维生素 A、维生素 D 过量可导致维生素 A、维生素 D 中毒，"三高膳食"（高能量、高脂肪、高蛋白质）与肥胖病、高血压、糖尿病、冠心病等关系密切。为防止营养不良，应提倡平衡膳食。

## 第一节　蛋白质与能量营养不良

蛋白质与能量营养不良，可分为消瘦型与水肿型营养不良，前者是由于膳食中长期缺乏能量、蛋白质和其他营养素的结果；后者主要是由于膳食中缺乏蛋白质所引起，能量供给量尚足。大多数患儿介于两者之间。

### 一、消瘦型营养不良

#### （一）临床表现

体重不增反而减轻是消瘦型营养不良的最初表现。病程久的，身长也会低于正常。皮下脂肪层不丰满或完全缺乏。皮下脂肪消减的顺序是先在腹部，其次为胸、背部，然后上、下肢，臀部，最后额、颈及面颊部。当面部皮肤脂肪层消失时，额部形成皱纹，颧骨突出，颏部变长，形成老人外貌。在营养不良的早期，若仅看面部而不做全身检查，则不易发现消瘦。皮下脂肪大量消失时，皮肤干燥、松弛，失去弹性。初期患儿往往多哭而烦躁，继而变为迟钝。初期食欲尚佳，继而低下以至消失，常有呕吐及腹泻等急性消化功能紊乱的症状。

体重和身高的降低虽然不是消瘦型营养不良的特异性临床表现，但作为诊断指标，近年已被重视。有人通过体重比较将蛋白质与能量营养不良分为以下 3 度：

轻度营养不良：体重为同年龄、同性别正常体重的 75 %～90 %。

中度营养不良：体重为同年龄、同性别正常体重的 60 %～75 %。

重度营养不良：体重为同年龄、同性别正常体重的 60 % 以下。

## (二)预防

鼓励母乳喂养,合理给予辅食。如果母乳不足,应补充代乳食品,还应按计划免疫做预防接种,防止传染病的发生,及时诊治疾病或先天畸形,以减少营养素的消耗。患消化系统以外的疾病时,同样要注意营养,提高肠道功能,使抵抗力增加,疾病得以早日痊愈,不致因久病而消瘦。

## (三)治疗

及时补充优质蛋白质和足够的能量,是治疗本病的主要手段。但由于患儿长期营养不足,严重者消化器官萎缩,消化道运动和消化液分泌量降低,因此营养不良的治疗,应采用循序渐进、逐步充实的原则。营养素的供给要由少到多,由简到繁,切忌贪多求快。根据实践经验,有人将营养不良的治疗总结为 6 个步骤,见表 8−1、表 8−2。

**表 8−1 营养不良儿的营养疗法步骤**

| 名称 | 第一步 | 第二步 | 第三步 | 第四步 | 第五步 | 第六步 |
|---|---|---|---|---|---|---|
| 能量 | 146 | 255 | 502 | 586 | 728 | 586～502 |
| 〔kJ(kcal)〕 | (35) | (61.0) | (120.0) | (140.0) | (174.0) | (140～120) |
| 蛋白质(g) | 1.3 | 2.0 | 3.0 | 3.5 | 4.5 | 3.5 |
| 脂肪(g) | 0.4 | 1.0 | 1.8 | 2.8 | 7.0 | 3.5 |
| 糖类 | 6.5 | 11.0 | 23.0 | 25.0 | 24.0 | 14.0 |

**表 8−2 营养不良儿的宜用食物及适用范围**

| 步骤 | 宜用食物 | | |
|---|---|---|---|
| | 供蛋白质 | 供脂肪 | 供糖类 |
| 第一步 | 鱼粉、豆浆、脱脂乳 | 鱼粉、豆浆、脱脂乳内少量脂肪 | 米汤或稀粉糊,少量糖 |
| 第二步 | 鱼粉、豆浆、脱脂乳 | 鱼粉、豆浆、脱脂乳内少量脂肪 | 米汤或稀粉糊,少量糖 |
| 第三步 | 豆浆、半脱脂乳、鱼、蛋 | 鱼粉、豆浆、脱脂乳内少量脂肪加少量植物油 | 粥、糕、饼 |
| 第四步 | 全乳、鱼、蛋、豆浆 | 全乳内脂肪不用乳的加植物油 | 粥、糕、饼 |
| 第五步 | 全乳、鱼、蛋、豆浆加肝末、肉末 | 全乳内脂肪加植物油或不用乳,单用植物油 | |
| 第六步 | 全乳、鱼、蛋、豆浆加肝末、肉末 | 植物油递减 | 粥、糕、饼,1岁后加烂饭 |

轻度营养不良的患儿,机体生理功能受损尚不严重,可从表内第三步开始,至第四步时可完成治疗,转入第六步。从治疗开始到治疗完成一般 1 周左右。每日能量可控制在 335～502 kJ(80～120 kcal)/kg 体重。到第六步巩固阶段可持续 1～2 周。如果没有食滞或腹泻,可每日加蒸蛋羹,并渐加鱼、肉末之类。

中度营养不良患儿,消化能力薄弱,对食物耐受力很差,因此宜从第二步开始,5～7 日渐进到第三步,如此缓慢增加,直到第五步治疗完成。这个阶段为调整充实阶段，一般 1～2 周。此后进入第六步，巩固 1 周左右。中度营养不良的患儿，易发生腹泻，增加食物宜较慢。初起矫治时，可先加含蛋白质较多、脂肪较少的食物，另加糖类以补充能量，待消化能力逐渐恢复、食欲好转、大便正常时，可多加食物；可在鱼粉米汤或鱼粉米糊内加熟豆油或熟菜油，以补充脂肪。在巩固阶段，可用全牛乳，每日 2 瓶，分 3～4 次饮用，另食用烂粥、蒸蛋羹等，1 日可进 5 餐。

重度营养不良患儿，消化能力更弱，对食物耐受力极差。食欲低下或消失，需从第一步供应量开始，逐步充实、巩固，直至第六步为止。在第一步，可用 3～7 日进行观察治疗，待消化功能改善，可逐渐进到第六步，这个阶段一般要 2～3 周。重度营养不良患儿在治疗中可遇到许多困难，如拒食，患一种或几种显著的维生素缺乏症及继发性感染，因此膳食的进度可进可退，反复数次。在调整营养时，须补充维生素和矿物质。开始时，供给水溶性维生素，情况好转时，渐加维生素 A 和维生素 D，以后再加钙剂和铁剂。

在对营养不良患儿进行治疗时，合理选用食物尤为重要。蛋白质类食物的补充，轻度营养不良的患儿，可用牛（羊）乳（或奶粉）、蛋类、豆浆、鱼粉，以后渐加肉末、肝末等。中、重度患儿开始时，多数不能耐受全牛乳或全羊乳。若系母乳不足的婴幼儿，可试用脱脂乳、豆浆或鱼粉之类补充。待消化吸收良好后，可增加全乳、肉末、肝末等。6 个月以上的患儿，可先食用蒸嫩蛋羹或少量蒸鱼，不易引起腹泻，较为安全。

脂肪类食物的补充，到第三步时，可用少量植物油（熟豆油、花生油或香油）。糖类食物的补充，可用米汤、粉糊、粥类及少量白糖。各种维生素供给，可用其制剂以补充食物含量的不足。

从第四到第六步，逐步添加菜汁、果汁等辅助食品以增加维生素和矿物质的摄入。病情严重时，可输液纠正水电解质紊乱等。有条件时，还可多次输氨基酸混合液或血浆等，待病情好转后，再按上述方法进行营养治疗。

## 二、水肿型营养不良

### （一）临床表现

水肿是本病的主要特征。两侧对称，先见于下肢，尤以足背较为显著。病程较久者，腹部、腰骶部、外生殖器，甚至手背及臂，均可见显著的凹陷性水肿。严重病例，可见腹壁、颜面、眼睑，以及结膜等处发生水肿。面部水肿大都见凹陷现象。腹水或胸腔积液仅见于极重病例。实验室检查，可发现血浆白蛋白显著下降，水肿严重时，能降到 2 g/100 mL 以下。此外，患儿常表现虚弱和精神抑制，皮肤干燥发凉，毛发干燥变黄易脱落，指甲生长迟缓。

### （二）预防

平时应注意合理喂养，特别在断乳后，必须供给一些蛋白质含量丰富的食物，如豆粉、豆腐、鸡蛋等。在慢性感染或消化系统疾病的治疗中，应注意蛋白质和能量的供给，不能只要见大便次数较多就禁食。

## （三）治疗

以补充蛋白质食物为主要措施。如未合并胃肠疾患，则可迅速地加量，于数日内达到蛋白质每日 2~4 g/kg 体重；如有腹泻，则缓慢增加，使消化能力逐渐适应。蛋白质食品，在婴儿时期，常用牛乳、鸡蛋、豆制代乳粉；较大的儿童可加豆腐、肉类、肝类等；若遇腹泻，可喝脱脂牛乳及蛋白乳等。严重水肿病例，应暂时限制食盐。因呕吐不能进食者须静脉输液，一般在状况稍改善后，可少量多次输入血浆或氨基酸混合液。

# 第二节 维生素 A 缺乏病与过多症

## 一、维生素 A 缺乏病

维生素 A 缺乏病是因体内缺乏维生素 A 而引起的全身性疾病，多见于婴幼儿，6 岁以上者较少见。

### （一）临床表现

逐渐起病，慢性过程，主要表现为眼部和皮肤症状。眼部最早出现的症状是适应能力减弱，即夜盲。经数周至数月后，结膜与角膜逐渐失去光泽，稍在空气中暴露，就干燥异常。此时，患儿畏光，自觉眼干不适，眼部疼痛，有异物感，经常眨眼或用手揉搓。症状严重者，角膜逐渐干燥、混浊，发生白翳而软化。随着病情发展，角膜可发生溃疡，而在数日至数周内坏死、穿孔，虹膜外脱，终至失明。

皮肤的主要表现是干燥和毛囊角化。初期为干燥、鳞屑增多，后期为毛囊角化、丘疹。毛囊角化无炎性反应，无自觉症状，以四肢伸侧、颈、背、臀部明显。头发干燥稀疏，指甲枯槁变脆，有时有口角炎。此外，由于上呼吸道及泌尿道上皮增殖和角化，多有咳嗽，并易引起呼吸道继发感染和脓尿。婴幼儿时期，可见体格发育迟缓，常伴有其他维生素缺乏病。

### （二）预防

以供给足量的维生素 A 为主。供给方法根据年龄大小而有所不同。胎儿时期，孕妇应多吃含维生素 A 或胡萝卜素丰富的食物。婴儿时期，尽量以人乳哺育，并供给含脂的牛乳、豆类食品、胡萝卜泥、蛋类等。此外，可加菠菜汤、西红柿汁等。未成熟儿吸收脂肪及维生素 A 的能力较弱，宜早喂维生素 A 制剂，剂量为每日 5 000 国际单位（1 500 μg）。此外，还应积极治疗胃肠疾病。

## （三）治疗

给予维生素 A 和胡萝卜素含量丰富的食物，如肝（羊肝、牛肝、猪肝、鱼肝）、肉、蛋、乳、胡萝卜、菠菜、韭菜、芥菜、雪里蕻、金针菜等。夜盲或眼结膜病变者，每日口服维生素 A 2.5 万国际单位（浓缩鱼肝油 0.5 mL，为 5~7 滴），连服 1~2 周。角膜病变须经专科医生做急性处理，参考用药可于开始数日每日肌内注射维生素 A 10 万国际单位（30 mg），此后数周每日口服 2 500 国际单位（750 µg）。在补充维生素 A 的同时，还须补充其他营养素，尤其是蛋白质，并应积极治疗原发疾病，如肠道感染，肝、胆疾病和其他全身疾病，使体内代谢恢复正常，以便吸收和利用胡萝卜素及维生素 A。

## 二、维生素 A 过多症

### （一）临床表现

每日摄入 5 万~50 万国际单位以上的维生素 A 制剂，即可发生中毒症状，分为急性中毒和慢性中毒两型：

1.急性中毒：连续每日注射 30 万国际单位维生素 A 即可在短期内引起急性中毒，表现为食欲减退、嗜睡、呕吐，以及因颅内压增高引起的前囟膨出。

2.慢性中毒：维生素 A 用量每日达 5 万国际单位以上连续 3 个月，能引起慢性中毒，表现为体重不增、脱发、头发变粗、肝大、骨痛和骨质增生等。

### （二）预防与处理

应用浓缩鱼肝油或维生素 A 制剂时，应接受医生指导，不可超过需要量；必须用大剂量时，应严格限制用药时间，避免中毒。一旦发生中毒症状，应立即停服维生素 A 制剂，自觉症状常在 1~2 周内消失，但循环血内维生素 A 维持较高水平可达数月之久。

# 第三节　维生素 D 缺乏病与过多症

## 一、维生素 D 缺乏病

维生素 D 缺乏主要是由于阳光照射少，维生素 D 摄入不足，吸收障碍，婴幼儿的快速生长使维生素 D 的需要量增加等原因所致。当维生素 D 缺乏时，体内钙、磷吸收减少和排出增加，而且钙、磷不能在骨骼间质正常沉积，引起维生素 D 缺乏性佝偻病。

### （一）临床表现

佝偻病多见于 6 个月至 3 岁的婴幼儿，主要表现为烦躁哭闹、夜间多汗、睡眠不安、枕部秃发、肌肉松弛、发育延缓。患儿因骨中钙、磷含量过低，骨骺软骨过度增殖，骨骼缺少正常的硬度，长骨常有变形，形成"O"形或"X"形腿，亦称罗圈腿；膝膨大形成"闭锁膝"；肋骨的结合部膨大形成"肋串珠"；腕、踝关节膨大，称为佝偻病手镯。由于颅骨软化，致使头部变形，额骨、顶骨和枕骨向外隆起，形成"方头"；囟门边沿变软、骨缝加宽、闭锁延迟；胸骨突起，形成"鸡胸"；膈肌牵引软化的肋骨，形成凹陷，称为"肋软骨沟"。此外，较严重的佝偻病，可有肝大、脾大、贫血等症状。

### (二)预防

预防应从孕妇妊娠后期(7~9个月)开始，此时胎儿对维生素 D 和钙、磷需要量不断增加，要鼓励孕妇晒太阳，食用富含维生素 D 和钙、磷与蛋白质的食物，对有低钙血症和骨软化症孕妇应积极治疗。对冬春妊娠或体弱多病的孕妇，可于妊娠 7~9 个月给予维生素 D 10 万~20 万国际单位(2.5~5.0 mg)，1 次或多次口服或肌注，同时服用钙剂。

新生儿应提倡母乳喂养，尽早开始晒太阳，尤其早产儿、双胎及人工喂养儿或者冬季出生小儿，可于生后 1~2 周开始口服维生素 D 500~1 000 国际单位(12.5~25 µg)，连续服用。不能坚持口服者可在专科医生的指导下肌内注射维生素 D。参考剂量维生素 D 10 万~20 万国际单位(2.5~5.0 mg)，能维持 1~2 个月。

婴儿期生长发育最快，是佝偻病的高发期，除提倡母乳喂养外，有条件地区及人工喂养者，可用维生素 AD 强化牛奶(每升含维生素 A 2 000 国际单位，维生素 D 400~600 国际单位)喂哺。尽量保证每日户外活动 1 小时以上。对体弱或冬春出生的小儿，可于冬季 1 次给予维生素 D 口服或肌注预防，参考剂量北方为 20 万~40 万国际单位，南方为 10 万~20 万国际单位，在高发区可给予 2 次，在专科医生指导下用药(冬、春各 1 次)。般不加钙剂，有缺钙抽搐史或以淀粉为主食者，补给适量钙。

建立和健全卫生保健组织并开展行之有效的工作，是大面积预防佝偻病的有效手段。为了预防小儿佝偻病的发生，从新生儿时期就应开始定期家访和体检。要普及育儿及防治佝偻病的知识，进行预防性补充维生素 D，使大众了解佝偻病的病因、表现及危害，从而奠定预防佝偻病的工作基础。

### (三)治疗

佝偻病治疗应贯彻"关键在早，重点在小，综合治疗"的原则。治疗目的在于控制活动期，防止畸形和复发。充分利用日照紫外线和选用维生素 D 丰富的食物，对佝偻病的治疗有积极的作用，但最主要的治疗措施还是在专科医生指导下使用维生素 D 制剂。参考治疗方案如下：

初期：维生素 D 5 000~10 000 国际单位(0.125~0.25 mg)，口服，疗程为 1 个月；不能口服者，用维生素 $D_2$ 40 万国际单位(10 mg)或维生素 $D_3$ 30 万国际单位(7.5 mg)肌内注射，多数患者 1 次则可，少数患者 1 个月后可再注射 1 次。也可口服英康利口服液，每次 7.5~15 mg，1 次顿服能维持 1~2 个月。

活动期：维生素 D 1 万～2 万国际单位（0.25～0.50 mg），口服，疗程为 1 个月，不能口服者可肌内注射维生素 $D_2$ 40 万国际单位（10 mg）或 $D_3$ 30 万国际单位（7.5 mg），可根据病情肌内注射 2～3 次，间隔 1 个月。并适当补充钙剂和维生素 A、B 族维生素、维生素 C 等，若治疗 3 个月病情无缓解，应注意寻找原因，不应继续使用维生素 D 制剂，以免造成中毒。

恢复期：可使用"夏季晒太阳，冬季服维生素 D"的办法，维生素 D 用量为 10 万～25 万国际单位（2.5～6.25 mg），1 次口服或肌内注射。

后遗症期：无须药物治疗，要注意加强体格锻炼，对骨骼畸形者采取主动或被动方法矫正，胸部畸形可做俯卧位抬头展胸运动；下肢畸形可做肌肉按摩（"O"形腿按摩外侧肌，"X"形腿按摩内侧肌），增加肌张力以矫正畸形。

## 二、维生素 D 中毒症

维生素 D 在维生素类中有它的重要性和特殊性。可以说，如果有足够的紫外光照射，人体的皮肤有能力合成机体所需的维生素 D。维生素 D 是胆固醇的一种衍生物，它可以通过自身皮肤合成或从食物中摄入而取得。过量摄入维生素 D 也可导致中毒。维生素 D 有蓄积性，各文献记载的中毒剂量不一，说明引起中毒的剂量个体间差异较大。婴儿每日摄入 1 000～3 000 国际单位 /kg（25～75 μg/kg）可中毒。

### （一）临床表现

由于高血钙、磷使血液呈高渗而出现临床病变，可涉及呼吸、循环、消化、泌尿、血液、神经等各个系统，但缺乏特异性。低热和食欲下降最早发生，可有不明确的疼痛；呼吸系统表现为易患呼吸道感染；循环系统因高钙使心肌收缩力加强，交感神经兴奋，心脏出现收缩期杂音等；消化系统因高渗性脱水使消化液分泌减少，胃肠蠕动障碍，多表现为食欲缺乏、烦渴、呕吐、腹泻或便秘；泌尿系统表现为多尿、蛋白尿、尿中出现红细胞等，严重者发生肾功能不全，合并泌尿道感染者尿中白细胞增多；血液系统表现为多数患儿有轻度贫血；神经系统表现为精神萎靡、烦躁、哭闹、肌张力下降，甚至影响智力发育；可引起关节疼痛和弥漫性骨质软化。此外，会影响体格发育，导致线性发育迟缓。

### （二）预防

医务工作者应熟知维生素 D 的药理作用、用法、用量及疗程，正确使用维生素 D 预防和治疗佝偻病。患儿应该避免 1 次大量摄入过多的维生素 D 制剂，或长期摄入过量的维生素 D，特别是患儿家长应避免给婴儿过多的维生素 D，每日最多不得超过 800 国际单位。

### （三）治疗

一旦发生中毒症状，应立即停用维生素 D 及钙剂，避免阳光照射，给低钙饮食。

同时要控制感染,纠正脱水和酸中毒,也可用糖皮质激素来拮抗维生素 D,或口服硫酸钠减少钙的吸收等。

# 第四节　其他维生素缺乏病

## 一、维生素 B₁ 缺乏病

维生素 B₁ 缺乏病又称脚气病,是以消化系统、神经系统和心血管系统为主的全身性疾病。常因为单纯食用精粉、白米,饮食习惯不良及烹调方法不合理,或因慢性胃肠病引起吸收不良,以及长期发热、甲状腺功能亢进、糖尿病等致使消耗过多,或者机体的需要量增加得不到及时供给而引起体内维生素 B₁ 缺乏所致。

### (一)临床表现

起病缓慢,开始常有疲乏软弱、小腿沉重、肌肉酸痛、头痛、失眠、食欲缺乏、体重减轻等症状。而后出现周围神经炎、心肌损害、水肿三大典型症状。

周围神经炎为上升性、对称性,双下肢多见,尤以腓肠肌为甚。当小腿的伸肌和屈肌受累时,可出现足下垂,行走呈跨域步态,严重者有肌肉萎缩。发病初期腱反射亢进,后期减弱或消失,此种情况亦可见于上肢;累及脑神经时可因喉返神经受损而出现声音嘶哑;如波及胃肠神经,则可致胃肠蠕动减弱,便秘,消化液分泌减少,食欲缺乏,消化不良等。

心肌损害表现为心悸、气喘、心前区闷痛、心界扩大、心音低钝、心尖区可以听到收缩期杂音、心律失常等,并可发生急性心力衰竭,俗称"脚气冲心"。患者尚可出现浆液渗出性水肿,多见于踝部,严重者可向膝、大腿,以及其他部位发展。

婴儿期脚气病大多数为急性,常突然发作。早期可有面色苍白、急躁、哭闹不安和水肿,往往被家长忽视。大龄儿童症状大致与成年人相似,如下肢无力,腿部麻木,腓肠肌触痛,严重者可有心力衰竭。

### (二)预防

孕妇和乳母应多吃含维生素 B₁ 丰富的食物,婴儿应及时添加辅食,煮粥、煮面时不应加碱,以防止维生素 B₁ 被破坏,积极防治胃肠疾患等。

### (三)治疗

对于急性重症患儿,首先要安静卧床休息和保暖,以防心力衰竭。轻型患儿必须减少活动,以避免维生素 B₁ 的消耗。

发病的第一周,每日给维生素 B₁ 至少 10 mg;第二周起至临床症状消失为止,每日给药 3～5 mg；以后给维持量，每日 1～5 mg。急性重症病儿，应肌内注射维生素 B₁ 10～20 mg，每日 2 次，症状减轻即可改口服。当婴儿患脚气病时，其乳母即使无临床症状也要同时进行治疗，每日给 50 mg，待患儿痊愈后，改为维持量。与此同时，应积极改善乳母膳食，要补充大豆、赤豆、花生、麦芽、糠皮、麦麸等富含维生素 B₁ 的食物。儿童也要给予维生素 B₁ 含量丰富的食物。

此外，由于维生素 B₁ 缺乏病患儿常伴有其他 B 族维生素缺乏，应同时服用复合维生素 B 或酵母片等。

## 二、维生素 B₂ 缺乏病

维生素 B₂（核黄素）缺乏病系由于人体内维生素 B₂ 缺乏所致。缺乏的原因主要是摄入不足，如吃新鲜蔬菜、豆类、肉、蛋等食物太少，或食物烹调加工方法不当，如米过多淘洗，菜先切后洗等所致。劳累过度及长期食用高脂肪、低蛋白饮食，使人体对维生素 B₂ 需要量增加亦可导致维生素 B₂ 缺乏。此外，患者胃肠吸收障碍、创伤，以及结核长期发热等，也容易引起体内维生素 B₂ 缺乏。

### （一）临床表现

维生素 B₂ 缺乏病的突出临床症状是阴囊皮炎，但在儿童主要表现在唇舌、眼和皮肤 3 个方面。

1. 唇舌症状：主要是口角炎唇炎和舌炎。口角炎又称口角疮，初起时口角部湿润、发白、糜烂，渐发生皲裂，裂隙表皮剥脱，形成溃疡，常有黄色或黄黑色结痂，张口时易出血。大龄儿童的口角疮易变慢性，与皮肤连接处常见深色色素沉着。唇炎表现为上下唇缘的黏膜呈鲜艳绯红色，唇部纵裂增多，有时张大口或哭时即裂开而出血。舌面光滑，呈鲜艳的洋红色，在强烈日光下可显微蓝的光彩。在舌炎早期有蕈状乳头及舌后部轮廓乳头肥厚，以后萎缩消失，乳头变平。舌中部发红，并有萎缩裂隙。

2. 眼部症状：可有视力模糊、怕光流泪、视力疲劳、角膜充血及血管增生等症状。

3. 皮肤症状：可出现脂溢性皮炎，多发于皮脂腺分泌旺盛处，如鼻唇沟、脸颊、眉间、胸部及身体各皱褶处。初期有皮脂增多，皮肤有轻度红斑，红斑上有脂状黄色鳞片，以后有丝状赘疣或裂纹发生。

### （二）预防

经常吃新鲜蔬菜及适量的乳、蛋、瘦肉等食物，或经常口服少量维生素 B₂ 制剂，剂量为婴儿 0.6 mg，儿童 0.9～1.4 mg。

### （三）治疗

多吃维生素 B₂ 含量丰富的食物，如肝、蛋、肉、乳等食物。绿叶蔬菜中维生素 B₂ 含量较丰富，豆类含量亦很丰富。同时补充定量维生素 B₂，直至痊愈为止。一般每日口服 10 mg，分 3 次服，并加复合维生素 B，纠正可能并发的其他 B 族维生素的不足。

## 三、烟酸缺乏病

烟酸缺乏病是由于体内缺乏烟酸或烟酰胺而引起的疾病。主要临床表现为皮肤、消化系统和神经系统症状。临床上也叫癞皮病。

### （一）临床表现

起病缓慢，早期症状有消化不良、腹泻或便秘、体重减轻、倦怠、虚弱、口腔烧灼感、头晕、头痛和失眠等，以后则出现皮炎、腹泻、痴呆等典型症状。

1．皮肤损害：可由红斑开始，很像日晒斑，有烧灼和瘙痒感，随之可有水疱形成或脱皮。皮肤红斑可变成肮脏的棕黄色，然后变得粗糙并有鳞屑。典型的皮肤表现是对称性，多发生于颜面、颈、手背、肘、膝、足等容易暴露的部位，也可侵犯阴囊、阴唇及肛门周围皮肤。

2．消化系统症状：常见口角炎、舌炎、恶心、呕吐、腹泻等。早期舌炎及两侧边缘发生肿胀，舌乳头肿大，以后全舌发红似鲜牛肉色，最后萎缩。口腔黏膜可见炎性损伤，常有继发感染，尤其是梭状螺旋体的感染。口角炎则以口角湿白、糜烂为主。常有吞咽疼痛、食欲缺乏、上腹部不适等症状。腹泻是本病的典型症状，但并非每例都有。粪便量少、次数多、呈水样。

3．神经症状和体征：初期很少出现，至皮肤和消化系统症状明显时，则常出现精神紊乱，包括神经过敏、精神淡漠、抑郁、失眠、幻视、幻听、精神错乱及谵妄等。

### （二）预防

应供给儿童、孕妇及乳母富含烟酸的食物，如肉、肝、肾等动物性食物，豆类、大米和小麦也含有丰富的烟酸和色氨酸（可转化为烟酸），而且多为游离型，易被人体吸收利用。以玉米为主食的地区，在玉米中加入 0.6％碳酸氢钠（小苏打），可使结合型烟酸水解为游离型以利吸收，或在玉米中加入 10％的大豆，改善膳食蛋白质的氨基酸组成。此外，在烟酸缺乏病的流行地区，也可口服烟酸进行预防，剂量为婴儿每日 4 mg，其他儿童每日 6 mg。

### （三）治疗

口服烟酸，每日 50～300 mg，分 2～3 次口服，如果服后半小时左右出现皮肤发红、发热和烧灼感等血管扩张症状，可稍减量或分多次口服。如不能口服或吸收不良时，可改为肌内注射或静脉注射，开始时每日 100～300 mg，以后增至 500～1 000 mg，病情好转后逐渐减量维持，同时加服复合维生素 B。治疗时要避免日光照射，舌炎应注意口腔卫生，腹泻时服止泻剂，有神经症状给安定药，并要注意预防继发感染。

## 四、维生素 C 缺乏病

维生素 C 缺乏病主要是由于膳食中长期缺乏新鲜蔬菜、水果所致。人体缺乏维生素 C 后，由于结缔组织形成不良，致使毛细血管壁不健全，脆性增加，易出血，形成维生素 C 缺乏病，即坏血病。

### （一）临床表现

起病缓慢，从饮食缺乏维生素 C 至发展成坏血病，历时 4～7 个月。起初，可出现一些非特异性症状，如生长迟缓、烦躁不安、消化不良、面色苍白、低热等。继之出现坏血病的明显体征，可在患儿全身任何部位出现大小不等和程度不同的出血点，但最常见为长骨骨膜下出血，尤其是在股骨下端和胫骨近端；牙龈黏膜下经常出血，绝大多数见于已经出牙或将出牙的小儿，在上门牙部位最为显著，牙龈呈紫红色，肿胀光滑而松脆，稍加按压便可溢血，如肿胀面积扩大，可遮盖牙齿，甚至表面有淤血堆积。病的晚期，偶有胃肠道、生殖道、尿道和脑膜出血，约 1/3 病儿的尿中出现红细胞；局部症状，以小腿部肿痛为最常见体征，肿胀多沿胫骨骨干部位压痛明显，局部温度略有增加，但不发红，患儿由于下肢肿痛常平放保持一定位置，如蛙腿状；因疼痛不愿移动，不愿被人抱或挪动，即使轻微触动也会哭闹不停，见人走近床边，便发生恐惧，唯恐触及患处。此外，大龄患儿有时表现皮肤毛囊角化，其外观与维生素 A 缺乏所致者难于区别；患儿常伴有巨幼红细胞性贫血，是由于在缺乏维生素 C 的同时又缺乏叶酸所致。

### （二）预防

尽量用母乳喂养，因母乳维生素 C 含量很高。孕妇和乳母应多吃维生素 C 丰富的食物，如新鲜蔬菜和水果等，或口服维生素 C 制剂，以保证胎儿和乳儿获得足够的抗坏血酸。新生儿出生后 2～4 周，即应补充含维生素 C 丰富的鲜橘汁、西红柿汁、白菜汤、萝卜汁、菠菜水等。4～5 个月时，开始喂菜泥。人工喂养的婴儿每天都应补充适量维生素 C。

### （三）治疗

轻症患儿口服维生素 C 制剂，每次 100～150 mg，每日 3 次；重症患儿伴有呕吐腹泻和内脏出血症状者，应改为静脉注射。

# 第五节　营养不良性贫血

营养不良性贫血可分为两类，即由于体内缺铁引起的缺铁性贫血和因为维生素 B_2 和叶酸缺乏所致的巨幼红细胞性贫血。

## 一、缺铁性贫血

缺铁性贫血是 6 个月至 3 岁婴幼儿的常见病。主要由于喂养不当所致。人乳和牛乳内铁含量少，加之婴幼儿生长发育迅速，如果从出生后 6 个月起不补充含铁丰富的食物，很容易出现贫血；多胞胎和早产儿，由于在胎儿期铁储存不足，更须提前补充铁，否则也易贫血；某些疾病如胃肠道溃疡、肠息肉、钩虫病、反复鼻出血和其他慢性出血，皆可引发缺铁性贫血。

### （一）临床表现

一般表现为皮肤、黏膜逐渐苍白或苍黄，以口唇、眼睑结膜及甲床最明显，全身疲乏无力，易烦躁哭闹或精神不振，不爱活动，食欲缺乏。较大幼儿可诉说头晕，眼前发黑，耳鸣等。病重者可出现肝、脾轻度大，脉搏增快，心脏扩大等。查血常规可发现血红蛋白下降，红细胞较小，故又称之为小细胞性贫血。

### （二）预防

首先应预防孕妇贫血和早产。婴儿从 5~6 个月起，就要添加富含铁质的食物，如肝、蛋黄、肉类、绿叶菜等。早防早治消化功能紊乱及感染性疾病。对早产儿及多胎儿要早期给予铁制剂。

### （三）治疗

调剂饮食，尤其是增加蛋白质食物和含铁质食物等，均可使婴儿恢复健康。病情较重者，可补充铁剂，常用硫酸亚铁，每日 3 次，小量开始，逐渐增加，饭后顿服。对硫酸亚铁有反应者可用 10% 枸橼酸铁、富马酸亚铁、葡萄糖酸铁或琥珀酸亚铁等。血红蛋白恢复正常后，再服维持量 1 个月左右，最好在医生指导下服用，以免铁剂过量中毒。服铁剂的同时，要服适量维生素 C，以促进铁的吸收。

## 二、巨幼红细胞性贫血

巨幼红细胞性贫血是由于体内缺乏叶酸和维生素 $B_{12}$，引起红细胞成熟过程中代谢障碍所致。体内缺乏这两种维生素的原因，主要是由于膳食中供应较少或肠道内细菌合成不足。

### （一）临床表现

患者皮肤苍白、毛发稀黄、颜面稍有水肿、精神困乏、面无表情等。常伴有食欲缺乏、呕吐、腹泻及严重的舌炎。红细胞数量少而体积大于正常。

### （二）预防

提供富含叶酸和维生素 $B_{12}$ 的食物，如动物性食物（特别是内脏）、大豆、菠菜等，并注意防止胃肠道功能紊乱。早产儿体重低于 1 700 g 者，在最初 3 个月中，因肠道吸收不良易缺乏叶酸，宜每日服叶酸 25~50 μg 进行预防。

## （三）治疗

肌内注射维生素 B₁₂ 15 μg，每日 1 次，7~10 日即可见效。叶酸口服，每次 5 mg，每日 3~4 次，同时服用维生素 C 可提高疗效。此外，须调剂膳食，多采用富含叶酸及维生素 B₁₂ 的食物，并积极治疗胃肠疾病。

# 第六节　小儿肥胖症

肥胖症是以身体脂肪含量过多、体重超过一定范围为特征，多因素导致的一种营养障碍性疾病。它往往是脂肪肝、高脂血症、高血压、动脉硬化、冠心病及 2 型糖尿病等现代文明病的温床，对健康构成了严重威胁。小儿肥胖病 70%~80% 将发展成为成人肥胖病，因此，控制肥胖要从幼年起积极加以防治。

肥胖的诊断标准：世界卫生组织推荐使用身高体重指数（BMI）判断肥胖，BMI= 体重（kg）/ 身高（m）的平方。成人（亚洲）正常标准为 18.5~22.9；大于或等于 23 为超重；25.0~29.9 为轻度肥胖；30.0~40.0 为中度肥胖；大于 40.0 为重度肥胖。

对于六岁以下的儿童，适宜于以下标准：正常为 15~18；超重为 >18；轻度肥胖为 >20；中度肥胖为 >22；重度肥胖为 >25。

关于体重的计算公式：

BMI = 体重（kg）/（身高 m）²

肥胖度（%）=（实际体重 − 标准体重）/ 标准体重 ×100%

成人标准体重（kg）= 22 ×（身高 m）²

1~10 岁儿童标准体重（kg）= 年龄 ×2 + 8（kg）

根据病因，肥胖症可分单纯性肥胖与继发性肥胖两类。

## 一、单纯性肥胖

单纯性肥胖（又名原发性肥胖）是一种营养性疾病，指与生活方式密切相关，以过度营养、运动不足、行为偏差为特征，全身脂肪组织普遍过度增生、堆积的慢性疾病。其家族往往有肥胖病史，它约占肥胖人群的 95%。通常我们指的肥胖就是指单纯性肥胖。

单纯性肥胖的分类如下：

（1）按肥胖的程度可分为轻（Ⅰ）、中（Ⅱ）、重（Ⅲ）等级。

（2）按脂肪的分布可分为全身性均匀性肥胖、向心性肥胖、上身或下身肥胖、腹型和臀型肥胖等。

（3）按肥胖的特征分为体质性肥胖与获得性（过食性）肥胖。前者自幼肥胖，脂肪细胞增生肥大，分布全身，又叫脂肪细胞增生肥大型肥胖症或幼年起病型肥胖病。这类人的物质代谢过程比较慢,比较低,合成代谢超过分解代谢。后者脂肪多分布于躯干,脂肪细胞仅有肥大而无数量上的增生,患者大多在 20~25 岁以后因营养过度,使摄入的热量大大超过身体生长和活动的需要,多余的热量转化为脂肪,促进脂肪细胞肥大与细胞数目增加,脂肪大量堆积而导致肥胖。故又称脂肪细胞单纯肥大型肥胖病或成年起病型肥胖病。

按脂肪细胞数的增加和脂肪细胞的大小而分为肥大型、增生型、结合型。

## (一)病因

### 1.遗传因素

肥胖常与遗传有关。据统计,双亲体重正常其子女肥胖发生率为 10 %;双亲中一人肥胖,子女肥胖发病率为 50 %;双亲均肥胖,子女肥胖发病率高达 70 %。同卵孪生儿在同一环境成长,其体重近似;即使在不同环境成长,其体重差别也小于异卵孪生子之间的差别。肥胖患者不但肥胖具有遗传性,而且脂肪分布的部位及骨骼状态也有遗传性。肥胖的遗传倾向还表现在脂肪细胞数目和(或)细胞体积增大。

### 2.饮食、生活习惯及社会环境因素

肥胖者往往有饮食增多史,食量较大,喜食甜食或每餐中间加食引起能量过剩。在同等热量情况下,有睡前进食及晚餐多食的习惯。体力活动过少,热量消耗少而引起肥胖。

社会环境改变和肥胖发生有一定关系。1949 年前,由于生活水平低,肥胖发生率很低。1949 年后,随着生活改善,肥胖发生率急剧增加。家庭教育与儿童肥胖有关,研究发现独生子女或一家中最小子女容易肥胖。主要原因是错误认为婴儿喂养越胖越好。

小孩从哺乳期就营养过度,过分溺爱,生活习惯不良,如零食尤其是糖果甜食太多,缺乏必要的体育锻炼。现已公认儿童营养过度是造成儿童及成年后肥胖的主要原因。

## (二)临床表现

1.容易肥胖的三个关键期:任何年龄小儿均可发生肥胖,但最常见于婴儿期、5~6 岁和青春前期。

2.肥胖儿的发育表现:肥胖儿一般发育较早。外表和同龄儿比较则高大肥胖,皮下脂肪分布均匀,严重肥胖儿有面颊、胸、腹、臀脂肪过多,皮肤出现白纹。少数肥胖儿可有扁平足和膝内翻。女性胸部脂肪增多应和真正乳房发育相鉴别,后者可触及乳腺组织硬结。男孩因会阴部脂肪堆积将外生殖器遮埋,显得阴茎短小,常被误认为外生殖器发育不良。少数男孩外生殖器小,青春期延迟。肥胖女童初潮早,且多伴各种月经紊乱。肥胖儿智力正常,但性格孤僻有自卑感,不好动、易疲倦、嗜睡。

3.肥胖儿饮食表现:多数自幼食欲极佳,多食善饥,喜食油腻食品及甜食,进食

速度快。临睡前进食，看电视时进食以及非饥饿状态下因为视觉效应而进食。

4．肥胖儿生化检验表现：国内外研究资料表明，肥胖儿在活动中提前动用心力贮备，致心功能不足，通气功能下降，有氧能力降低，学龄期儿童血压偏高，血脂升高，而血浆免疫球蛋白虽增加，但免疫机能降低，尤其 T、B 淋巴细胞数量减低，细胞免疫功能明显下降，中性粒细胞功能减低，故使其呼吸道感染大增。

严重肥胖症患儿还因胸廓、膈肌呼吸运动受限，呼吸浅速，肺泡换气不足，导致低氧血症和二氧化碳滞留，甚至发生充血性心力衰竭（即肥胖肺心综合征）。

### （三）治疗原则和预防措施

由于单纯性肥胖主要是多食少动，摄入大于消耗，使体内热量过剩，变成脂肪积存而成。所以在防治上平时要有防肥观念，必须保持做到：每天摄取的热量＝身体消耗的热量。一旦肥胖了，就必须做到：每天消耗的热量＞摄取的热量。这就是减肥的原理。

患儿、家长首先应具有强烈的控制体重的愿望和坚强的毅力，然后再多方面着手，避免使用药物、手术等不科学的减肥手段。具体措施如下：

1．调整饮食：做到平衡膳食，不盲目节食。保证蛋白质（低热能）的摄入，控制脂肪、糖的摄入。平时应多吃些新鲜蔬果、粗粮、豆制品等；避免高脂快餐、软饮料、甜食、冷饮、巧克力等。

（1）搞好三餐的"延迟效应"。严格遵守和养成"早吃好，午吃饱，晚吃少"的饮食习惯。不吃早饭，午饭就会不知不觉吃多；午饭吃不饱，晚饭就难少。恶性循环，导致吃多肥胖。

（2）禁吃夜宵。根据人体的生物钟运行显示，晚九点后人体各器官功能已基本处于微弱状态，也正是积累脂肪的时刻。

（3）不吃甜食。蛋白质不会使人发胖，糖类才会使人发胖。额外过多地食用甜食，能诱发胰腺释放大量胰岛素，促使葡萄糖转化成脂肪。

（4）饭要慢吃。吃饭时咀嚼次数要多（每口饭咀嚼 25 次以上），要细嚼慢咽。食物进入人体，血糖升高到一定水平，大脑食欲中枢就会发出饱食的信号。若吃得过快，大脑发出停止进食信号前，已经吃过量了。所以饭以八成饱为宜。

2．适当运动：运动锻炼不但可使能量消耗增多；还可促进甲状腺素的生理反应，减低胰岛素的分泌，使脂肪合成减少，有利减肥；并可促进肌肉发育，保持体力。运动要安全、有趣，长期坚持。

（1）多做有氧运动。如游泳、爬山、散步、打球等。

进行有氧呼吸，能把体内脂肪氧化。剧烈的、上气不接下气的运动，身体处于一定程度的缺氧状态，是不能氧化脂肪的。

（2）多做持久的小强度的运动。

减肥最理想的运动方式就是晚饭半小时后户外快步走。

小强度运动时肌肉主要利用氧化脂肪酸获取能量，而大强度的锻炼更多的是消耗体内的糖原来供应能量。因此，轻松和缓、长时间（30分钟以上）、低强度运动最有利于减肥。

（3）适当空腹运动。美国达拉斯健美运动中心堆帕博士研究认为，饭前1~2小时（即空腹）进行适度运动，如步行、跳舞、慢跑、骑自行车等，更有助于减肥。

因为空腹运动时体内糖原的含量比较低，人体的自身调节系统会让它更多地用于维持正常的生理，而不是运动消耗。如果此时进行的只是低强度的运动，身体就会调动更多的脂肪，包括脂肪组织内的脂肪来供应能量，这样才容易消耗多余的脂肪。

3．行为矫正：肥胖有一定的遗传性，但是更多的是"遗传"父母不良的饮食习惯。指导小儿建立科学的生活方式，实现"一改二多和三少"的目标，即：改变不良的进餐习惯，少食多餐，少吃肥甘食品，少看电视、玩电子游戏，多运动。

## 二、继发性肥胖

继发性肥胖（又名病理性肥胖）是由内分泌混乱或代谢障碍引起的一类疾病，包括下丘脑性肥胖、垂体性肥胖、高胰岛素性肥胖、甲状腺功能减退性肥胖、肾上腺功能减退性肥胖、性腺功能减退性肥胖等不同类型，约占肥胖人群的2%~5%左右。

肥胖仅仅是患者出现的一种临床症状表现，仔细检查发现并伴有一些其他方面病变的临床表现。如皮质醇增多症、甲状腺功能减退症、胰岛β细胞瘤、性腺功能减退、多囊卵巢综合征、颅骨内板增生症等多种病变。

### （一）下丘脑性肥胖

1．病因：下丘脑有两种调节摄食活动的神经核，腹内侧核为饱觉中枢，兴奋时发生饱感而拒食，腹外侧核为饥饿中枢，兴奋时食欲亢进而增加，二者相互调节，相互制约，在生理条件下处于动态平衡状态，使食欲处于正常范围而维持体重正常。当下丘脑发生病变，下丘脑腹内侧核的饱觉中枢被破坏，解除了对腹外侧核饥饿中枢的抑制，临床出现多食、易饿，并由于大量进食而导致肥胖。

2．症状：下丘脑性肥胖患者可出现疲倦嗜睡、性功能低下等症状。

### （二）垂体性肥胖

1．病因：由于腺垂体功能低下所引起的肥胖称为垂体性肥胖症，属于下丘脑综合征中的一种类型。其引发的原因可能与腺垂体功能低下所导致的生长激素、促皮质素、促甲状腺激素分泌减少，从而使机体代谢率下降、体内脂肪分解减少、合成增加有关。

2．症状：全身骨头，软组织，内脏组织增生和肥大。

### （三）胰腺性肥胖

1．病因：胰岛素分泌过多，代谢率降低，使脂肪分解减少而合成增加。

2．症状：全身肥胖。

### (四)甲状腺功能减退性肥胖

1.病因：甲状腺功能减退。

2.症状：肥胖和黏液型水肿。

### (五)性腺功能减退性肥胖

1.病因：脑性肥胖病（又叫下丘脑综合征），由下丘脑本身病变或垂体病变引起。

2.症状：乳房，下腹部，生殖器附近肥胖。

继发性肥胖治疗：查明原因，对症治疗。如果原发疾病得不到有效治疗，肥胖症状往往也不能得到明显改善，因此继发性肥胖的治疗主要以治疗原发疾病为主，运动及控制饮食等减肥方法均不宜采用。

## 思考题

1.蛋白质和能量营养不良的分型及各型在产生原因、临床症状方面有何区别？

2.如何预防和治疗消瘦型营养不良？

3.如何预防和治疗水肿型营养不良？

4.常见的维生素缺乏病有哪些？造成缺乏的主要原因是什么？如何预防？

5.维生素 D 缺乏性佝偻病的病因和临床表现是什么？

6.营养不良性贫血的病因和临床表现是什么？如何预防？

7.肥胖症的分类有哪些？其危害是什么？

8.肥胖病的病因和临床表现是什么？

9.如何控制和预防儿童单纯性肥胖症？

# 第九章　学前儿童营养健康教育

　　《3~6岁儿童学习与发展指南》指出，幼儿阶段是儿童身体发育和机能发展极为迅速的时期，发育良好的身体、强健的体质、良好的习惯等既是幼儿身心健康的重要标志，也为其学习和发展奠定基础。

　　作为人类的未来，学前儿童的营养状况与未来社会的发展、民族的兴旺息息相关。世界卫生组织前总干事哈夫丹·马勒博士曾经指出："儿童健康的投资，对于推动社会的发展、提高生产力和改善身体素质，是一个直接的突破口。"营养健康教育作为健康的投资，是学前儿童健康教育的重要组成部分。

## 第一节　学前儿童营养健康教育的含义及目的

### 一、学前儿童营养健康教育的含义

　　学前儿童营养健康教育就是传播科学的营养健康知识，树立正确的营养观念，通过营养干预，帮助学前儿童个人和群体掌握食物与营养知识以及健康生活方式的教育活动与过程，其目的是消除或减轻影响健康的膳食营养因素，改善营养状况，预防与膳食相关的营养性疾病的发生，促进儿童身心健康，为其人生质量奠定物质基础。

　　营养健康教育是现代国民素质基础教育的重要内容。在西方发达国家，从幼儿园、小学、中学、大学到社区学校都有专门的营养健康教育课程，营养健康教育已经成为一个国家文明程度的重要标志之一。就全球而言，重视营养健康教育的国家，国民体质整体水平高，平均寿命长，各种慢性疾病的发病率低。西方的营养健康教育已成体系，主要包括营养知识、营养观念、营养行为等方面。

　　长期以来，由于我国国民经济发展较慢，经济基础薄弱，新中国成立初期一直在和饥饿作斗争，营养健康教育根本谈不上。随着国民经济的迅速发展，我国食品生产以及居民的营养与健康状况有了较大的改善。但是，由于经济发展的不平衡以及居民营养知识的不足，致使我国居民仍然面临着营养缺乏与营养失衡的双重挑战。造成这种现状的原因是多方面的，但缺乏科学的营养健康教育是重要的因素之一。

营养知识教育、营养观念教育、营养行为教育是营养健康系统教育的三个非常重要的方面。

## （一）营养知识教育

生命是靠不断地从外界摄入营养物质而存在的。营养决定着人们学习、工作、生活和劳动创造能力。营养知识告诉我们，科学、合理地食用各种食物和补充营养补剂，从中获取营养，保证营养素种类齐全、数量充足、比例适当，且膳食结构合理、平衡，预防营养不良和营养过剩，保证我们的身体健康。

学习和了解中国膳食金字塔，掌握平衡膳食原则。吸取中国传统饮食中的优秀部分，如荤素搭配、粗细搭配等，促进人体健康。

## （二）营养观念教育

树立正确的营养观念，包括个性化营养观念、渐进性营养观念、协同性营养观念，全面掌握营养的内涵。

人体对营养素的需求因人而异，必须建立符合个性的膳食结构。营养对生命与健康的影响是一个渐进的过程，均衡的营养补给，其效果需要一段时间才能显示出来。通过饮食摄取的基础营养素在体内的功能各不相同，但相互协同、相互促进，某一种营养素的缺乏会引起其他营养素在体内吸收和利用率的降低。人体只有获得全面营养，必要时合理补充强化营养素，从整体上保持营养均衡，才能有效地维护健康。

## （三）营养行为教育

拥有科学的营养知识，树立正确的营养观念是营养健康教育的基础，而实施营养行为教育才能取得营养健康教育的结果。通过正确引导食物消费，优化膳食模式，实施营养干预，培养科学健康的饮食习惯，促进健康的生活方式，就可以全面改善学前儿童的营养状况，预防与营养有关的疾病。只有健康的营养行为，才能达到我们所期待的目的。

营养行为教育需要国家制定促进营养健康的政策法规，建立营养健康保健体系和环境，并且要从婴幼儿时期开始进行良好的营养行为养成，包括日常膳食、营养补充、营养改善、疾病营养康复、良好的生活习惯等多方面。通过科学的饮食实践，使学前儿童把良好的饮食习惯、有益的食物搭配和摄食方式，变成自己终生的饮食习惯，自觉地体现在日常生活当中。

从实施学前儿童营养健康教育的角度来看，学前儿童营养健康教育首先是营养健康与学前儿童教育的有机结合，它的核心就是要教育学前儿童学习和掌握科学的营养知识，树立正确的营养健康观念，促使学前儿童自觉地将这些知识、观念转变为一种自觉的行为，从而促进其健康，提高生活质量。

学前儿童营养健康教育是长期而艰巨的任务，任重而道远。

## 二、学前儿童营养健康教育的目的

学前儿童营养健康教育就是通过有计划、有组织、有系统的教育活动，让学前儿童初步了解食物有不同的名称、种类及特点，不同食物有不同的营养，懂得平衡膳食的基本道理，掌握保护消化器官的知识和技能；纠正学前儿童偏食、挑食、过食、不注意饮食卫生的态度和习惯；培养学前儿童良好的饮食习惯，学会自己进餐和掌握使用餐具的技能；预防学前儿童营养不良，促进其生长发育和身心健康。

学前儿童营养健康教育的分类目标包括知识经验、情感态度、行为习惯三方面。

### （一）知识经验

了解食物中的主要营养素；

知道常见的富有营养的食物的名称和营养；

知道营养与健康的关系；

知道常见的不良饮食习惯以及对身体的危害；

知道饮食的卫生要求。

### （二）情感态度

对了解营养知识，培养良好的饮食习惯感兴趣；

喜欢吃各种食物；

愿意讨论营养问题；

对自己以及周围他人的饮食状况予以关注。

### （三）行为习惯

有文明的行为习惯；

合理选择零食，不挑食，不偏食；

能评价自己和别人的营养状况、饮食行为。

# 第二节　学前儿童营养健康教育的内容及方法

## 一、学前儿童营养健康教育的内容

学前儿童营养健康教育的内容比较广泛，各年龄段的儿童在饮食和营养的内容上各有侧重，具体来说包括以下几个方面：

### （一）学习粗浅的食品营养和卫生知识

认识各类常见食物的名称及其作用，如奶类、谷物、蛋、鱼、肉、蔬菜、水果、豆类及其制品；认识几种常见的调味品，并学习怎样调味；初步掌握不同的食物有不同的营养，生长发育需要各种营养；懂得有些食物不能吃，有些食物不能多吃的简单道理。

## （二）发展自我控制饮食的意识及其能力

认识到不良饮食习惯对自己身体的影响，不暴饮暴食，防止厌食、过食。

## （三）养成良好的饮食习惯

养成良好的进餐习惯，包括按时按量、细嚼慢咽、不暴饮暴食、不偏食、不厌食、不剩饭撒饭等；注意饮食卫生，包括饭前饭后洗手洗脸、不吃不清洁的食物、饭前饭后不做剧烈运动、吃饭时安静进餐等。

## （四）发展独立生活能力

让学前儿童学会使用勺、筷子、碗等餐具，掌握独立进餐的技能。

## （五）纠正不良的饮食习惯

让营养不良的学前儿童懂得营养不良影响健康，控制他们的饮食，包括肥胖儿的饮食不宜过量，消瘦者应促进其食欲，增大进食量。通过控制不同食物摄入量，纠正营养不良。

【链接 9-1】

### 幼儿吃零食弊大于利

幼儿正处在生长发育旺盛时期，充足的营养能保证其健康成长。一些爸爸妈妈，因为嫌孩子的饭菜吃得少，就想通过孩子吃零食来补充营养。殊不知，这种做法不仅不能使孩子得到必需的营养，反而害了孩子。

一方面，我们从幼儿的胃肠机能特点来看。食物进入胃后，一般需要 4~6 个小时才能完全排空，进入小肠。而幼儿年龄小，他们的胃容积小，胃壁发育还未完善，伸展蠕动机能差，消化液浓度稀，消化能力就比成人弱很多。因此，在安排餐点时，一般两餐之间相隔 3~4 个小时。有规律的进餐，能形成良好的条件反射，到了该进餐的时候就会出现主观食欲，即会感到饥饿，想吃饭。但是，当成人给幼儿吃一些零食时，无疑使幼儿的胃在两餐之间增加了工作量，迫使他们超负荷地蠕动，得不到应有的休息。到了真正应该吃饭的时间，肚子就不会感到饿。然而，正常的饥饿感是食欲旺盛的必备条件。如果孩子经常吃零食，终日似饱不饱，久而久之，就会引起食欲不振，进食减少，不仅营养不良，而且胃肠机能也会遭到严重损害。

另一方面，我们从营养学的角度来看。所谓充足的营养，是指各种人体必需的营养素在种类上齐全，缺一不可，在数量上达到一定的标准，还要配比适宜。因为每一种营养素都有其自身的机能，一旦缺乏都会不利于幼儿健康成长。如佝偻病就是因为缺乏维生素 D 及钙而引起的。因此，不能用某一种营养素来代替另一种营养素。那么，各种营养素是否越多越好呢？也不是如此，有的营养素太多会造成浪费，如水溶性维生素；而有的营养素太多会造成疾病，如脂溶性维生素。所以我们在给孩子的食物中应荤素搭配，各种食物搭配合理，才能保证孩子摄入蛋白质、脂肪、糖类、维生素、无机盐、水、纤维素等各种营养素。当我们用零食来补充营养时，这种平衡就被破坏了。零食中最多的是糖果、巧克力类，其中含量最多的为糖，摄入过多是造成儿童过胖的原因之一。太胖的孩子心脏和呼吸系统都增加了负担，稍一活动就会呼吸困难，心跳加快，而且成年后，容易得冠心病等疾病。

## 二、学前儿童营养健康教育的方法

与幼儿园其他教育活动相比，学前儿童营养健康教育有其一定的特殊性，如营养对学前儿童健康的影响需要较长的时间才能表现出来，学前儿童的口味需要常常和营养需要相矛盾等。因此，在对学前儿童进行营养健康教育时，教师应当根据学前儿童对食物的选择和对营养的理解特点，以及考虑不同年龄阶段儿童的认知特点，选择有针对性的教育方法。

### （一）讲解演示法

讲解演示法是指教师通过具体而形象地向学前儿童讲解粗浅的营养健康知识，并结合实物或模型加以演示，从而帮助学前儿童尽快掌握有关的知识和技能，提高学前儿童对饮食营养的认知水平。例如，在"蔬菜宝宝营养高"活动中，教师可以向小班幼儿出示多种常见蔬菜实物或模型，进行生动有趣的讲解演示。

### （二）行为练习法

行为练习法是指学前儿童对已经学习过的基本动作、基本生活技能进行反复练习，从而加深印象，形成稳定的行为习惯。从认知到动作技能或行为习惯的养成，需要通过一定的动作练习才能巩固，因此学前儿童的一些技能和习惯的获得需要采用行为练习法。例如，儿童餐前洗手、餐后漱口的习惯以及正确使用勺子、筷子的技能，都必须在教师和家长的具体指导下反复练习才能真正掌握。

### （三）讨论评议法

讨论评议法是指教师通过安排语言交流活动，让学前儿童参与营养教育过程，为他们提出问题、发表意见、自己得出结论提供机会，从而帮助他们掌握营养健康知识。讨论评议法能有效地帮助学前儿童表达自己的真实想法，能鼓励他们对他人的言行加以评价，从而提高其判别是非的能力，帮助他们掌握营养健康知识。讨论评议法通常选择学前儿童感兴趣的营养健康话题展开讨论。例如夏天到了，教师就"为什么不能多吃冷饮"或"能不能用饮料替代白开水"等问题让儿童进行讨论，最终使学前儿童辨清是非，主动选择正确的行为。

### （四）实践操作法

实践操作法是指教师设计多项与营养教育有关的活动，让学前儿童参与，使他们在亲身实践的过程中自觉接受教育。实践操作法的运用，使学前儿童的饮食营养教育活动变得更为直接和生动，有效提高了学习的参与性。例如，组织学前儿童参观食品超市，丰富关于食品的经验，师生共同采购食品，共同加工原料，让儿童参与制作营养食品，巩固其营养知识，养成其饮食习惯。

### （五）游戏法

游戏法是指教师利用学前儿童喜闻乐见的游戏方式，丰富他们关于营养的感性知识，培养学前儿童良好的饮食习惯，寓教育于游戏之中。因为游戏是学前儿童最自然的学习方式，借助游戏的形式，可以让他们在快乐的氛围中获得知识、养成习惯。例如，玩游戏"食品魔法袋"，可以发展学前儿童用手辨别不同食品的能力，激发他们主动进食的兴趣；玩游戏"酸甜苦辣"，可以丰富学前儿童关于营养食品的感性知识，认识多种食物，并能区分蔬菜和水果中酸、甜、苦、辣的不同味道；玩游戏"外出就餐"，可以让学前儿童掌握一些简单的就餐礼仪，培养他们良好的饮食卫生习惯。

### （六）情景表演法

情景表演法是指教师或学前儿童就特定的生活情景、故事情节等加以表演，然后让学前儿童思考分析情景中所涉及的营养健康教育的问题。由于情景表演的主题来源于学前儿童的现实生活，能激发他们的兴趣，所以这种方法能较好地帮助他们认识生活中可能遇到的问题和冲突，了解应该作出的合乎要求的行为。

以上是幼儿园开展饮食营养教育活动时常用的方法，教师还可根据本班儿童的特点以及幼儿园的条件，选择使用诸如"榜样法""媒介法"等一些方法。学前儿童的思维直观形象，做事易受情绪影响，这些特点决定了对学前儿童开展饮食营养教育应寓教于乐、寓教于动。教师应针对不同年龄的儿童、不同内容的活动，选择和运用多种多样的教育方法，使之有机组合，从而提高教育的效果。

## 三、不同气质类型儿童的营养健康教育方法

### （一）困难抚育型儿童

该型儿童在生物活动方面无规律，消极情绪较多，常常大惊小怪，害怕陌生人和陌生环境，情感反应强烈，适应新环境的能力很差。成年后表现为热情、敏感，遇到刺激反应强烈，表现为冲动或过激行为，注意力不集中。

抚养人在对这类儿童进行营养教育时，如果用敌视的态度会强化他们原来就有的易激动的特征，有时还会挫伤他们适应环境的能力。如果成人能善待他们，他们就会显得活泼、敏捷。因此，首先应不急不躁，安排一个安静、舒适的环境，避免不良刺激，可通过其他方式来疏泄其旺盛的精力，逐渐达到教育的目的。

### （二）容易抚育型儿童

该型儿童在生物活动方面很规律，成人很容易掌握他们的生活规律，温顺、积极情绪多，情感反应中等，对营养教育内容、方法反应积极。

### （三）情绪反应缓慢型儿童

该型儿童在生物活动方面也很有规律，相对来说不够活泼，对外界刺激反应消极或迟钝，适应新环境的速度较慢，成年后表现为稳重，或胆小、孤僻。

对于该类型儿童，在进行营养健康教育时应注意多借助于色彩、音乐来引发兴趣，用微笑、说话、逗乐使孩子活泼起来。

总之，营养教育的实践性强于理论性，如果抚养人在营养教育过程中能根据儿童的气质特点来正确地调整自己的行为，那么无论是易激惹，还是胆小、适应不良的儿童都可以逐渐变得容易教育了。

## 四、学前儿童饮食营养教育的途径

学前儿童饮食营养教育，要通过多种途径使学前儿童对食物产生广泛的兴趣，了解食物与人类健康的关系，懂得如何去选择食物，达到良好的平衡膳食，形成良好的饮食营养习惯。

### （一）专门的饮食营养教育活动

专门的饮食营养教育活动是指教师根据教育目标，有系统、有计划、有组织地开展的教育活动。这些专门的教育活动是学前儿童营养健康教育的重要途径。例如，教师安排主题为"面粉的秘密"的饮食营养教育活动，其中可以包括"饺子宴会""野餐""参观面包房"等系列教育活动。

### （二）随机的饮食营养教育

这是指教师结合日常生活活动来进行的饮食营养教育。幼儿一日活动中蕴藏着很多有关饮食营养教育的契机，教师应充分把握这些机会提高学前儿童对营养知识的认知，帮助他们获得良好的饮食习惯。例如，教师可以通过日常行为对学前儿童的饮食营养教育起到潜移默化的作用；可以结合用餐、点心等环节，纠正学前儿童偏食、挑食的不良习惯等。

### （三）体验式饮食营养教育活动

这是指教师根据教育内容而专门安排的由学前儿童直接参与、亲身体验的一种活动形式。体验式饮食营养教育活动的真实性、直观性，能丰富学前儿童对营养知识的感性认识，提高学前儿童对饮食习惯的认同感。例如，让学前儿童体验不同民族、不同文化以及不同环境下就餐的礼仪，通过参与劳动让学前儿童养成爱惜食物的习惯等，这些都有助于饮食营养教育目标的实现。

进行营养健康教育活动，教师要充分发挥家庭教育的力量，积极争取家长的配合，真正做到幼儿同家庭、社区合作共育。

# 第三节 学前儿童营养健康教育的评价

## 一、学前儿童营养健康教育评价的内容

### （一）教育评价和学前儿童健康教育评价的含义

教育评价是1929年由美国教育家泰勒首次提出的概念，认为教育评价可以为实现理想的教育目标起到促进和保护作用。如何界定教育评价，有如下几个代表性提法：教育评价是以教育为对象，对其效用给予价值上的判断；教育评价是利用所有可行的评价技术评价教育所预期的一切效果；教育评价是对照教育目标，对由于教育行为所产生的变化进行的价值判断；教育评价是人们按照一定社会的教育性质、教育方针和教育政策所确立的教育目标，对所实施的各种教育活动的效果以及儿童发展水平进行的科学判定；教育评价是系统地、有步骤地从数量上或从性质上描述儿童的学习过程和结果，据此判定教育是否达到所期望的教育目标的一种手段。

尽管现在对如何界定教育评价的问题上还没有达成一致，但是，人们对教育评价的特点还是有着一致认识的。一般来讲，人们公认教育评价具有以下三方面的特点。

第一，教育评价是一个活动过程。它是一种特殊的、连续性的活动，其中包含着一系列的步骤和方法，而不是单一性的活动。

第二，教育评价是有目的、有计划的活动过程。它与我们日常生活中的价值判断不同，是由确定目标、搜集资料、分析资料、形成判断、指导行动等项工作组成的活动。

第三，教育评价活动中的评价者与被评价者是统一的。在教育评价活动中，不能把评价者与被评价者看作孤立的两个部分，使之相互对立，而是应该使之在评价活动中相互合作，协同动作。

通过以上对一些有代表性的教育评价观点和教育评价特点的介绍，我们可以认为，教育评价是对教育的社会价值和个人价值作出判断的过程。

学前儿童健康教育评价是对学前儿童健康教育的社会价值和个人价值作出判断的过程。它以学前教育为对象，对其效用给予价值上的判断。

### （二）学前儿童营养健康教育评价

学前儿童营养健康教育评价是对学前儿童营养健康教育实施过程及其效果的全面评估，它有利于了解教育者的健康教育计划是否符合学前儿童健康发展的需要，是否明确了学前儿童的主要健康问题；它可以检验营养教育活动是否激发了学前儿童学

习健康知识的积极性，是否促进了学前儿童营养健康态度和行为的改变，达到预期目的；它还可以为改进营养教育设计方案提供依据。

学前儿童营养健康教育的评价方法主要有以下三种：

1. 自我报告。学前儿童口头报告个人与营养健康教育有关的认识、兴趣、态度和行为等，常用于了解学生的饮食习惯、进餐次数、食物偏好等。

2. 问卷调查。向家长或教师发放问卷进行调查，了解学前儿童在营养健康教育实施前后的认识、态度及行为等方面发生的变化。

3. 学前儿童常见病、多发病的患病率统计调查。如对贫血、儿童期肥胖症的发生率在不同时期或不同条件下的对比和统计。

由于学前儿童营养健康教育的效果常常是潜在的，很难在短期内出现最终情形，因此，如何制订出一套切合学前儿童营养健康教育实际的评价标准和方法，还需作进一步的研究。

## 二、学前儿童营养健康教育评价的类型

### (一)按评价涉及的范围划分

按评价涉及的范围可以将学前儿童营养健康教育评价划分为以下三种类型：

#### 1. 学前儿童营养健康教育宏观评价

这是以学前儿童营养健康教育所涉及的宏观决策方面的营养健康教育问题为对象的教育评价。譬如，对学前儿童营养健康教育的总目标进行的评价。

#### 2. 学前儿童营养健康教育中观评价

这是以学前儿童营养健康教育的开展为对象进行的教育评价。譬如，对幼儿园进行营养健康教育的条件的评价对营养健康教育工作的评价，对日常营养健康教育水平的评价，对教师是否重视营养健康教育及能否胜任营养健康教育的评价，对幼儿园营养健康教育一致性的评价，对幼儿园保健工作的整体评价等。

#### 3. 学前儿童营养健康教育微观评价

这是以学前儿童营养健康的发展水平为对象的教育评价，往往针对某一方面进行。譬如，对学前儿童身高、体重等生理指标的评价，对学前儿童皮褶厚度、上臂肌围等营养相关指标的评价，对学前儿童保持个人卫生，不偏食、挑食等健康行为情况的评价等都属于此类评价。

### (二)按评价的基准划分

按评价的基准可以将学前儿童健康教育评价划分为以下三种类型：

#### 1. 相对评价

这是在被评价对象的集合总体中选取一个或若干个对象作为基准，然后将其余评

价对象与基准加以比较，也可以是用某种方法将所有被评价对象排列成先后顺序的评价。譬如，在幼儿园进餐时，有的幼儿吃得快或吃得多或吃得干净，而有的幼儿则吃得慢，或吃得少，或吃得不太干净，这里的"快"与"慢"，"多"与"少"，"干净"与"不太干净"都是因人而异的相对评价。相对评价标准一般是通过"矮子里选高子"的方法获得，常常在评价对象之间进行比较，有利于确定个体对象在集体中的相对位置，但容易因评价对象的具体情况而出现标准的高低变化。

２．绝对评价

这是在被评价对象的集合之外确定一个客观的标准，将被评价对象与这个客观标准进行比较，并作出价值判断。学前儿童营养健康教育的绝对评价标准往往按照幼儿园卫生保健制度、幼儿园管理条例、幼儿园健康教育目标等加以确定，不以被评价者的具体情况为转移，所有被评价对象都与客观标准对照比较。譬如，对幼儿身高、体重、血色素、心跳频率等反映幼儿生长发育及生理功能的评价就是绝对评价，其中的评价标准都有相应的科学规定。由于绝对评价依据科学准确、可以信赖的客观标准，因此较为公正合理，并且因揭示了评价对象与客观标准之间的绝对差距而有助于评价对象明确努力方向。

由于绝对评价标准是由人制定的，评价过程中也是由人掌握的，故很难做到绝对公正。尽管如此，绝对评价仍然是健康教育评价中最重要的评价方法。

３．个体内差异评价

这是将被评价者集合总体中的各个对象的过去和现在进行比较，或者将某一个对象的若干侧面相比较的评价方法。譬如，某幼儿园膳食中优质蛋白质占所提供的蛋白质的比例由，上月的 38％提高到本月的 43％，评价结果是"优质蛋白质提高了 5％，更有利于幼儿的生长"，这一结论就是通过个体内差异评价做出的；又如，评价一个幼儿园的营养健康教育水平，可以从幼儿健康行为的形成、健康知识的掌握及健康态度的改善等方面加以评定。对于某一幼儿而言，有可能通过评价，发现其健康知识得分偏高、健康态度得分居中、健康行为得分偏低，这样启发教师和家长需要在后两方面加强教育。

由此可见，个体内差异评价能够顾及个体之间的差异，在充分考虑个体原有水平的基础上进行个体发展变化的评价，因此一般不会对被评价者构成压力，但弊病在于可能因既不与客观标准比较又不与其他被评价者比较而缺乏进一步改善目前状况的动力。

在幼儿园营养健康教育评价中，我们更倾向于将相对评价、绝对评价及个体内差异评价结合起来使用。

## （三）按评价的功能及运行的时间划分

按评价的功能及运行的时间可以将学前儿童健康教育评价划分为以下三种类型：

### 1.诊断性评价

诊断性评价又称前期评价,是在开展营养健康教育活动之前进行的预测性评价,或者对评价对象的发展基础和条件加以测定。诊断性评价的目的在于了解评价对象的基本情况,发现存在的问题。譬如,制定营养健康教育计划前,要对幼儿营养发展状况、营养健康需求及兴趣有所了解,否则无法决定营养健康教育的内容及重点。

### 2.形成性评价

形成性评价又称中期评价,是在营养健康教育活动中针对活动效果而进行的持续性评价,其目的在于及时获取反馈信息,适时调整教育进程、方法、手段,以便达成教育目标。譬如,幼儿的营养健康知识是否因为营养健康教育计划干预后产生有利的改变,这是营养健康教育效果的即时评价,根据即时评价结果考虑继续实施计划或修改计划。另外,如健康教育的艺术、环境的创设、幼儿的反应等都是评价的内容。

### 3.总结性评价

总结性评价又称终期评价,是在营养健康教育计划实施后对其终极结果所进行的评价。它以预先设定的营养健康教育目标为依据判断评价对象达成目标的实际水平,包括是否进一步解决了幼儿的营养健康问题,提高了幼儿的生活质量等幼儿健康教育工作者最关心的问题。

总结性评价既是最终的评价结果,也是制定新的营养健康教育计划的依据。由于幼儿的身心健康还受到非行为因素和非健康因素的影响,因此,总结性评价中应实事求是,既充分肯定已取得的营养健康教育效果,又没有意掩盖教育中的不足之处。

## (四)按评价对象的复杂程度划分

按评价对象的复杂程度可以将学校健康教育评价划分为以下两种类型:

### 1.单项评价

这是指对健康教育某一方面的评价。譬如,幼儿生长发育水平、幼儿园膳食管理制度等。

### 2.综合评价

这是指对幼儿园营养健康教育的全面评价,评价范围可以涉及一个国家、一个地区或某一所幼儿园。

## (五)按定量或定性的评价方法划分

按定量或定性的评价方法可以将学前儿童营养健康教育评价划分为以下两种类型:

### 1.定量评价

这是指在健康教育评价中采用数学方法进行定量计算或数字描述的评价。譬如,幼儿园对幼儿进行身体检查，对幼儿的生长发育进行定量评价，其中诸如身高、体重、头围、胸围、皮下脂肪厚度、坐高、心跳频率、血色素等都是以数值表示的。

2．定性评价

这是指对不便量化的评价指标，采用定性的方法作出价值判断。譬如，对幼儿独立进餐能力的评语就属于定性评价。在具体实施健康教育评价时，应注意将定性评价与定量评价相结合。

定量评价不以人们的主观意志为转移，而以搜集来的客观资料为依据进行科学统计，因而较为公正，但有时易简单化，容易掩盖健康教育过程中的复杂性；定性评价能够考虑到健康教育过程中作为主体的幼儿的生物心理、社会等方面的多元因素，常常通过自然情境下的观察和谈话来获得有价值的信息，因而往往不同的评价者会得出相异的结论。如何在学前儿童营养健康教育评价中将定量分析和定性分析两种方法结合起来综合运用是有待进一步探讨的问题。

## （六）按参与评价的主体划分

按参与评价的主体可以将学前儿童健康教育评价划分为以下两种类型：

1．自我评价

这是指评价者参照一定的指标，对自己的营养健康教育工作做出的价值判断。作为幼儿园营养师，平时也要开展自我总结和自我评定，在健康教育过程中不断进行自我反思和总结。自我评价是容易开展的一种评价类型，并且由于被评价者就是评价主体，只要评价态度端正，评价中各方面实际情况掌握的准确性就较高。自我评价由于缺乏外界参照体系，对评价标准的把握主观性较大，易出现评价过高或过低的情况。

2．他人评价

这是指评价主体对被评价者的评价，即来自外部的评价。譬如，上级业务指导人员、幼儿教师观摩健康教育活动后的评价，园长、幼儿教师对幼儿生长发育情况的总体评价，幼儿教师、家长对学校饮食的评价，幼儿教师对家长配合幼儿园进行健康教育的观念与水平的评价等。他人评价一般较为慎重，有时也需要较多的人力和物力才能完成。

# 三、学前儿童营养健康教育评价的组织与实施

学前儿童营养健康教育评价的组织与实施过程有三个阶段。

## （一）评价实施的准备阶段

评价实施的准备阶段是具体评价实施前的预备阶段，是评价实施过程的有机组成部分。如果这一阶段的工作做得好，各项准备工作到位，就为一个高质量的评价打好了基础。要做好以下两方面的工作。

1．组织准备

要组成评价委员会，组织成员内部要进行不同的分工，使各自明确自己的职责范围，做到各司其职，认真负责。

2．文件准备

评价工作需要多种文件的准备。如评价方案要复制多份，使每一位评价者和统计人员都能人手一份，同时准备好需要的测量工具、计量用品和办公用品。

## （二）评价实施阶段

实施阶段的工作程序一般有以下三个方面。

1．宣传动员

主要目的是统一评价者与被评价者的思想，防止产生各种消极因素和各种抵触情绪，使有关人员有一个良好的心态，抱着积极态度参与评价工作。

2．搜集资料

搜集资料是评价实施过程中最为费时、费力但也是最为实质性的工作。这一工作要求评价者具有较高的素质和良好的工作态度。

3．分项评分并汇总整理

在掌握大量有关资料的基础上，评价人员可以对每一具体的项目评分，即根据评价对象的实际状况与指标的符合程度，认定相应的分权或等级。

汇总整理要求对多项目的评分进行汇总，这一工作可由计算机来完成。汇总整理后，应有专人写出评价工作的总结报告材料。汇总材料则要按材料项目分类归档。

## （三）评价结果反馈阶段

评价是为了更好地促进工作，所以将评价结果以恰当的方式反馈给有关人员并使其在此基础上改进并进一步发展是非常重要的。

## 思考题

1．学前儿童营养健康教育的含义及目的是什么？
2．举例说明学前儿童营养健康教育有哪些主要方法？
3．如何组织实施学前儿童营养健康评价？
4．观摩一次学前儿童营养健康活动教育，对其进行评价。

# 附录一  中国居民膳食营养素参考摄入量

## 附表 1  中国居民膳食能量需要量(EER)

| 人群 | 能量 /(MJ/d) | | | | | |
|---|---|---|---|---|---|---|
| | 身体活动水平(轻) | | 身体活动水平(中) | | 身体活动水平(重) | |
| | 男 | 女 | 男 | 女 | 男 | 女 |
| 0 ~ | — | — | 0.38[a] | 0.38[a] | — | — |
| 0.5 ~ | — | — | 0.33[a] | 0.33[a] | — | — |
| 1 ~ | — | — | 3.77 | 3.35 | — | — |
| 2 ~ | — | — | 4.60 | 4.18 | — | — |
| 3 ~ | — | — | 5.23 | 5.02 | — | — |
| 4 ~ | — | — | 5.44 | 5.23 | — | — |
| 5 ~ | — | — | 5.86 | 5.44 | — | — |
| 6 ~ | 5.86 | 5.23 | 6.69 | 6.07 | 7.53 | 6.90 |
| 7 ~ | 6.28 | 5.65 | 7.11 | 6.49 | 7.95 | 7.32 |
| 8 ~ | 6.90 | 6.07 | 7.74 | 7.11 | 8.79 | 7.95 |
| 9 ~ | 7.32 | 6.49 | 8.37 | 7.53 | 9.41 | 8.37 |
| 10 ~ | 7.53 | 6.90 | 8.58 | 7.95 | 9.62 | 9.00 |
| 11 ~ | 8.58 | 7.53 | 9.83 | 8.58 | 10.88 | 9.62 |
| 14 ~ | 10.46 | 8.37 | 11.92 | 9.62 | 13.39 | 10.67 |
| 18 ~ | 9.41 | 7.53 | 10.88 | 8.79 | 12.55 | 10.04 |
| 50 ~ | 8.79 | 7.32 | 10.25 | 8.58 | 11.72 | 9.83 |
| 65 ~ | 8.58 | 7.11 | 9.83 | 8.16 | — | — |
| 80 ~ | 7.95 | 6.28 | 9.20 | 7.32 | — | — |
| 孕妇(早) | — | 7.53 | — | 8.79 | — | 10.04 |
| 孕妇(中) | — | 8.79 | — | 10.04 | — | 11.29 |
| 孕妇(晚) | — | 9.41 | — | 10.67 | — | 11.92 |
| 乳母 | — | 9.62 | — | 10.88 | — | 12.13 |

注:"—"表示未制定。

a 单位为:兆焦每天每公斤体重(MJ/(kg·d))

| 人群 | 能量 /kcal/d | | | | | |
|---|---|---|---|---|---|---|
| | 身体活动水平(轻) | | 身体活动水平(中) | | 身体活动水平(重) | |
| | 男 | 女 | 男 | 女 | 男 | 女 |
| 0 ~ | — | — | 90[b] | 90[b] | — | — |
| 0.5 ~ | — | — | 80[b] | 80[b] | — | — |
| 1 ~ | — | — | 900 | 800 | — | — |
| 2 ~ | — | — | 1 100 | 1 000 | — | — |
| 3 ~ | — | — | 1 250 | 1 200 | — | — |
| 4 ~ | — | — | 1 300 | 1 250 | — | — |
| 5 ~ | — | — | 1 400 | 1 300 | — | — |
| 6 ~ | 1 400 | 1 250 | 1 600 | 1 450 | 1 800 | 1 650 |
| 7 ~ | 1 500 | 1 350 | 1 700 | 1 550 | 1 900 | 1 750 |
| 8 ~ | 1 650 | 1 450 | 1 850 | 1 700 | 2 100 | 1 900 |
| 9 ~ | 1 750 | 1 550 | 2 000 | 1 800 | 2 250 | 2 000 |
| 10 ~ | 1 800 | 1 650 | 2 050 | 1 900 | 2 300 | 2 150 |
| 11 ~ | 2 050 | 1 800 | 2 350 | 2 050 | 2 600 | 2 300 |
| 14 ~ | 2 500 | 2 000 | 2 850 | 2 300 | 3 200 | 2 550 |
| 18 ~ | 2 250 | 1 800 | 2 600 | 2 100 | 3 000 | 2 400 |
| 50 ~ | 2 100 | 1 750 | 2 450 | 2 050 | 2 800 | 2 350 |
| 65 ~ | 2 050 | 1 700 | 2 350 | 1 950 | — | — |
| 80 ~ | 1 900 | 1 500 | 2 200 | 1 750 | — | — |
| 孕妇(早) | — | 1 800 | — | 2 100 | — | 2 400 |
| 孕妇(中) | — | 2 100 | — | 2 400 | — | 2 700 |
| 孕妇(晚) | — | 2 250 | — | 2 550 | — | 2 850 |
| 乳母 | — | 2 300 | — | 2 600 | — | 2 900 |

注:"—"表示未制定。

b 单位为:千卡每天每公斤体重(kcal/(kg·d))

## 附表 2 中国居民膳食蛋白质参考摄入量（DRIs）

| 人群 | EAR/（g/d） | | RNI/（g/d） | |
|---|---|---|---|---|
| | 男性 | 女性 | 男性 | 女性 |
| 0 ～ | — | — | 9 [a] | 9 [a] |
| 0.5 ～ | 15 | 15 | 20 | 20 |
| 1 ～ | 20 | 20 | 25 | 25 |
| 2 ～ | 20 | 20 | 25 | 25 |
| 3 ～ | 25 | 25 | 30 | 30 |
| 4 ～ | 25 | 25 | 30 | 30 |
| 5 ～ | 25 | 25 | 30 | 30 |
| 6 ～ | 25 | 25 | 35 | 35 |
| 7 ～ | 30 | 30 | 40 | 40 |
| 8 ～ | 30 | 30 | 40 | 40 |
| 9 ～ | 40 | 40 | 45 | 45 |
| 10 ～ | 40 | 40 | 50 | 50 |
| 11 ～ | 50 | 45 | 60 | 55 |
| 14 ～ | 60 | 50 | 75 | 60 |
| 18 ～ | 60 | 50 | 65 | 55 |
| 孕妇（早） | — | 50 | — | 55 |
| 孕妇（中） | — | 60 | — | 70 |
| 孕妇（晚） | — | 75 | — | 85 |
| 乳母 | — | 70 | — | 80 |

注："—"表示未制定。

a AI 值。

## 附表3　中国居民膳食碳水化合物、脂肪酸参考摄入量（DRIs）

| 人群 | 总碳水化合物（g/d） | 亚油酸（%E[b]） | α-亚麻酸（%E） | EPA+DHA/（g/d） |
|---|---|---|---|---|
| | EAR | AI | AI | AI |
| 0岁~ | 65(AI) | 7.3(0.15/g[c]) | 0.87 | 0.10[d] |
| 0.5岁~ | 80(AI) | 6.0 | 0.66 | 0.10[d] |
| 1岁~ | 120 | 4.0 | 0.60 | 0.10[d] |
| 4岁~ | 120 | 4.0 | 0.60 | — |
| 7岁~ | 120 | 4.0 | 0.60 | — |
| 11岁~ | 150 | 4.0 | 0.60 | — |
| 14岁~ | 150 | 4.0 | 0.60 | — |
| 18岁~ | 120 | 4.0 | 0.60 | — |
| 50岁~ | 120 | 4.0 | 0.60 | — |
| 65岁~ | —[a] | 4.0 | 0.60 | — |
| 80岁~ | — | 4.0 | 0.60 | — |
| 孕妇（早） | 130 | 4.0 | 0.60 | 0.25(0.20[d]) |
| 孕妇（中） | 130 | 4.0 | 0.60 | 0.25(0.20[d]) |
| 孕妇（晚） | 130 | 4.0 | 0.60 | 0.25(0.20[d]) |
| 乳母 | 160 | 4.0 | 0.60 | 0.25(0.20[d]) |

a 未制定参考值者用"—"表示。

b %E为占能量的百分比。

c 为花生四烯酸。

d DHA。

注：我国2岁以上儿童及成人膳食中来源于食品加工产生的反式脂肪酸的UL为<1%E

### 附表4 中国居民膳食常量元素参考摄入量

| 人群 | 钙/(mg/d) | | | 磷/(mg/d) | | |
|---|---|---|---|---|---|---|
| | EAR | RNI | UL | EAR | RNI | UL[b] |
| 0 ~ | —[a] | 200(AI) | 1 000 | — | 100(AI) | — |
| 0.5 ~ | — | 250(AI) | 1 500 | — | 180(AI) | — |
| 1 ~ | 500 | 600 | 1 500 | 250 | 300 | — |
| 4 ~ | 650 | 800 | 2 000 | 290 | 350 | — |
| 7 ~ | 800 | 1 000 | 2 000 | 400 | 470 | — |
| 11 ~ | 1 000 | 1 200 | 2 000 | 540 | 640 | — |
| 14 ~ | 800 | 1 000 | 2 000 | 590 | 710 | — |
| 18 ~ | 650 | 800 | 2 000 | 600 | 720 | 3 500 |
| 50 ~ | 800 | 1 000 | 2 000 | 600 | 720 | 3 500 |
| 65 ~ | 800 | 1 000 | 2 000 | 590 | 700 | 3 000 |
| 80 ~ | 800 | 1 000 | 2 000 | 560 | 670 | 3 000 |
| 孕妇(早) | 650 | 800 | 2 000 | 600 | 720 | 3 500 |
| 孕妇(中) | 810 | 1 000 | 2 000 | 600 | 720 | 3 500 |
| 孕妇(晚) | 810 | 1 000 | 2 000 | 600 | 720 | 3 500 |
| 乳母 | 810 | 1 000 | 2 000 | 600 | 720 | 3 500 |

a 未制定参考值者用"—"表示。

b 有些营养素未制定可耐受最高摄入量,主要因为研究资料不充分,并不表示是否过量摄入。

### 附表 5  中国居民膳食微量元素参考摄入量

| 人群 | 铁 /(mg/d) | | | | | 碘 /(μg/d) | | | 锌 /(m/d ) | | | | |
|---|---|---|---|---|---|---|---|---|---|---|---|---|---|
| | EAR | | RNI | | ULᶜ | EAR | RNI | UL | EAR | | RNI | | UL |
| | 男 | 女 | 男 | 女 | | | | | 男 | 女 | 男 | 女 | |
| 0 岁～ | —ᵃ | | 0.3(AI) | | — | — | 85(AI) | — | — | | 2.0(AI) | | — |
| 0.5 岁～ | 7 | | 10 | | — | — | 115(AI) | — | 2.8 | | 3.5 | | — |
| 1 岁～ | 6 | | 9 | | 25 | 65 | 90 | — | 3.2 | | 4.0 | | 8 |
| 4 岁～ | 7 | | 10 | | 30 | 65 | 90 | 200 | 4.6 | | 5.5 | | 12 |
| 7 岁～ | 10 | | 13 | | 35 | 65 | 90 | 300 | 5.9 | | 7.0 | | 19 |
| 11 岁～ | 11 | 14 | 15 | 18 | 40 | 75 | 110 | 400 | 8.2 | 7.6 | 10.0 | 9.0 | 28 |
| 14 岁～ | 12 | 14 | 16 | 18 | 40 | 85 | 120 | 500 | 9.7 | 6.9 | 11.5 | 8.5 | 35 |
| 18 岁～ | 9 | 15 | 12 | 20 | 42 | 85 | 120 | 600 | 10.4 | 6.1 | 12.5 | 7.5 | 40 |
| 50 岁～ | 9 | 9 | 12 | 12 | 42 | 85 | 120 | 600 | 10.4 | 6.1 | 12.5 | 7.5 | 40 |
| 65 岁～ | 9 | 9 | 12 | 12 | 42 | 85 | 120 | 600 | 10.4 | 6.1 | 12.5 | 7.5 | 40 |
| 80 岁～ | 9 | 9 | 12 | 12 | 42 | 85 | 120 | 600 | 10.4 | 6.1 | 12.5 | 7.5 | 40 |
| 孕妇(早) | — | +0ᵇ | — | +0 | 42 | +75 | +110 | 600 | — | +1.7 | — | +2.0 | 40 |
| 孕妇(中) | — | +4 | — | +4 | 42 | +75 | +110 | 600 | — | +1.7 | — | +2.0 | 40 |
| 孕妇(晚) | — | +7 | — | +9 | 42 | +75 | +110 | 600 | — | +1.7 | — | +2.0 | 40 |
| 乳母 | — | +3 | — | +4 | 42 | +85 | +120 | 600 | — | +3.8 | — | +4.5 | 40 |

a 未制定参考值者用"—"表示。

b "+"表示在同龄人群参考值基础上额外增加量。

c 有些营养素未制定可耐受最高摄入量,主要因为研究资料不充分,并不表示是否过量摄入。

## 附表 6　中国居民膳食脂溶性维生素参考摄入量

| 人群 | 维生素 A/（μgRAE/d）[c] | | | | |
| --- | --- | --- | --- | --- | --- |
| | EAR | | RNI | | UL |
| | 男 | 女 | 男 | 女 | |
| 0 岁～ | —[a] | | 300（AI） | | 600 |
| 0.51～ | — | | 350（AI） | | 600 |
| 1 岁～ | 220 | | 310 | | 700 |
| 4 岁～ | 260 | | 360 | | 900 |
| 7 岁～ | 360 | | 500 | | 1 500 |
| 11 岁～ | 480 | 450 | 670 | 630 | 2 100 |
| 14 岁～ | 590 | 450 | 820 | 630 | 2 700 |
| 18 岁～ | 560 | 480 | 800 | 700 | 3 000 |
| 50 岁～ | 560 | 480 | 800 | 700 | 3 000 |
| 65 岁～ | 560 | 480 | 800 | 700 | 3 000 |
| 80 岁～ | 560 | 480 | 800 | 700 | 3 000 |
| 孕妇（早） | — | +0[b] | —[d] | +0 | 3 000 |
| 孕妇（中） | — | +50 | — | +70 | 3 000 |
| 孕妇（晚） | — | +50 | — | +70 | 3 000 |
| 乳母 | — | +400 | — | +600 | 3 000 |

a 未制定参考值者用"—"表示。

b "+"表示在同龄人群参考值基础上额外增加量。

c 视黄醇活性当量（RAE，μg）＝膳食或补充剂来源全反式视黄醇（μg）＋1/2 补充剂纯品全反式

d 有些营养素未制定可耐受最高摄入量，主要因为研究资料不充分，并不表示是否过量摄入

## 附表 7 中国居民膳食水溶性维生素参考摄入量

| 人群 | 维生素 B₁ | | | | | | 维生素 B₂ | | | | | |
|---|---|---|---|---|---|---|---|---|---|---|---|---|
| | EAR mg/d | | AI mg/d | RNI mg/d | | | EAR mg/d | | AI mg/d | RNI mg/d | | |
| | 男 | 女 | | 男 | 女 | | 男 | 女 | | 男 | 女 | |
| 0 ~ | — | — | 0.1 | — | — | | — | — | 0.4 | — | — | |
| 0.5 ~ | — | — | 0.3 | — | — | | — | — | 0.5 | — | — | |
| 1 ~ | 0.5 | 0.5 | — | 0.6 | 0.6 | | 0.5 | 0.5 | — | 0.6 | 0.6 | |
| 4 ~ | 0.6 | 0.6 | — | 0.8 | 0.8 | | 0.6 | 0.6 | — | 0.7 | 0.7 | |
| 7 ~ | 0.8 | 0.8 | — | 1 | 1 | | 0.8 | 0.8 | — | 1 | 1 | |
| 11 ~ | 1.1 | 1 | — | 1.3 | 1.1 | | 1.1 | 0.9 | — | 1.3 | 1.1 | |
| 14 ~ | 1.3 | 1.1 | — | 1.6 | 1.3 | | 1.3 | 1 | — | 1.5 | 1.2 | |
| 18 ~ | 1.2 | 1 | — | 1.4 | 1.2 | | 1.2 | 1 | — | 1.4 | 1.2 | |
| 50 ~ | 1.2 | 1 | — | 1.4 | 1.2 | | 1.2 | 1 | — | 1.4 | 1.2 | |
| 65 ~ | 1.2 | 1 | — | 1.4 | 1.2 | | 1.2 | 1 | — | 1.4 | 1.2 | |
| 80 ~ | 1.2 | 1 | — | 1.4 | 1.2 | | 1.2 | 1 | — | 1.4 | 1.2 | |
| 孕妇（早） | | 1 | — | | 1.2 | | | 1 | — | | 1.2 | |
| 孕妇（中） | | 1.1 | — | | 1.4 | | | 1.1 | — | | 1.4 | |
| 孕妇（晚） | | 1.2 | — | | 1.5 | | | 1.2 | — | | 1.5 | |
| 乳母 | | 1.2 | — | | 1.5 | | | 1.2 | — | | 1.5 | |

| 人群 | 维生素 B₆ | | | | 维生素 B₁₂ | | |
|---|---|---|---|---|---|---|---|
| | EAR mg/d | AI mg/d | RNI mg/d | UL mg/d | EAR μg/d | AI μg/d | RNI μg/d |
| 0 ~ | — | 0.2 | — | — | — | 0.3 | — |
| 0.5 ~ | — | 0.4 | — | — | — | 0.6 | — |
| 1 ~ | 0.5 | — | 0.6 | 20 | 0.8 | — | 1 |
| 4 ~ | 0.6 | — | 0.7 | 25 | 1 | — | 1.2 |
| 7 ~ | 0.8 | — | 1 | 35 | 1.3 | — | 1.6 |
| 11 ~ | 1.1 | — | 1.3 | 45 | 1.8 | — | 2.1 |
| 14 ~ | 1.2 | — | 1.4 | 55 | 2 | — | 2.4 |
| 18 ~ | 1.2 | — | 1.4 | 60 | 2 | — | 2.4 |
| 50 ~ | 1.3 | — | 1.6 | 60 | 2 | — | 2.4 |

续表

| 人群 | 维生素 B_6 | | | | 维生素 B_{12} | | |
|---|---|---|---|---|---|---|---|
| | EAR mg/d | AI mg/d | RNI mg/d | UL mg/d | EAR μg/d | AI μg/d | RNI μg/d |
| 65～ | 1.3 | — | 1.6 | 60 | 2 | — | 2.4 |
| 80～ | 1.3 | — | 1.6 | 60 | 2 | — | 2.4 |
| 孕妇(早) | 1.9 | — | 2.2 | 60 | 2.4 | — | 2.9 |
| 孕妇(中) | 1.9 | — | 2.2 | 60 | 2.4 | — | 2.9 |
| 孕妇(晚) | 1.9 | — | 2.2 | 60 | 2.4 | — | 2.9 |
| 乳母 | 1.4 | — | 1.7 | 60 | 2.6 | — | 3.2 |

注1："—"表示未制定。

注2：有些维生素未制定 UL，主要原因是研究资料不充分，并不表示过量摄入没有健康风险。

# 附录二 《中国居民膳食指南(2016)》
## 一般人群膳食指南

## 推荐一 食物多样，谷类为主

　　平衡膳食模式是最大程度保障人体营养和健康的基础，食物多样是平衡膳食模式的基本原则。食物可分为五大类，包括谷薯类、蔬菜水果类、畜禽鱼蛋奶类、大豆坚果类和油脂类。不同食物中的营养素及有益膳食成分的种类和含量不同。除供 6 月龄内婴儿的母乳外，没有任何一种食物可以满足人体所需的能量及全部营养素。因此，只有多种食物组成的膳食才能满足人体对能量和各种营养素的需要。建议我国居民的平衡膳食应做到食物多样，平均每天摄入 12 种以上食物，每周 25 种以上食物。平衡膳食模式能最大程度地满足人体正常生长发育及各种生理活动的需要，并且可降低包括高血压、心血管疾病等多种疾病的发病风险。

　　谷类为主是指谷薯类食物所提供的能量占膳食总能量的一半以上，也是中国人平衡膳食模式的重要特征。谷类食物含有丰富的碳水化合物，是提供人体所需能量的最经济和最重要的食物来源，也是提供 B 族维生素、矿物质、膳食纤维和蛋白质的重要食物来源，在保障儿童青少年生长发育，维持人体健康方面发挥着重要作用。近 30 年来，我国居民膳食模式正在悄然发生着变化，居民的谷类消费量逐年下降，动物性食物和油脂摄入量逐年增多，导致能量摄入过剩；谷类过度精加工导致 B 族维生素、矿物质和膳食纤维丢失而引起摄入量不足，这些因素都可能增加慢性非传染性疾病(以下简称"慢性病")的发生风险。因此，坚持谷类为主，特别是增加全谷物摄入，有利于降低 2 型糖尿病、心血管疾病、结直肠癌等与膳食相关的慢性病的发病风险，以及减少体重增加的风险。建议一般成年人每天摄入谷薯类 250～400 g，其中全谷物和杂豆类 50～150 g，薯类 50～100 g。

### 【关键推荐】

　　» 每天的膳食应包括谷薯类、蔬菜水果类、畜禽鱼蛋奶类、大豆坚果类等食物。

　　» 平均每天摄入 12 种以上食物，每周 25 种以上。

　　» 每天摄入谷薯类食物 250～400 g 其中全谷物和杂豆类 50～150 g 薯类 50～100 g。

　　» 食物多样、谷类为主是平衡膳食模式的重要特征。

　　良好的膳食模式是保障营养充足的基础。人类需要的基本食物包括谷薯类、蔬菜水果、禽畜鱼蛋奶、大豆坚果、油脂等，多种多样的食物提供了维持人类生命与健康所必需的能量和营养素。因此，从人体营养需要和食物营养特征考虑，平衡膳食模式必须由多种食物组成，建议平均每人每天摄入 12 种以上食物，每周 25 种以上。

谷类食物含有丰富的碳水化合物，是人体最经济的能量来源，也是 B 族维生素、矿物质、蛋白质和膳食纤维的重要来源。在食物多样的膳食基础上，坚持谷类为主，不仅体现了我国传统膳食结构的特点，也能满足平衡膳食模式中碳水化合物提供能量应占总能量 50 %~65 % 的要求。与精制米面相比，全谷物和杂豆可提供更多的 B 族维生素、矿物质、膳食纤维等营养成分，对降低 2 型糖尿病、心血管疾病、肥胖和肿瘤等慢性疾病的发病风险具有重要作用。薯类含有丰富的淀粉、膳食纤维以及多种维生素和矿物质。因此，每天宜摄入一定量的全谷物和杂豆类及薯类食物。

在轻身体活动水平下，针对各年龄段人群所建议的每天或每周谷薯类摄入量见下表。

**表　不同人群谷薯类食物建议摄入量**

| 食物类别 | 单位 | 幼儿（岁） | | 儿童青少年（岁） | | | 成人（岁） | |
|---|---|---|---|---|---|---|---|---|
| | | 2 ~ | 4 ~ | 7 ~ | 11 ~ | 14 ~ | 18 ~ | 65 ~ |
| 谷类 | （g/d） | 85~100 | 100~150 | 150 ~ 200 | 225 ~ 250 | 250~300 | 200~300 | 200 ~ 250 |
| | （份 / 天） | 1.5~2 | 2~3 | 3 ~ 4 | 4.5~5 | 5 ~ 6 | 4~6 | 4 ~ 5 |
| 全谷物和杂豆类 | （g/d） | 适量 | | 30 ~ 70 | | 50~100 | 50~150 | 50~150 |
| 薯类 | （g/d） | 适量 | | 25 ~ 50 | | 50~100 | 50~100 | 50-75 |
| | （份 / 周） | 适量 | | 2~4 | | 4~8 | 4~8 | 4~6 |

## 推荐二　吃动平衡，健康体重

食物摄入量和身体活动量是保持能量平衡、维持健康体重的两个主要因素。如果吃得过多或活动不足，多余的能量就会在体内以脂肪的形式积存下来，体重增加，造成超重或肥胖。相反，若吃得过少或活动过多，可由于能量摄入不足或能量消耗过多引起体重过低或消瘦。体重过高和过低都是不健康的表现，易患多种疾病，缩短寿命。成人健康体重的体质指数（BMI）应在 18.5~23.9 之间。

目前，我国大多数的居民身体活动不足或缺乏运动锻炼，能量摄入相对过多，导致超重和肥胖的发生率逐年增加。超重或肥胖是许多疾病的独立危险因素，如 2 型糖尿病、冠心病、乳腺癌等。增加身体活动或运动不仅有助于保持健康体重，还能够调节机体代谢，增强体质，降低全因死亡风险和冠心病、脑卒中、2 型糖尿病、结肠癌等慢性病的发生风险；同时也有助于调节心理平衡，有效消除压力，缓解抑郁和焦虑等不良精神状态。食不过量可以保证每天摄入的能量不超过人体的需要，增加运动可增加代谢和能量消耗。

各个年龄段人群都应该天天运动、保持能量平衡和健康体重。推荐成人积极参加日常活动和运动，每周至少进行 5 天中等强度身体活动，累计 150 分钟以上，平均每天主动身体活动 6 000 步。多运动多获益，减少久坐时间，每小时起来动一动。多动会吃，保持健康体重。

**【关键推荐】**

》各年龄段人群都应天天运动、保持健康体重。

》食不过量，控制总能量摄入，保持能量平衡。

》坚持日常身体活动，每周至少进行 5 天中等强度身体活动，累计 150 分钟以上；主动身体活动最好每天 6 000 步。

》减少久坐时间，每小时起来动一动。

体重是客观评价人体营养和健康状况的重要指标，2 岁以上各个年龄段人群都应该天天运动、保持健康体重。体重过低一般反映能量摄入相对不足，可导致营养不良，诱发疾病的发生。体重过高反映能量摄入相对过多或活动不足，易导致超重和肥胖，可显著增加 2 型糖尿病、冠心病、某些癌症等疾病的发生风险。

能量是人体维持新陈代谢、生长发育、从事体力活动等生命活动的基础，不同人群所需要的能量不同。目前，我国居民能量摄入相对过多，导致超重和肥胖的发生率明显增力口，因此需要适当减少能量摄入，增加身体活动，天天运动，保持能量摄入和能量消耗的平衡，还能够降低心血管疾病、2 型糖尿病、结肠癌等慢性病的发生风险。各个年龄段都应积极参加各种活动和运动。久坐不动是增加全因死亡率的独立危险因素，因此每小时都应主动起来动一动，动则有益。

表　推荐的成人身体活动量

| | 推荐活动量 | 时间 |
|---|---|---|
| 每天 | 主动性运动，相当于快走 6 000 步 | 30～60 分钟 |
| 每周 | 每周至少进行 5 天中等强度身体运动 | 150 分钟 |
| 提醒 | 减少久坐时间，每小时动一动 | |

注：快步走 6 000 步所需时间，因年龄和体格不同而不同。

## 推荐三　多吃蔬果、奶类、大豆

新鲜蔬菜、水果、奶类、大豆及豆制品是平衡膳食的重要组成部分，坚果是膳食的有益补充。蔬菜、水果是维生素、矿物质、膳食纤维和植物化学物的重要来源，对提高膳食微量营养素和植物化学物的摄入量起到重要作用。循证研究发现，提高蔬菜、水果摄入量，可维持机体健康，有效降低心血管、肺癌和糖尿病等慢性病的发病风险。奶类富含钙，是优质蛋白质和 B 族维生素的良好来源。增加奶类摄入有利于儿童少年生长发育，促进成人骨骼健康。大豆富含优质蛋白质、必需脂肪酸、维生素 E，并含有大豆异黄酮、植物固醇等多种植物化学物。多吃大豆及其制品可以降低乳腺癌和骨质疏松症的发病风险。坚果富含脂类和多不饱和脂肪酸、蛋白质等营养素，适量食用有助于预防心血管疾病。

近年来，我国居民蔬菜摄入量逐渐下降，水果、大豆、奶类摄入量仍处于较低水平。基于其营养价值和健康意义，建议增加蔬菜、水果、奶和大豆及其制品的摄入。推荐每天摄入蔬菜 300～500 g，其中深色蔬菜占 1/2；水果 200～350 g；每天饮奶 300 g 或相当量的奶制品；平均每天摄入大豆和坚果 25～35 g。坚持餐餐有蔬菜，天天有水果，把牛奶、大豆当作膳食重要组成部分。

**【关键推荐】**

» 蔬菜、水果是平衡膳食的重要组成部分，奶类富含钙，大豆富含优质蛋白质。

» 餐餐有蔬菜，保证每天摄入 300～500 g 蔬菜，深色蔬菜应占 1/2。

» 天天吃水果，保证每天摄入 200～350 g 新鲜水果，果汁不能代替鲜果。

» 吃各种各样的奶制品，相当于每天液态奶 300 g。

» 经常吃豆制品，适量吃坚果。

我国居民蔬菜摄入量低，水果摄入长期不足，成为制约平衡膳食和某些微量营养素不足的重要原因。蔬果富含维生素、矿物质、膳食纤维，且能量低，对于满足人体微量营养素的需要，保持人体肠道正常功能以及降低慢性病的发生风险等具有重要作用。蔬果中还含有各种植物化合物、有机酸和芳香物质等成分，能够增进食欲，帮助消化，促进人体健康。工业上果汁常常加入糖和调味原料，并去除了膳食纤维。果汁不能替代鲜果。

奶类品种繁多，是膳食钙和优质蛋白质的重要来源。我国居民长期钙摄入不足，鼓励奶类摄入可大大提高对钙的摄入量。大豆富含脂肪、蛋白质和其他有益成分，建议经常吃豆制品。可适当摄入坚果类食物，平衡必需脂肪酸和蛋白质的摄入量。不同年龄人群推荐的食物分量见下表。

**表 不同人群蔬果奶豆类食物建议摄入量**

| 食物类别 | 单位 | 幼儿（岁） | | 儿童少年（岁） | | | 成人（岁） | |
|---|---|---|---|---|---|---|---|---|
| | | 2～ | 4～ | 7～ | 11～ | 14～ | 18～ | 65～ |
| 蔬菜 | （g/d） | 200～250 | 250～300 | 300 | 400～450 | 450～500 | 300～500 | 300～450 |
| | （份/日） | 2～2.5 | 2.5～3 | 3 | 4～4.5 | 4.5～5 | 3～5 | 3～4.5 |
| 水果 | （g/d） | 100～150 | 150 | 150～200 | 200～300 | 300～350 | 200～350 | 200～300 |
| | （份/日） | 1～1.5 | 1～1.5 | 1.5～2 | 2～3 | 3～3.5 | 2～3.5 | 2～3 |
| 乳类 | （g/d） | 500 | 350～500 | 300 | 300 | 300 | 300 | 300 |
| | （份/日） | 2.5 | 2～2.5 | 1.5 | 1.5 | 1.5 | 1.5 | 1.5 |
| 大豆 | （g/周） | 35～105 | 105 | 105 | 105 | 105～175 | 105～175 | 105 |
| | （份/周） | 1.5～4 | 4 | 4 | 4 | 4～7 | 4～7 | 4 |
| 坚果 | （g/周） | — | — | — | 50～70(5～7份) | | | |

注：能量需要量水平计算按照 2 岁～（1 000～1 400 kcal/d），7 岁～（1 400～1 600 kcal/d），11 岁～（1 800～2 000 kcal/d），14 岁～（2 000～2 400 kcal/d），18 岁～（1 600～2 400 kcal/d），65 岁～（1 600～2 000 kcal/d）

## 推荐四 适量吃鱼、禽、蛋、瘦肉

鱼、禽、蛋和瘦肉均属于动物性食物，富含优质蛋白质、脂类、脂溶性维生素、B族维生素和矿物质等，是平衡膳食的重要组成部分。此类食物蛋白质的含量普遍较高，其氨基酸组成更适合人体需要，利用率高，但脂肪含量较多，能量高，有些含有较多的饱和脂肪酸和胆固醇，摄入过多可增加肥胖和心血管疾病等的发病风险，应当适量摄入。

水产品类脂肪含量相对较低，且含有较多的不饱和脂肪酸，对预防血脂异常和心血管疾病等有一定作用，可首选。禽类脂肪含量也相对较低，其脂肪酸组成优于畜类脂肪，选择应先于畜肉。蛋类各种营养成分比较齐全，营养价值高，但胆固醇含量也高，摄入量不宜过多。畜肉类脂肪含量较多，但瘦肉中脂肪含量较低，因此吃畜肉应当选瘦肉。烟熏和腌制肉类在加工过程中易遭受一些致癌物污染，过多食用可增加肿瘤发生的风险，应当少吃或不吃。

目前我国多数居民摄入畜肉较多，禽和鱼类较少，对居民营养健康不利，需要调整比例。建议成人每天平均摄入水产类 40~75 g，畜禽肉类 40~75 g，蛋类 40~50 g，平均每天摄入总量 120~200 g。

### 【关键推荐】

» 鱼、禽、蛋和瘦肉摄入要适量。

» 每周吃鱼 280~525 g，畜禽肉 280~525 g，蛋类 280~350 g，平均每天摄入总量 120~200 g。

» 优先选择鱼和禽。

» 吃鸡蛋不弃蛋黄。

» 少吃肥肉、烟熏和腌制肉制品。

鱼、禽、蛋和瘦肉可提供人体所需要的优质蛋白质和多种微量营养素，但有些含有较多的饱和脂肪酸和胆固醇，过多摄入对健康不利，因此建议适量食用。

水产品和畜禽肉中多数营养素含量相差不大，但脂肪含量和脂肪酸的组成上有较大差异，对健康的影响有所不同。鱼和禽脂肪含量相对较低，水产品还含有较多的不饱和脂肪酸，有些鱼类富含二十碳五烯酸（EPA）和二十二碳六烯酸（DHA），对预防血脂异常和心血管疾病等有一定作用；禽类脂肪含量也相对较低。因此，应当优先选择鱼和禽食。

蛋黄是蛋类中的维生素和矿物质的主要集中部位，并且富含磷脂和胆碱，对健康十分有益，因此吃鸡蛋不要丢弃蛋黄。畜肉脂肪含量高，饱和脂肪酸较多，尤其是肥肉，因此应少吃肥肉，选择瘦肉。烟熏和腌制肉在熏制和腌制过程中，易遭受多环芳烃类和甲醛等多种有害物质的污染，过多摄入可增加某些肿瘤的发生风险，应当少吃或不吃。各年龄段人群的适宜摄入量见下表。

表　不同人群动物性食物建议摄入量

| 食物类别 | 单位 | 幼儿（岁） | | 儿童青少年（岁） | | | 成人（岁） | |
|---|---|---|---|---|---|---|---|---|
| | | 2～ | 4～ | 7～ | 11～ | 14～ | 18～ | 65～ |
| 畜禽肉 | （g/d） | 15～25 | 25～40 | 40 | 50 | 50～75 | 40～75 | 40～50 |
| | （份/周） | 2～3.5 | 3.5～5.5 | 5.5 | 7 | 7～10.5 | 7～10.5 | 5.5～7 |
| 蛋类 | （g/d） | 20～25 | 25 | 25～40 | 40～50 | 50 | 40～50 | 40～50 |
| | （份/周） | 2～3.5 | 3.5～5.5 | 3.5～5.5 | 5.5～7 | 7 | 5.5～7 | 5.5～7 |
| 水产品 | （g/d） | 15～20 | 20～40 | 40 | 50 | 50～75 | 40～75 | 40～50 |
| | （份/周） | 2～3 | 3～5.5 | 5.5 | 7 | 7～10.5 | 7～10.5 | 5.5～7 |

注：能量需要量水平计算按照2岁～（1 000～1 200 kcal/d），4岁～（1 200～1 400 kcal/d），7岁～（1 400～1 600 kcal/d），11岁～（1 800～2 000 kcal/d），14岁～（2 000～2 400 kcal/d），18岁～（1 600～2 400 kcal/d），65岁～（1 600～2 000 kcal/d）

# 推荐五　少盐少油，控糖限酒

食盐是食物烹饪或加工食品的主要调味品。我国居民的饮食习惯中食盐摄入量过高，而过多的盐摄入与高血压、胃癌和脑卒中有关，因此要降低食盐摄入，培养清淡口味，逐渐做到量化用盐用油，推荐每天食盐摄入量不超过6 g。

烹调油包括植物油和动物油，是人体必需脂肪酸和维生素E的重要来源。目前我国居民烹调油摄入量过多。过多脂肪和动物脂肪摄入会增加肥胖，反式脂肪酸增高心血管疾病的发生风险。应减少烹调油和动物脂肪用量，每天的烹调油摄入量为25～30 g。对于成年人脂肪提供能量占总能量的30%以下。

添加糖是纯能量食物，过多摄入可增加龋齿，引发超重肥胖发生的风险。建议每天摄入添加糖提供的能量不超过总能量的10%，最好不超过总能量的5%。对于儿童青少年来说，含糖饮料是添加糖的主要来源，建议不喝或少喝含糖饮料和食用高糖食品。

过量饮酒与多种疾病相关，会增加肝损伤、痛风、心血管疾病和某些癌症发生的风险。因此应避免过量饮酒。若饮酒，成年男性一天饮用的酒精量不超过25 g，成年女性一天不超过15 g，儿童少年、孕妇、乳母等特殊人群不应饮酒。

水是膳食的重要组成部分，在生命活动中发挥重要功能。推荐饮用白开水或茶水，成年人每天饮用量1 500～1 700 mL（7～8杯）。

**【关键推荐】**

» 培养清淡饮食习惯，少吃高盐和油炸食品。成人每天食盐不超过6 g，每天烹调油25～30 g。

» 控制添加糖的摄入量，每天摄入不超过50 g，最好控制在25 g以下。

» 每日反式脂肪酸摄入量不超过2 g。

» 足量饮水，成年人每天7～8杯（1 500～1 700 mL），提倡饮用白开水和茶水；不喝或少喝含糖饮料。

» 儿童少年、孕妇、乳母不应饮酒。成人如饮酒，男性一天饮用酒的酒精量不超过 25 g，女性不超过 15 g。

食盐由钠和氯组成，研究证据表明，食盐摄入过多可增加高血压发生的风险。目前我国居民食盐摄入普遍过多，因此应当减少食盐的摄入量。调查表明，我国居民烹调油和脂肪摄入过多，过多的脂肪摄入是超重肥胖发生的重要危险因素，油盐摄入是我国居民肥胖和慢性病发生的重要影响因素。

添加糖是纯能量物质，我国居民糖的摄入主要来自加工食品，儿童青少年中，含糖饮料是添加糖的主要来源，长期过多饮用不但增加超重肥胖风险，也会引发多种慢性病，建议不喝或少喝含糖饮料。烹调用糖要尽量控制到最小量，同时也要少食用高糖食品。

酒的主要化学成分是乙醇（酒精），过量饮用可引起肝损伤，也是胎儿酒精综合征、痛风、癌症和心血管疾病等发生的重要危险因素，因此一般不推荐饮酒。成年人若饮酒，应限量。

水是构成人体组织和细胞的重要成分，参与人体摄入膳食后物质的代谢过程。饮水不足可影响人体的正常生理功能，应足量饮水。饮用白开水或茶水是我国的传统饮水方式，能满足人体健康需要。推荐各年龄段油盐和水的摄入量应控制在一个适宜的范围内。

**表　推荐的不同人群（轻身体活动水平）食盐、烹调油和饮水摄入量**

| 项目 | 幼儿（岁） | | 儿童青少年（岁） | | | 成人（岁） | |
|---|---|---|---|---|---|---|---|
| | 2 ~ | 4 ~ | 7 ~ | 11 ~ | 14 ~ | 18 ~ | 65 ~ |
| 食盐（g/d） | <2 | <3 | <4 | <6 | <6 | <6 | <5 |
| 烹调油（g/d） | 15 ~ 20 | 20 ~ 25 | 20 ~ 25 | 25 ~ 30 | | | |
| 水（mL/d） | 总 1 300 | 总 1 600 | 1 000 ~ 1 300 | 1 200 ~ 1 400 | | 1 500 ~ 1 700 | |
| （杯/日） | | | 5 ~ 6 杯 | 6 ~ 7 杯 | | 7 ~ 8 杯 | |

注：2 ~ 6 岁儿童的总水摄入量包括了来自粥、奶、汤中的水和饮水。1 杯水约为 200 ~ 250 mL。2 ~ 3.9 岁总脂肪占能量的 35 %，4 岁以上 20 % ~ 30 %。

## 推荐六　杜绝浪费，兴新食尚

食物是人类获取营养、赖以生存和发展的物质基础。勤俭节约是中华民族的传统美德。食物资源宝贵、来之不易；应尊重劳动，珍惜食物，杜绝浪费。

优良饮食文化是实施平衡膳食的保障。新食尚鼓励优良饮食文化的传承和发扬。家庭应按需选购食物，适量备餐；在外点餐应根据人数确定数量，集体用餐时采取分餐制和简餐，文明用餐，反对铺张浪费。倡导在家吃饭，与家人一起分享食物和享受亲情。

食物在生产、加工、运输、储存等过程中如果遭受致病性微生物、寄生虫和有毒有害等物质的污染，可导致食源性疾病，威胁人体健康。因此，应选择新鲜卫生的食物、当地当季的食物；学会阅读食品标签、合理储藏食物、采用适宜的烹调方式，提高饮食卫生水平。

基于我国人口众多，且食物浪费问题比较突出、食源性疾病状况不容乐观。减少食物浪费、注重饮食卫生、兴饮食文明新风，对我国社会可持续发展、保障公共健康具有重要意义。

**【关键推荐】**

» 珍惜食物，按需备餐，提倡分餐不浪费。

» 选择新鲜卫生的食物和适宜的烹调方式。

» 食物制备生熟分开，熟食二次加热要热透。

» 学会阅读食品标签，合理选择食品。

» 多回家吃饭，享受食物和亲情。

» 传承优良文化，兴饮食文明新风。

勤俭节约的美德是中华民族和家庭文化取向的基础。虽然我们国家不断进步，人民逐步富裕，但是杜绝浪费，尊重劳动，珍惜食物，仍然是每个人必须遵守的原则。珍惜食物从每个人做起，按需购买食物，按需备餐，小份量食物，合理利用剩饭菜，做到不铺张浪费，上班族午餐和聚餐应分餐制或简餐。

选择当地、当季食物，能最大限度保障食物的新鲜度和营养；备餐应该彻底煮熟食物，对于肉类和家禽、蛋类，应确保熟透。如果有条件，可以使用食物温度计检查食物中心温度是否达到要求。熟食或者隔顿、隔夜的剩饭剩菜在食用前须彻底再加热。食物应合理储存，避免交叉污染。

购买预包装食品要看食品标签。食品标签通常标注了食品的生产日期、保质期、配料、质量（品质）等级等，可以告诉消费者食物是否新鲜、产品特点、营养信息。另外，要注意食物中的过敏原信息。

食物不仅承载了营养，也反映了文化传承和生活状态。勤俭节约、在家吃饭、尊老爱幼是中华民族的优良传统，同时也是减少浪费、饮食卫生、享受亲情和营养保障的良好措施。在家烹饪、吃饭，更有助于认识和了解食物，提升食物多样选择、提高平衡膳食的可及性，并增加家庭生活乐趣，树饮食文明新风尚。

# 参 考 文 献

[1] 葛可佑，杨月欣.公共营养师(基础知识)[M].北京：中国劳动社会保障出版社，2007.

[2] 赵法仍.儿童饮食营养与健康[M].北京：金盾出版社，2009.

[3] 陈炳卿，孙长颢.营养与健康[M].北京：化学工业出版社，2004.

[4] 陆颖.学前儿童卫生与保健[M].西安：陕西师范大学出版总社有限公司，2014.

[5] 吴光驰.儿童营养与生长发育[M].北京：中国协和医科大学出版社，2010.

[6] 中国营养学会.中国居民膳食营养素参考摄入量速查手册(2013版)[M].北京：中国标准出版社，2014.

[7] 黄刚平.饮食营养与卫生[M].成都：四川大学出版社，2003.

[8] 厉曙光.营养与食品卫生学[M].上海：复旦大学出版社，2012.

[9] 中国营养学会.中国居民膳食指南(2016版)[M].北京.人民卫生出版社，2016.

[10] 糜漫天.国家公共营养师职业培训辅导教材[M].重庆：重庆大学出版社，2011.

[11] 余萍.儿童营养与健康[M].武汉：湖南科学技术出版社，2007.

[12] 王如文，冯建春.儿童营养必读[M].北京：中国妇女出版社，2006.

[13] 刘迎接，贺永琴.学前营养学[M].上海：复旦大学出版社，2010.

[14] 顾荣芳，薛菁华.幼儿园健康教育[M].北京：人民教育出版社，2004.

[15] 李君.学前儿童健康教育[M].北京：科学出版社，2008.

[16] 庞建萍，柳倩.学前儿童健康教育[M].上海：华东师范大学出版社，2007.

[17] 郑振佺，霍建勋.健康教育学[M].北京：科学出版社，2008.

[18] 冯君.儿童营养学[M].哈尔滨：黑龙江教育出版社，2010.

[19] 中国发展研究基金会.中国儿童发展报告.2017：反贫困与儿童早期发展[M].北京：中国发展出版社，2017.

这道柠檬蜂蜜冰饮喝起来清凉甘甜，却无馏甜的腻口感，有了柠檬的清香，蜂蜜的甜味更加柔和，还有美白、祛暑、润肺、提高免疫力、助眠的功效。

柠檬，又称柠果、洋柠檬、益母果等。因其味极酸，肝虚孕妇最喜食，故称益母果或益母子。柠檬是世界上最有药用价值的水果之一，它富含维生素C、糖类、钙、磷、铁、维生素$B_1$、维生素$B_2$、烟酸、苹果酸、橙皮苷、柚皮苷、香豆精，高钾而低钠，对人体十分有益。柠檬中含有丰富的柠檬酸，因此被誉为"柠檬酸仓库"。柠檬酸具有防止和消除皮肤色素沉着的作用，它的热量低，而且具有很强的收缩性，因此有利于减少脂肪，是减肥良药。

蜂蜜味甘、性平和，可以润燥滑肠、清热润肺、预防感冒、清除体内毒素、保养皮肤、延缓衰老。蜂蜜里除了含有葡萄糖和果糖外，还有多种必需氨基酸、蛋白质、苹果酸等成分。

蜂蜜一般在饭前1~1.5小时或饭后2~3小时服食比较适宜。但对有胃肠疾病的患者，则应根据病情确定服食时间，以利于发挥其作用。胃酸缺乏或萎缩性胃炎患者，宜服用冷蜜水后立即进食。神经衰弱者在每天睡觉前服用蜂蜜，可以促进睡眠。

## 材料

**原料**
蜂蜜15克
温水120克

**调料**
鲜柠檬半个

**制作关键**

1. 用温开水冲泡蜂蜜比较容易化开，用凉开水也行。
2. 柠檬片要现切现用。

## 做法

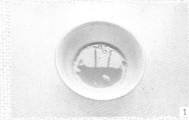

1　准备好蜂蜜。

2　先把蜂蜜分别放入2个玻璃杯中。

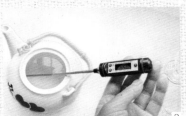

3　水烧开，晾至水温60~65℃。柠檬先切下2片，剩余部分挤出柠檬汁，加入杯中。

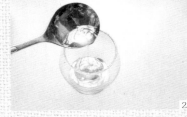

4　把温水冲入杯中。

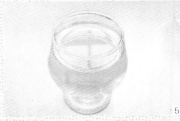

5　搅匀后放入冰箱，冷藏30分钟。

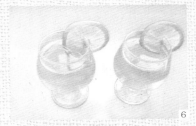

6　放入柠檬片作为杯饰即可饮用。

# 巧厨娘第1季（8册）

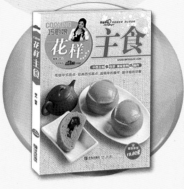
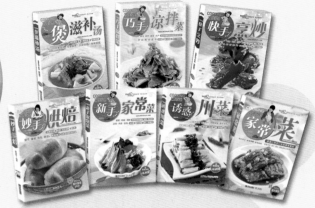

# 巧厨娘第2季（6册）

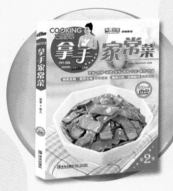
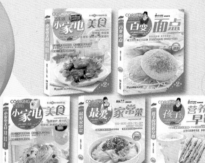
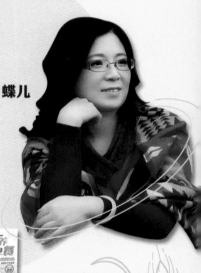

蝶儿

# 巧厨娘一本全（2册）

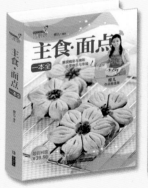
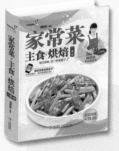

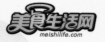